耳鼻咽喉疾病
临床诊治精要及新进展

◎主编　吴敏曼等

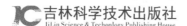

吉林科学技术出版社
JiLin Science & Techonlogy Publishing House

图书在版编目（CIP）数据

耳鼻咽喉疾病临床诊治精要及新进展 / 吴敏曼等主编 . —长春：吉林科学技术出版社，2023.7

ISBN 978-7-5744-0430-4

Ⅰ.①耳… Ⅱ.①吴… Ⅲ.①耳鼻咽喉病—诊疗 Ⅳ.①R76

中国国家版本馆CIP数据核字（2023）第105728号

耳鼻咽喉疾病临床诊治精要及新进展

主　　编　吴敏曼等
出 版 人　宛　霞
责任编辑　许晶刚
封面设计　吴　迪
制　　版　吴　迪
幅面尺寸　185mm × 260mm
开　　本　16
字　　数　370 千字
印　　张　14.75
印　　数　1–1500 册
版　　次　2023年7月第1版
印　　次　2024年1月第1次印刷

出　　版　吉林科学技术出版社
发　　行　吉林科学技术出版社
地　　址　长春市福祉大路5788号
邮　　编　130118
发行部电话/传真　0431-81629529 81629530 81629531
81629532 81629533 81629534
储运部电话　0431-86059116
编辑部电话　0431-81629518
印　　刷　廊坊市印艺阁数字科技有限公司

书　　号　ISBN 978-7-5744-0430-4
定　　价　108.00元

《耳鼻咽喉疾病临床诊治精要及新进展》编委会

主　编

吴敏曼　　云南省中医医院
李玉晓　　中山大学附属第七医院
姚姣利　　山西省儿童医院（山西省妇幼保健院）
杨　明　　深圳市人民医院
罗　伟　　东部战区总医院秦淮医疗区
马建昆　　晋城市人民医院

副主编

李　辉　　无锡市人民医院
鲍学钰　　云南省第三人民医院
於　清　　山西省儿童医院（山西省妇幼保健院）
马　亚　　保山市人民医院
刘小晶　　佛山市第五人民医院
刘　丹　　湖北省中西医结合医院
唐维维　　北部战区总医院
丁奉昌　　景洪市第一人民医院

前　言

有关高科技成果在医学领域的应用，促进了近代医学的飞速发展，也推动了耳鼻咽喉科学的迅猛前进。近30年来，无论国际或国内，耳鼻咽喉科学的各个方面都取得了巨大的进步。为了提高业务水平，更好地为患者服务，耳鼻咽喉科医务工作者需要不断地学习新理论，掌握新方法。为此，我们特组织临床一线具有丰富经验的医生，参阅了大量国内外文献，编写了本书，供从事耳鼻咽喉科的工作者和与此有关的医务人员参考学习。

本书首先介绍了耳、鼻、咽、喉各部位的检查及耳鼻咽喉疾病诊治新进展。然后介绍了常见耳疾病，包括先天性耳畸形、外耳疾病、中耳炎性疾病及耳肿瘤，最后介绍了常见鼻疾病，包括先天性鼻及鼻窦畸形、外鼻及鼻前庭疾病、鼻腔炎性疾病、鼻窦炎性疾病、变应性鼻炎、鼻及鼻窦肿瘤，以及常见咽疾病，包括咽肿瘤、喉感染性疾病、喉癌等内容。全书内容全面、资料新颖，注重临床实践，力求简明、扼要，解决临床实际问题，对工作在临床一线的耳鼻喉科低年资医师、进修医师有所帮助，也可作为耳鼻喉科相关专业医学院校师生的参考书。

在知识日新月异，学科相互渗透的今天，我们的学识和经验都会带有一定的局限性和片面性，因而书中的不足和纰漏之处在所难免，恳切地希望广大读者和同道不吝赐教，予以指正。

编　者

目 录

第一章　耳部检查

第一节　耳部一般检查

一、耳郭及耳周检查

耳郭的检查以望诊和触诊为主。

1.耳郭畸形　耳郭畸形多为先天性。

(1)副耳郭:又称副耳,最常见。其耳郭正常,在耳屏的前方或后方有皮赘,触诊可初步确定副耳内有无软骨。

(2)招风耳:由于耳轮和舟状窝向前下倾斜造成耳郭整体前倾。

(3)猿耳:耳轮后上部位突出呈三角状。

(4)小耳:耳郭发育不全,常伴外耳道、中耳或内耳畸形。小耳畸形分为3级,Ⅰ级主要为耳郭小,外耳道部分闭锁;Ⅱ级伴中耳畸形;Ⅲ级伴内耳畸形。临床以Ⅱ级畸形多见。

(5)先天性耳前瘘管:多在耳轮脚前有瘘口,有时能挤压出白色皮脂样物,炎症时瘘管周围红肿,化脓期间有波动感,严重时脓肿破溃。

(6)第1鳃裂瘘管:在外耳道、耳郭常可发现瘘管,而颈部可有第2瘘管,两瘘管之间可有囊肿样物。炎症时耳郭、外耳道或颈部有红肿或瘘管内炎性渗出。

2.耳郭囊肿的表现　耳甲腔或耳甲艇局限性隆起,伴从耳郭背面光照时透光阳性,这是耳郭假性囊肿积液的典型表现。

3.耳郭炎性表现　皮肤红肿、触痛、有簇状疱疹(多为带状疱疹),伴同侧周围性面瘫或耳聋、眩晕等表现时称Hunt综合征。弥散性耳郭红肿呈暗红色,是耳郭软骨膜炎的表现。这常常是耳郭冻伤和外伤的结果,后期耳郭变形挛缩。

4.耳后炎性表现　耳后骨膜下脓肿,耳后沟消失、肿胀,有波动感,并将耳郭向前外方推移,应考虑为化脓性中耳乳突炎的颅外并发症。耳后局部淋巴结压痛,应检查头皮有无毛囊炎等感染。

5.耳前或耳下检查　张口痛尤其是张口时耳屏前压痛,应考虑为颞下颌关节炎或颞下颌关节功能紊乱。以耳垂为中心的耳下、耳周肿块,位于胸锁乳突肌表面的首先应考虑腮腺来源的肿块。质地中等、光滑、活动的常常为腮腺多形性腺瘤,边界不清、固定的腮腺恶性肿瘤的可能性大。

耳下乳突与下颌骨之间的肿块,如果位于胸锁乳突肌深面,多见于颈深上群的恶性转移性淋巴结肿瘤,原发灶常为鼻咽部(鼻咽癌)。

二、外耳道及鼓膜检查

检查者与患者相对而坐，检查用光源置于患者头部左上方，受检耳朝正面，调整额镜的反光焦点投照于患者外耳道口。

1.徒手检查法　由于外耳道呈弯曲状，应用单手或双手将耳郭向后、上、外方轻轻牵拉，使外耳道变直；同时可用示指将耳屏向前推压，使外耳道口扩大，以便看清外耳道及鼓膜。婴幼儿外耳道呈裂隙状，检查时应向下牵拉耳郭，方能使外耳道变直。

牵拉耳郭，如出现牵拉痛，应检查外耳道：①如出现软骨部局限性红肿，是外耳道疖肿；②外耳道耵聍为黄白色，一般为片状。油性耵聍为褐色或酱油色液状，当耵聍堆积成团后经常为褐色硬块，需用3%苏打水软化后再清理；③外耳道炎皮肤弥散性红肿；④外耳道黑污状物或黄白色点片状分布的污物常为外耳道真菌的表现；⑤外耳道有脓液时，早期化脓性中耳炎的脓液透明稀薄，慢性化脓性中耳炎的脓液黏稠并有臭味。检查时需将脓液彻底拭净，以便窥清鼓膜；⑥外耳道皮肤无黏液腺，当拭出黏液或黏脓性分泌物时应考虑为中耳疾病，并有鼓膜穿孔。

2.耳镜检查法

(1)普通耳镜：当耳道狭小或炎症肿胀时，用漏斗状的耳镜(耳道撑开器)撑开狭窄弯曲的耳道，避开耳道软骨部耳毛，保证光源照入，耳镜管轴方向与外耳道长轴一致，以便窥见鼓膜。骨性耳道缺乏皮下脂肪，无伸缩性，故耳镜前端勿超过软骨部，以免引起疼痛。耳镜检查也可采用双手或单手法。

通过调整耳镜的方向，观察鼓膜的各个部分。从鼓脐看到其前下方的光锥，并观察锤骨柄、短突及前、后皱襞，区分鼓膜的松弛部和紧张部。正常鼓膜呈半透明乳白色。

1)鼓膜色泽改变：①急性中耳炎或鼓膜急性炎症表现为鼓膜充血、肿胀；②鼓室内有积液时，鼓膜初期为粉红色，随着积液黏稠鼓膜呈琥珀(橘黄)色，鼓室部分积液时透过鼓膜可见弧形液平面或气泡；③鼓室硬化症时鼓膜增厚，出现白色钙斑；④胆固醇肉芽肿或颈静脉球高位、颈静脉球瘤表现为蓝鼓膜；⑤鼓膜表面有肉芽，用鼓气耳镜鼓气，慢性肉芽型鼓膜炎的肉芽伴随鼓膜运动，中耳来源的肉芽不随鼓膜运动；⑥大疱性鼓膜炎在鼓膜表面有暗红色疱疹。

2)鼓膜穿孔：按其位置分为紧张部穿孔和松弛部穿孔、边缘性穿孔和中央性穿孔。通过鼓膜穿孔，可观察鼓室黏膜充血、水肿、肉芽、钙化灶、息肉或胆脂瘤等。①急性化脓性中耳炎鼓膜红肿，穿孔常为针尖样大小，有液体搏动；②慢性化脓性中耳炎紧张部穿孔围绕锤骨柄呈肾性，锤骨柄有时赤裸；严重时无残余边缘，锤骨柄也腐蚀；③中耳胆脂瘤的鼓膜穿孔主要在松弛部，后天原发性胆脂瘤早期在松弛部仅有黄白色饱满感，逐渐鼓膜出现穿孔。胆脂瘤为白色片状脱落的鳞状上皮团状堆积而成，潮湿时如豆渣样。

(2)鼓气耳镜：鼓气耳镜是在漏斗型耳镜后端安装一放大镜，在耳镜的一侧通过细橡皮管与橡皮球连接。检查时，将鼓气耳镜与外耳道皮肤贴紧，然后通过挤压橡皮球，使外耳道交替产生正、负压，引起鼓膜内、外相运动。当鼓室积液或鼓膜穿孔时鼓膜活动度降低或消失，咽鼓管异常开放和鼓膜菲薄时鼓膜活动度明显增强。鼓气耳镜检查还可发现细小的穿孔,通过负压吸引作用使不易窥见的脓液从小穿孔向外流出。用鼓气耳镜还能行瘘管试验,详见本章第四节前庭功能检查。

(3)电耳镜检查:使用白带光源和放大镜的鼓气耳镜,能观察鼓膜较细微的病变如扩张的微血管等。电耳镜与鼓气耳镜的结合,尤其适合门诊患者、卧床患者及婴幼儿检查。

三、耳内镜检查法

1.耳内镜　耳内镜对外耳道和鼓膜形态及疾病观察的结果可以通过监视器显示和照相打印等方法记录。观察鼓室病变时需在鼓膜表面麻醉后切开一小孔,伸入鼓室进行检查。在鼓膜穿孔时可以直接观察咽鼓管有无炎症,听骨链是否完整,鼓峡是否通畅等。

2.显微内镜　对内耳病变,可在手术显微镜下用直径 0.3~0.4mm 的微内镜通过鼓阶造孔进行观察。

第二节　咽鼓管功能检查

咽鼓管的基本检查是经口咽部用间接鼻咽镜观察咽鼓管咽口和隆嵴的结构及状态,也可经鼻腔用鼻内镜进行检查,或用直径小的纤维内镜伸入咽鼓管管腔观察。正常咽鼓管位于鼻咽部侧壁,咽口被隆嵴包围,色淡红。

当鼻咽部炎症时,隆嵴及咽口红肿,镜下可见鼻窦炎的脓性分泌物阻塞咽口。儿童反复不愈的分泌性中耳炎要观察鼻咽部,以排除是否有肥大的腺样体压迫隆嵴和咽口,检查不能配合者可行鼻咽 X 线侧位片检查。成人单侧分泌性中耳炎,要警惕鼻咽癌肿瘤压迫咽鼓管咽口。除了上述形态检查外,尚可用以下方法评估咽鼓管的功能。

咽鼓管吹张法是将气流主动或被动经咽鼓管压入鼓室,以了解鼓膜无穿孔者咽鼓管的功能,也可以缓解鼓室负压或中耳积液。上呼吸道急性感染,鼻腔或鼻咽部有脓液、溃疡、新生物者忌用。

一、吞咽试验法

将听诊管两端的橄榄头分别置于患者和检查者外耳道口,当受试者做吞咽动作时,检查者可听到轻柔的“嘘嘘”声,也可通过耳镜观察鼓膜随吞咽动作产生的运动。咽鼓管功能不良者吞咽时从其外耳道听不到声音,鼓膜运动差。瓦尔萨尔法又称捏鼻鼓气法,此法通过咽鼓管达中耳腔的气流多于吞咽试验。

二、波利策法

适用于咽鼓管功能差的患者或小儿。检查者将波氏球前端的橄榄头塞于受试者一侧前鼻孔,并压紧对侧前鼻孔。当受试者吞咽水时,在软腭上举、鼻咽腔关闭、咽鼓管开放的瞬间,检查者迅速挤压橡皮球,将气流压入咽鼓管达鼓室,检查者从听诊管内可听到鼓膜振动声并观察鼓膜的运动情况。此法也可用于治疗咽鼓管功能不良。

三、导管吹张法

1%麻黄碱和1%丁卡因液收缩、麻醉鼻腔黏膜，检查者将咽鼓管导管沿鼻底缓缓伸入鼻咽部，并将原向下的导管口向受检侧旋转90°，然后慢慢向后退出，不久即感有阻力，表示已达鼻中隔后缘，此时继续向上旋转45°，并使导管前端尽量指向并伸抵受试侧，进入咽鼓管咽口。用橡皮球向导管内鼓气，注意鼓气要适当，避免压力过大将鼓膜爆破。采用双连球鼓气，可以控制鼓气的压力。临床上此法常用于治疗咽鼓管功能不良和分泌性中耳炎。

四、鼓室滴药法

用于鼓膜穿孔患者术前评估咽鼓管功能。向患耳外耳道内滴入氯霉素水溶液、糖精液等有味液体，询问受试者吞咽时是否尝到药味及其出现时间。也可滴入如亚甲蓝等有色无菌药液，观察咽鼓管咽口有无药液溢出。

五、咽鼓管造影术

将碘造影剂滴入外耳道，经鼓膜穿孔流入鼓室。同时作X线片，了解咽鼓管的解剖形态，有无狭窄或梗阻，以及自然排液功能等。

六、鼓室压力图测试

采用声导抗仪测鼓室压力图，了解咽鼓管的功能，此法为无创性、客观、定量。详见本章第三节中的声导抗测试法。

七、咽鼓管声测法

通过鼻腔探头发出刺激声，外耳道探头接受声音，经计算机分析，可定量了解咽鼓管的开放程度及功能。

第三节　听功能检查

临床听力检查分为主观测听法和客观测听法两大类。主观测听的结果是依据受试者对刺激声信号做出的主观判断所记录，又称行为测听，检测结果反映了受试者的实际听功能水平。由于受到受试者主观意识、情绪、年龄、文化程度和反应能力及行为配合的影响，故在某些情况下(如非器质性聋、弱智、婴幼儿、反应迟钝者等)会有一定误差。主观测听法包括语音检查法、表试验、音叉试验、纯音听阈及阈上功能测试、Békésy自描测听、言语测听等。

客观测听法无须受试者的行为配合，不受其主观意识的影响，但结论判断的正确性与操作者的经验、水平有关。临床上常用的客观测听法有声导抗测试、电反应测听以及耳声发射检查等。电反应测听一般用于婴幼儿、非器质性聋、精神性聋以及感音神经性聋的鉴别和各种听力鉴定。客观测听的频率特性较差，对每一个频率的听阈难以做出精确评价。故国内司法、劳动力和伤残鉴定标准目前仍以主观测听为主。

一、音叉试验

音叉试验是门诊最常用的基本主观听力检查法，用于初步判定耳聋，鉴别传导性或感音神经性聋，验证电测听结果的正确性，但不能判断听力损失的程度。音叉由钢质或合金材料所制，由两个振动臂（叉臂）和一个叉柄组成。每套音叉由5个倍频程频率音叉C128、C256、C512、C1024、C2048组成，分别发出不同频率的纯音，其中最常用的是C256及C512。

检查气导（air conduction，AC）听力时，检查者手持叉柄，用叉臂敲击另一手掌的鱼际肌（不要敲击过响以免产生泛音）。将振动的两叉臂末端置于耳道口1cm处，呈三点一线。检查骨导（bone conduction，BC）时，应将叉柄末端的底部压置于颅面骨或乳突部。

1.林纳试验，气骨导比较试验　通过比较同侧耳气导和骨导听觉时间判断耳聋的性质。先测试骨导听力，当听不到音叉声时，立即测同侧气导听力。也可先测气导听力，再测同耳骨导听力。气导听力时间大于骨导时间（气导>骨导或AC>BC），为（+）。骨导时间大于气导时间（骨导>气导或BC>AC），为（-）。气导与骨导相等（AC=BC），以“（±）”表示。听力正常者，气导>骨导，C256音叉测试时，气导较骨导长2倍左右。（+）为正常或感音神经性聋，（-）为传导性聋，（±）为中度传导性聋或混合性聋。

连续音叉气骨导比较试验用于判断耳硬化患者镫骨底板是否固定。方法是用5个倍频程音叉分别作气骨导比较试验。镫骨底板完全固定者，各频程音叉都呈（-）。

2.韦伯试验，骨导偏向试验　用于比较受试者两耳的骨导听力。方法：取C256或C512音叉，敲击后将叉柄底部紧压于颅面中线上任何一点（多为前额或颏部），以“→”标明受试者判断的骨导声偏向侧，而以“=”示两侧相等。结果评价：“=”示听力正常或两耳听力损失相等；偏向耳聋侧，示患耳为传导性聋；偏向健侧示患耳为感音神经性聋。

3.施瓦巴赫试验，骨导比较试验　用于比较受试者与正常人（一般是检查者本人）的骨导听力。方法：当正常人骨导消失后，迅速测受试者同侧骨导听力，再按反向测试。受试者骨导较正常人延长为（+），缩短为（-），（±）示两者相似。结果评价：（+）为传导性聋，（-）为感音神经性聋，（±）为正常。

4.盖莱试验　用于检查镫骨底板是否活动。鼓气耳镜贴紧外耳道壁，用橡皮球向外耳道内交替加、减压力的同时，将振动音叉的叉柄底部置于乳突部。若镫骨活动正常，受试者感觉到随耳道压力变化一致的音叉声音强弱变化，为阳性（+），反之为阴性（-）。耳硬化或听骨链固定者为阴性。

二、纯音听力计检查法

纯音听力计可通过音频振荡发生不同频率的纯音，其强度（声级）可以调节。用于测试听觉范围内不同频率的听敏度，判断有无听觉障碍，估计听觉损害的程度，对耳聋的类型和病变部位做出初步判断。由受试者自己判断是否听到耳机发出的声音，以每个频率能听到的最小声音为听阈。将各频率的听阈在听力坐标图上连线，即听力曲线。

普通纯音听力计的纯音频率范围为125～10 000Hz。250Hz以下为低频段。500～

2000Hz 为中频段,称言语频率。4000Hz 以上为高频段。超高频纯音听力的频率范围为 8000~16 000Hz(一般听力计不能达到 10 000Hz 以上频率)。言语频率平均听阈的测算是将 500Hz、1000Hz、2000Hz 和 4000Hz 的听阈相加后除以 4,声音的强度以分贝(dB)为单位。声压级 dB SPL(sound pressure level,SPL)是声强级客观的物理量;感觉级 dB SL(sensation level,SL)是每个人受试耳的阈上分贝值;听力级 dB HL(hearing level,HL),是参照听力零级计算出的声级。因此,感觉级和听力级都是在声压级基础上的相对量。人耳对不同频率纯音的声压级听阈不同,故各频率听力零级的物理量的 dB SPL 值并不相同。听力零级是听力正常的青年受试者在各频率的声压级 dB SPL 条件下测出的平均听阈值,用 dB nHL 表示,应定时在环境噪声小于 28dB(A)的隔音室内进行校正。纯音听力计强度是 dB nHL,简化用 dB 表示,增减一般均以 5dB 为一档。听阈是足以引起听觉的最小声强,听阈提高即为听力下降。

由于骨导听觉是声音通过颅骨的振动引起内耳骨迷路和膜迷路振动而产生,未经中耳的传导,故临床检测以骨导听阈代表内耳的功能。气导的传导途径经过外耳和中耳到达内耳,因此气导听阈多用于代表中耳的传音功能。

1.纯音听阈测试法　听阈测试包括气导听阈测试及骨导听阈测试两种,一般先测试气导,然后测骨导。检查从 1000Hz 开始,一般按 2250Hz、3250Hz、4250Hz、6250Hz、8000Hz,250Hz,500Hz 顺序进行,最后 1000Hz 复查一次。可以先用 1000Hz 40dB 测试声刺激,若能听到测试声,则每 5dB 一档递减直到阈值;再降低 5dB,确定听不到后仍以阈值声强重复确认。如果 40dB 处听不见刺激声,递增声强直至阈值。临床测试有上升法和下降法两种,根据经验选用。

测试骨导时,将骨导耳机置于受试耳乳突区,也可置于前额正中,对侧加噪音,测试步骤和方法与气导相同。气导测试除通过气导耳机进行外,尚有自由场测听法,由安装在隔音室四周的扩音器组成自由声场,受试者可从各个方向听到同样声强的测试音,主要用于儿童和佩戴助听器患者的听力测试。

在测试纯音听阈时,应注意采用掩蔽。掩蔽法是用适当的噪声干扰非受试耳,以暂时提高其听阈。在测试聋耳或听力较差耳的骨导和气导时,刺激声经过两耳间衰减后仍传到对侧健耳,出现与对侧耳听力图相似的“影子曲线”。由于颅骨的声衰减仅为 0~10dB,故测试骨导时,对侧耳一般均予掩蔽。气导测试声绕过或通过颅骨传至对侧耳,其间衰减 30~40dB,故当两耳气导听阈差值≥40dB 或测试较差耳气导时,对侧耳也应予以掩蔽。掩蔽噪声的声强一般为对侧阈上 40dB 左右,并根据实际情况进行调整,目前多数听力计的掩蔽声强都自动给出并标明。掩蔽的噪声有白噪声和窄频带噪声两种,一般倾向于采用以测试声音频为中心的窄频带噪声。

2.纯音听阈图的分析　纯音听阈图以横坐标为频率(Hz),纵坐标为声级(dB),记录受试耳各频率听阈,气导和骨导各频率听阈用符号连线,称纯音听阈图(或称听力曲线)。在测试频率最大声强无反应时,在该声强处作向下的箭头“↓”。“↓”符号与相邻频率的符号不能连线。正常情况下,气导和骨导听阈曲线都在 25dB 以内,气骨导之间差距< 10dB。气导听阈大于骨导听阈,是传导性耳聋的表现,一般不会出现骨导听阈高于气导

听阈。各种型号的听力计能自动打印听阈符号，且采用的符号不一，应以该听力计使用的符号为准。根据听力计的配置，各频率最大声强输出不一，一般听力计气导最大输出声强为90~110dB HL，骨导最大输出声强在60dB，低频最大输出声强常低于60dB。

(1)传导性聋：各频率骨导听阈正常或接近正常，气导听阈提高，气导听阈提高以低频为主，呈上升型曲线，气骨导间距以低频区明显，大于10dB。严重传导性聋气导曲线平坦，各频率气骨导差基本相同。对鼓膜穿孔，平坦型听力曲线，气骨导差达到40dB，应考虑为听骨链中断。鼓膜穿孔时气骨导差>45dB要考虑有无测试误差。鼓膜完整的传导性聋气骨导差可达到60dB，提示听骨链完全固定或中断，如耳硬化症或听骨畸形。

(2)感音神经性聋：由于气导和骨导的传导路径最终都进入内耳，感音神经性聋患者的气、骨导听力曲线呈一致性下降，通常高频听力损失较重，故听力曲线呈渐降型或陡降型。严重感音神经性聋低频听阈也提高，其曲线呈平坦型。仅个别频率有听力者，称岛状听力。感音神经性聋如突发性耳聋经治疗，听力恢复的趋势一般是低频先恢复，中高频恢复较慢。以低频听力损失为主的感音神经性聋常于梅尼埃病的早期，这种上升型听力曲线最高峰在2000Hz，其后的频率阈值略有下降。早期梅尼埃病的听力曲线有波动倾向，随病程发展而出现平坦型听力曲线。低频感音神经性聋为特征的疾病还有低频突发性耳聋、听神经病等。

(3)混合性聋：兼有传导性聋与感音神经性聋的听力曲线特点，特征是气导和骨导听阈都提高，即气骨导听力都下降，但有气骨导差存在。常表现以低频传导性聋的特点为主，而高频的气骨导曲线呈一致性下降。也有全频率气骨导曲线均下降，但存在一定气骨导间距者。听骨链固定或耳硬化者，听骨链的共振频率2000Hz骨导听阈提高15dB左右，称Carhart切迹。此时伴气骨导差，不是混合性聋，仍属传导性聋曲线。

三、阈上听功能测试

感音性聋是蜗性病变所致，神经性聋是蜗后听神经病变所致，两种耳聋统称为感音神经性聋。采用阈上听功能测试有助于鉴别耳聋的性质是蜗性病变还是蜗后病变。阈上听功能测试包括重振试验、短增量敏感指数试验、听觉疲劳和病理性适应现象测试等。

1.重振试验　声音的强度是一种物理量，可进行客观测量。响度则是人耳对声强的主观感觉，它不仅与声音的物理强度有关，还与频率有关。正常情况下，强度和响度之间按一定的比值关系增减，声强增加，人耳所感到的响度也随之增大；声强减弱，响度变小。耳蜗病变时，声强轻度增加却能引起响度的异常增大，称为重振现象，或称复响现象。响度重振现象在临床上表现为听觉过敏现象，不能耐受过响的声音。因此，选配助听器时，频响动态范围受到限制，对音量提高的耐受能力有限。

(1)双耳交替响度平衡试验法：适用于一侧耳聋，或两侧耳聋、但一耳较轻，两耳听阈差大于20dB(中频)的患者。方法：选用1000Hz纯音测试气导听力，先在该频率坐标两侧分别记录双耳听阈(听阈差大于20dB)。以10~20dB固定为一档，交替提高两侧声强，当听力较差耳的响度与健侧相同时，记录并画线连接两侧声强；继而再提高听力佳侧耳声强，并使对侧声强提高到两耳响度一致的程度，直到两耳从听阈差大于20dB达到同一声强级并感到响度一致，提示有重振。若虽经调试，但两耳始终不能在同一声级上达到相同的响度感，表示无重振。若患耳响度增加较正常侧慢，需要增加更多的声强才能达到响度平衡，称减振，是蜗后病变如听神经瘤的表现。

(2) Metz 重振试验法：同一频率纯音听阈和声导抗镫骨肌声反射阈之间的差值为75~95dB 为正常，≤60dB 示耳蜗性聋的重振；≥100dB 示蜗后性聋。

2.短增量敏感指数试验　短增量敏感指数试验是测试受试耳对阈上 20dB 连续声信号中出现的微弱强度变化(1dB)的敏感性，以每 5 秒出现 1 次，共计 20 次声强微增变化中的正确辨别率即敏感指数来表示。耳蜗病变时，敏感指数可高达 80%~100%，正常耳及其他耳聋一般为 20%以下。

3.听觉疲劳和病理性适应现象测试　听觉器官在高强声的持续刺激后所出现的听敏度下降现象称为听觉疲劳；在声刺激的持续过程中产生的短暂而轻微的听力减退，即响度感随声刺激时间的延长而下降的现象，则称为听觉适应。听觉疲劳和听觉适应通称音衰变。神经性聋时，听觉疲劳和听觉适应现象在程度及速度上均超出正常范围，称病理性适应。

(1)纯音听力计测试法：选 1~2 个中频纯音作为测试声。测试时先以听阈的声级连续刺激，受试耳能听及 1 分钟为止。若 1 分钟内即已不能听及，则立即提高 5dB 刺激，直至同一声强连续听满 1 分钟。正常耳及传导性聋刺激声的声级和听阈之间的差值为 0~5dB，耳蜗性聋差值为 10~25dB，30dB 或>30dB 属神经性聋。

(2)镫骨肌声反射音衰变试验法：镫骨肌声反射测试中，当声反射阈上 10dB 刺激时，镫骨肌反射性收缩通过声导抗仪记录收缩曲线。正常情况下，镫骨肌反射幅度衰变 50%所经历的时间一般为 10 秒左右。小于 5 秒，提示衰变现象，是蜗后病变(如听神经瘤)的表现。

(3) Békésy 自描听力计测试：由 Békésy 设计的自描听力计可同时发放连续性和脉冲性纯音。根据受试者的指示，仪器可自动描绘出具有两条锯齿形曲线的听力图。其结果分为Ⅳ型。Ⅰ型为两条曲线重叠，为正常和传导性病变曲线。Ⅱ型在 500~1000Hz 处连续音曲线与脉冲反应曲线分离并下降 5~20dB，是响度重振的表现，提示蜗性病变。Ⅲ型在 125~500Hz 以内，连续音反应突然下降达 40~50dB，多为蜗后病变。Ⅳ型在 500Hz 以内，连续音曲线与脉冲音曲线分离，间差大于Ⅱ型曲线，也见于蜗后病变。Ⅲ型和Ⅳ型是音衰变的表现，用以判别蜗后性聋。

四、言语测听法

言语是通过声音进行的语言交流，言语交流不但依赖于听见声音，而且必须能够理解语言。言语信息的传递及对语言的理解，除了耳蜗 Corti 器对声音频率的地址编码和时间编码外，还与听神经纤维复合电位同步排放的组合形式、耳蜗核等低级听觉中枢和听觉通路的频率分析能力，以及听觉皮层中枢的综合分析有关、听觉通路任何部位的病变，都可能影响对言语的理解能力。严重耳聋，特别是言语频率听力下降的患者，即使佩戴助听器也可能只听见声音而不理解语言的意义。听皮层的病变或发育不良，特别是双侧性病变，即使耳蜗功能正常也不能理解语言。先天性耳聋儿童，由于受不到声音的刺激，听觉皮层在4~6岁以后停止发育，言语的识别能力差，此后植入人工耳蜗后虽能听到声音，但言语学习和交流需要较长的训练过程。

言语测听法是将标准词汇录入数码载体上，通过耳机或自由声场进行测试。除普通话词汇外，还有广东方言等标准词汇。主要测试项目有言语接受阈和言语识别率。言语接受阈以声级(dB)表示，言语识别率是指受试耳能够听懂所测词汇中的百分率。正常受试耳能够听懂50%以上的测试词汇。将不同声级的言语识别率绘成曲线，即成言语听力图。言语识别率低多为感音神经性聋，传导性聋言语识别率大多正常。

言语测听法目前在临床中主要用于听觉康复工作、人工耳蜗植入后的听力康复训练效果评价以及评估助听器的效能等。佩戴助听器后言语识别率低于30%~50%，是人工耳蜗植入的适应证。

五、耳声发射检测法

声波引起耳蜗基底膜振动时，具有相应频率特性的外毛细胞产生主动收缩运动反应，并由内耳向中耳、外耳道逆行传播振动波，其意义可能是增加基底膜对声刺激频率特征的机械反应，使相应部位最大限度振动，形成有频率特性的行波运动。这种产生于耳蜗、经听骨链和鼓膜传导释放到外耳道的音频能量称为耳声发射，反映耳蜗外毛细胞的功能状态。外耳道内除衰减的刺激声外，用特殊的、高灵敏度的微音器能够记录到延迟数毫秒的声能。

“自发性耳声发射”是受试耳在无声刺激情况下记录到的耳声发射，40%正常人可出现。“诱发性耳声发射”是通过对受试耳进行一定的声刺激而诱发的耳声发射。

诱发性耳声发射根据刺激声的种类不同分为：①“瞬态诱发性耳声发射”，以单个短声或短音等短时程声信号为刺激源；②“刺激声频率耳声发射”，以稳态单个纯音信号为刺激声；③“畸变产物耳声发射”，用两个不同频率但相互间有一定频比关系的长时程纯音为刺激源。畸变产物耳声发射是临床上最常用的检查方法。

听力正常人的瞬态诱发性耳声发射的出现率为90%~100%。纯音听阈>30dB(HL)时，诱发性耳声发射消失。畸变产物耳声发射具有较强的频率特性，虽可反映1~8kHz频率，但在低频区敏感度差，主要反映4kHz以上频率的外毛细胞的功能。因此将瞬态诱发性耳声发射与畸变产物耳声发射综合分析，能相对准确地反映耳蜗的功能状态。耳声发射图是由不同频率的声反射阈连线组成。声反射阈大于背景噪声基线10dB为正常，小于背景基线为无反应。由于具有客观、简便、省时、无创、灵敏等优点，目前已作为婴幼儿听力筛选的首选。未通过耳声发射筛选的要进行听觉脑干反应等检测。耳声发射作为产房新生儿听力筛选项目，已在“十二五”期间向全国推广开展。

耳声发射正常而听觉脑干反应异常的耳聋提示听神经通路疾病如听神经病、听神经瘤早期。

六、声导抗测试法

声导抗测试或声阻抗测试，是一种临床上最常用的客观听力测试的方法之一。外耳道压力变化产生鼓膜张力变化,使声能的传导能力发生改变,利用这一特性,能够记录鼓膜反射回外耳道的声能大小,反映中耳传音系统和脑干听觉通路功能。声导抗是声导纳和声阻抗的总称。声阻抗是声波克服介质分子位移所遇到的阻力,是作用于单位面积的声压与通过此平面的有效容积速度之比;声导纳是被介质接纳传递的声能,是声阻抗的倒数。声强不变,介质的声阻抗越大,声导纳就越小,介质的声导抗取决于它的摩擦(阻力)、质量(惯性)和劲度(弹性)。中耳传音系统的质量(鼓膜和听骨的重量)比较恒定。听骨链被肌肉韧带悬挂,摩擦阻力很小。劲度取决于鼓膜、听骨链、中耳气垫等的弹性,易受各种因素影响,变化较大,是决定中耳导抗的主要部分。因此声导抗仪主要通过测量鼓膜和听骨链的劲度以反映出整个中耳传音系统的声导抗状态。

中耳导抗仪(临床习惯称为声阻抗仪)是根据等效容积工作原理,由导抗桥和刺激信号两大部分组成。导抗桥有 3 个小管被耳塞引入密封的外耳道内:上管发出 220Hz 或 226Hz 的 85dB 的探测音,以观察鼓膜在压力变化时的导抗动态变化,并以强度为 40~125dB、刺激频率为 250Hz、500Hz、1000Hz、2000Hz、4000Hz 的纯音、白噪声及窄频噪声,测试同侧或对侧的镫骨肌声反射。下管将鼓膜反射到外耳道的声能引入微音器,转换成电信号,放大后输入电桥并由平衡计显示。中管与气泵相连使外耳道气压由+2kPa 连续向-4kPa 或-6kPa 变化。

1.鼓室导抗测量

(1)鼓室导抗图或声顺图:随外耳道压力由正压向负压连续变化,鼓膜先被压向内,然后逐渐恢复到自然位置,再向外突出。由此产生的声顺动态变化,以压力声顺函数曲线形式记录下来,称之为鼓室功能曲线。曲线形状、声顺峰在压力轴的对应位置(峰压点)、峰的高度(曲线幅度)以及曲线的坡度、光滑度较客观地反映了鼓室内病变的情况。A 型曲线:中耳功能正常;As 型:中耳传音系统活动度受限,如耳硬化、听骨固定和鼓膜明显增厚等;Ad 型:鼓膜活动度增高,如听骨链中断、鼓膜萎缩、愈合性穿孔以及咽鼓管异常开放时;B 型曲线:鼓室积液和中耳明显粘连者;C 型曲线:咽鼓管功能障碍、中耳负压。

(2)静态声顺值:鼓膜在自然状态和被正压压紧时鼓室等效容积毫升数(声顺值)之差,代表中耳传音系统的活动度。正常人因个体差异此值变化较大,应结合镫骨肌声反射与纯音测听综合分析。

比较捏鼻鼓气法或捏鼻吞咽法前后的鼓室导抗图,若峰压点有明显的移动,说明咽鼓管功能正常,否则为功能不良。

2.镫骨肌声反射　声刺激在内耳转为听神经冲动后,经蜗神经传至脑干耳蜗腹侧核,经同侧或交叉后经对侧上橄榄核传向两侧面神经核,再经面神经引起所支配的镫骨肌收缩,鼓膜顺应性发生变化,由声导抗仪记录,称镫骨肌声反射。正常人左右耳分别可引出交叉(对侧)与不交叉(同侧)两种反射。镫骨肌声反射的用途较广,目前主要有:①评估听敏度;②声反射阈的响度重振用于鉴别传导性聋与感音性聋;③声反射衰减试验确定音衰变用以鉴别蜗性聋和蜗后性聋(参见阈上听功能测试和音衰变试验);④识别非器质性聋;⑤对周围性面瘫做定位诊断和预后预测;⑥对重症肌无力做辅助诊断及疗效评估等。还可以在植入人工耳蜗侧给声(通过人工耳蜗外装置),检测声反射可以了解人工耳蜗的刺激信号是否到达听神经。

七、电反应测听法

电反应测听法是用于检测声波经耳蜗毛细胞换能、听神经和听觉通路到听觉皮层传递过程中产生的各种生物电位(听觉诱发电位)的客观测听法。

临床测听的耳蜗电位和听觉脑干反应、中潜伏期反应及皮层电位等仅微伏级(μV),被人体的许多自发电位如脑电(mV)、本底噪声与交流电场等所掩盖。通过多次重复声刺激后记录的微伏级电位采用电子计算机叠加技术后变大,而原无极性规律的脑电等则因多次叠加的效应正负电位相抵消。

1.耳蜗电图描记法　是指声刺激后记录源自耳蜗及听神经的近场电位的方法。耳蜗电图的成分有:①耳蜗微音电位(cochlear microphonic potential,CM)来自于耳蜗外毛细胞的交流电位,几乎没有潜伏期,波形与刺激声的波形相同,持续的时间相同或略比声刺激为长,振幅随声强增加;②总和电位(summating potential,SP)来源于耳蜗毛细胞的负直流电位,同样无潜伏期和不应期;③复合动作电位(compound action potential,AP)来源于耳蜗神经,AP 主要由一组负波(N1~N3)组成,潜伏期与刺激强度成反比,振幅与刺激强度成正比。临床上用能引起最佳神经同步排放的短声作刺激声,以每秒 10 次的重复率刺激。引导电极经鼓膜刺到鼓岬部,以近场方式记录;或用极小的银球电极放在鼓膜后下缘近鼓环处,以远场方式记录。耳蜗电图主要指标是观察 AP 波。

采用相位交替的声刺激消除 CM,得到 SP 与 AP 的综合波波。内淋巴积水时,-SP/AP 振幅的比值变大。AP 潜伏期、振幅和宽度(时程)、强度与振幅函数曲线及强度与潜伏期函数曲线可用于鉴别耳聋性质、评定治疗效果。耳蜗电图具有客观性、单侧性、可重复性和精确性,是评价外周听觉与听神经功能的理想方法。

2.听性脑干反应(auditory brainstem response,ABR)　是利用声刺激诱发潜伏期在 10ms 以内的脑干电反应,检测听觉系统与脑干功能的客观检查。用每秒 20~30 次短声刺激,记录电极放置在前额发际皮肤上,参考电极置于同侧耳垂,以远场方式记录并叠加、放大 1000 次。脑干听性反应由潜伏期 1~10ms 的 7 个正波组成。

临床上采用最稳定的Ⅰ波、Ⅲ波、Ⅴ波潜伏期,Ⅰ~Ⅲ波、Ⅲ~Ⅴ波、Ⅰ~Ⅴ波的峰间期,以及两耳Ⅴ波峰潜伏期和Ⅰ~Ⅴ波峰间期差,来判断听觉和脑干功能,并用Ⅴ波阈值判断中高频听阈。ABR 的Ⅴ波反应阈在一定程度上反映了 1000~4000Hz 范围行为听阈,但并不能准确反映和代替行为听阈,而且一般比行为听阈高 15~20dB。可用于新生儿和婴幼儿听力筛选,鉴别器质性聋与功能性聋。ABR 对诊断桥小脑角占位性病变,评估脑干功能,术中监测脑干功能以及判定脑死亡,提供有价值的客观资料。

3.40Hz 听觉相关电位　40Hz 听觉相关电位是以 40 次/秒刺激率的短声或短音,诱发类似 40Hz 的正弦波电反应,每 25ms 出现 1 次,属于中潜伏期反应的一种衍生的诱发电位测试法。

AERP 主要用于对听阈阈值的客观评定,当用短音作刺激声时,具有频率特性,尤其是对 1000Hz 以下频率的阈值确定更有价值。500Hz、1000Hz、2000Hz 的平均反应阈为

10dB nHL 左右。如与 ABR 阈值测试(反应中高频的听阈)相结合,可作为客观听阈评估较理想的方法。

4.多频稳态诱发反应　多频稳态诱发反应是采用经过调制的多频调幅音诱发的大脑稳态电反应,可以分频率测试 200~8000Hz 的听觉反应。

多频稳态诱发反应优于 ABR 的特点是:①反映不同频率的听力阈值;②最大声输出强度可达 120dB nHL;③对于中、重度耳聋,检测的准确率高。

多频稳态诱发反应的主要缺点是对于正常听力或轻度耳聋,阈值的准确率有一定误差。临床上采用多频稳态诱发反应评估重度耳聋儿童的听力阈值,并作为助听器选配的重要参考指标。由于多频稳态诱发反应的准确性存在一定误差,其检测结果应该结合 ABR、行为测听、40Hz 听觉相关电位综合考虑。

八、小儿行为听力测试

小儿行为听力测试是一种主观听力测试方法,检查者通过判断小儿以行为(如将头转向声源或做出某种动作等)表现出来的对声音产生的反应,以确定小儿对声音反应的听敏感度(听阈)。测试结果可表明听力损失程度、性质(传导性、感音神经性、混合性)和预估听力损失对小儿可能导致的交流障碍问题。

由于这种测试需要小儿主动配合,因此孩子的年龄和发育成熟程度决定着测试结果的可靠性和准确性。孩子的生理年龄、智力水平、交往能力以及言语发育决定着小儿主观听力评估要比成人的测试面临更多的困难和挑战,因此临床测试人员的经验和熟练的技巧往往是测试成功的关键所在。

根据受试者不同的年龄阶段,目前在临床上比较成熟和常用的小儿行为听力测试方法可分为行为观察测听法、视觉强化测听法以及游戏测听法。当小儿具有一定的言语能力时,还可进行言语测试(婴幼儿言语测听法)。

1.行为观察测听法　是当婴儿处在浅睡和安静状态下,给出一个较高强度的刺激声,当刺激声出现时,观察(在时间锁相下一定时间内)婴幼儿是否出现可察觉的听性行为反应(如眼睑反射等),来初步评估婴幼儿听力状况。临床常用于评估 6 个月以内婴幼儿的听力状况,也可作为视觉强化测听法和游戏测听法的补充手段。并可对不能使用条件化技巧的特殊病例婴幼儿的听力状况做出基本评估。行为观察测听法中最常用的刺激声是由"发声玩具"产生,也可使用录音或电子发生器产生的刺激声,或使用宽带噪声和言语声作为刺激声。

2.视觉强化测听法　是最常用的一种条件定向反射测听方法,应用视觉刺激来强化受试儿对刺激声的反应,从而获得受试儿的听觉对刺激声反映的信息。条件定向反射测听是一种附加强化条件刺激的行为测试,即将每一次由听觉刺激引起的行为反应与一个强化条件相结合,来增加小儿对声刺激反应的兴趣,以保持刺激的持久性。

视觉强化测听技术的提出是基于"4~6 个月龄发展健全的婴幼儿开始具有寻找声源的能力"的生理现象。视觉强化测听,顾名思义是一种用视觉奖励来吸引婴幼儿听到刺激声时转头寻找声源的测试。通过刺激声出现后吸引孩子转向视觉奖励的方法,使受试儿逐步建立起“听到刺激声-寻找奖励”的定向条件反射，并激励孩子在对刺激声不再感兴趣时，仍能保持转向视觉奖励的条件反射。此测试方法认定受试儿的反应方式具有较强的唯一性，即受试儿听到声音，立即将头转向带有视觉奖励的声源。

视觉强化测听是一项功能强大的行为评估技术，通过选取适当的测试条件可对儿童的听力状况进行筛查、对听力损失进行诊断、对助听器或人工耳蜗的补偿效果进行评估、对言语发育和交流能力进行判断。临床常用于评估 7 个月~2.5 岁婴幼儿的听力状况。

3.游戏测听法　是指让孩子参与一个简单、有趣的游戏，教会孩子对刺激声做出明确可靠的反应。被测试的孩子必须能理解和执行这个游戏，并且在反应之前可以等待刺激声的出现。测试时要求小孩在听见刺激声音时做某事(如将圆环套在挂钩上或把积木放入筐中等)。使其对听到声音与做某事建立条件化反应，通过小儿听到声音后完成某一动作，获得各个频率的气导和骨导听阈。测试结果可表明听力损失程度、性质(传导性、感音神经性、混合性)和听力损失对孩子交流能力的影响。临床常用于 2.5~6 岁的小儿听力测试。但对于听力损失较重或多发残疾的孩子，无法进行可靠明确的交流，即使是 10 岁的孩子仍适用此方法进行听力测试。

4.婴幼儿言语测听法　是指使用言语信号作为声刺激来检查儿童的言语觉察和言语识别的能力。通过言语测听分析听障儿童言语感知结果与听力损失的类型、程度及感知障碍方面的关系，为临床诊断治疗和康复提供参考，做到早发现、早诊断和早干预。临床及科研用的言语测试可以对耳聋的类型及程度进行分类，对损伤部位进行定位诊断；评价受试者对简单日常口语的理解程度来反映其在日常生活中的听觉功能状态，评估使用药物或手术等不同医疗手段的效果等；以及评价助听器和人工耳蜗的使用效果。

第四节　前庭功能检查

外周前庭功能在保持平衡方面起主导地位。前庭神经系统和小脑、脊髓、眼、自主神经系统等具有广泛的联系，前庭功能检查不仅与耳科疾病有关，而且涉及神经内科、神经外科、眼科、内科、创伤科等。前庭功能检查有前庭脊髓反射系统的平衡功能和前庭眼动反射弧的眼震反应两大类。

一、平衡功能检查

分为静平衡和动平衡功能检查两大类。

1.一般性检查

(1)闭目直立检查法：是门诊最常用于静平衡功能检查的方法。请受试者直立，两脚并拢，两手手指互扣于胸前，观察受试者睁眼及闭目时躯干有无倾倒。迷路病变者偏倒向眼震慢相(前庭功能低)侧，小脑病变者偏倒向患侧或向后倒。

(2)过指试验：受试者睁眼、闭目用两手的示指轮流碰触置于前下方的检查者示指各数次。迷路病变双臂偏向眼震慢相侧，小脑病变时仅有一侧手臂偏移。

(3)行走试验：受试者闭眼，向正前方行走 5 步，继之后退 5 步，前后行走 5 次。观察其步态,并计算起点与终点之间的偏差角。偏差角大于90°者,示两侧前庭功能有显著差异。或受试者闭目向前直线行走,迷路病变者偏向前庭功能弱的一侧,此法对平衡功能障碍和平衡功能恢复程度的判定有较大的临床意义。中枢性病变患者常有特殊的蹒跚步。

(4)瘘管试验:将鼓气耳镜紧贴于受试者外耳道内并交替加、减压力,观察眼球运动情况和有无眩晕。若出现眼球偏斜或眼震并伴有眩晕感,为瘘管试验阳性;仅感眩晕而无眼球偏斜或眼震者为弱阳性,示有可疑瘘管;无任何反应为阴性。当迷路瘘管位于外半规管中段(壶腹之后)时,压力使内淋巴液流向前庭,壶腹毛细胞兴奋,出现快相向同侧的眼震;反之,当瘘管位于外半规管前近前庭处,压力使内淋巴从前庭向外半规管流动,外半规管功能受抑制,出现快相向对侧的眼震。死迷路或瘘管被肉芽、胆脂瘤、机化物等堵塞,瘘管试验阴性,但不能排除迷路瘘管。膜迷路积水时,膜迷路与镫骨足板间有粘连带形成,瘘管试验也呈阳性,称安纳贝尔征阳性。外淋巴瘘时,强声刺激可引起头晕或眩晕,称Tullio现象,常见于迷路瘘管、前半规管骨裂。

2.姿势描记法　姿势描记法则可取得客观而精确的平衡功能检查结果。

(1)静态姿势描记法:将人体睁眼和闭眼站立时姿势摆动产生的重心移位信息,通过脚底的压力平板中的压力传感器传递到计算机进行分析。通过重心移位的轨迹定量Romberg试验。由于该法不能去除体感信息,提取的前庭功能信息有一定限制,临床价值有限。

(2)动态姿势描记法

1)运动协调试验:当平板移动和转动时,检测肢体重力拮抗肌肌电的振幅和潜伏期。

2)感觉组织试验:检查时平衡台前竖一块可调节倾角的视野板,测试睁眼闭眼、平台倾角改变和视野板倾角改变六种条件下的感觉组织试验,用以消除踝、膝、髋关节的本体感觉的影响,以睁眼和闭眼方式消除视觉的影响,所提取的信息比较准确地反映了前庭对平衡功能的影响。

(3)步态试验:用于分析主动行走时的平衡功能,受试者脚套两个踏板,板上有两个触压开关,并与重力拮抗肌肌电图结合分析。

二、眼震检查

眼球震颤是眼球的一种不随意的节律性运动,简称眼震。常见的有前庭性眼震、中枢性眼震、眼性眼震等。按眼震方向可分为水平性、垂直性、旋转性、分离性眼震以及对角性眼震等。眼震方向经常以联合形式出现,如水平/旋转性、垂直/旋转性。

前庭性眼震由交替出现的慢相和快相运动组成。慢相为眼球转向前庭兴奋性较低一侧的缓慢运动,通常是前庭病变或前庭功能障碍侧,但急性期前庭激惹,病变侧兴奋性一过性增加,眼震的慢相朝向健侧,随前庭功能减弱,眼震慢相方向改变。快相是朝向前庭兴奋性较高侧的快速回位运动,为中脑快相中枢的矫正性运动。因快相便于观察,故通常将快相所指方向作为眼震方向。

1.眼震一般检查法

(1)自发性眼震:检查者在受试者前方40~60cm用手指引导其向左、右、上、下及正前方注视，观察其眼球运动。眼球移动偏离中线的角度不得超过 30°，以免引起生理性终极性眼震。观察有无眼震及眼震的方向、强度等。眼震强度可分为 3 度：Ⅰ度，眼震仅出现于向快相侧注视时；Ⅱ度，向快相侧及向前正视时均有眼震；Ⅲ度，向前及向快、慢相侧方向注视时皆出现眼震。按自发性眼震的不同，可初步鉴别眼震属周围性、中枢性或眼性。

（2）Frenzel 眼镜检查法：Frenzel 眼镜为一屈光度为+15～+20D 的凸透镜，镜旁装有小灯泡，受试者戴此镜检查时，可避免裸眼检查时因受到同视的影响而使眼震减弱或消失的缺点。此外，由于凸透镜的放大作用及灯泡的照明，还可使眼震更容易被察觉。

（3）位置性眼震：当头部处于某一特定位置时方才出现的眼震称为位置性眼震。检查一般在暗室内，首先、坐位时扭转头向左、右，前俯、后仰各 45°～60°；其次、仰卧位时头向左、右扭转；最后、仰卧悬头位时头向左、右扭转。变换位置时均应缓慢进行，每一头位观察记录 30 秒。

（4）变位性眼震：是在迅速改变头位和体位时诱发的眼震，病因是椭圆囊斑耳石脱落后刺激半规管壶腹嵴，出现于良性阵发性位置性眩晕。受试者先坐于检查台上，头平直、检查者立于受试者右侧，双手扶其头，按以下步骤进行：坐位→仰卧悬头位→坐位→头向右转、仰卧悬头→坐位→头向左转、仰卧悬头→坐位。每次变位应在 3 秒内完成，每次变位后观察、记录 20～30 秒，注意潜伏期、眼震性质、方向、振幅、慢相角速度及持续时间等，记录有无眩晕感、恶心、呕吐等如有眼震，应连续观察、记录 1 分钟，眼震消失后方可变换至下一体位。

2.眼震电图描记法　将眼球视为一电偶，角膜具正电荷，视网膜具负电荷，角膜和视网膜间电位差形成电场。眼球运动时，电场相位的改变，引起眶周眼球电位差变化，描记形成眼震电图，眼震电图可以对振幅、频率及慢相角速度等各种参数进行定量分析。在暗室检查可消除固视的影响。水平方向和垂直方同时都出现眼震曲线常常提示为旋转性眼震。

前庭和眼球的联系有两种，一种是前庭眼动反射，是前庭受刺激后诱发的眼球运动，目的是产生与头转动方向相反的眼动，以维持视网膜成像的稳定；二是视眼动反射，通过视觉的刺激引起眼动反应，目的是通过视觉调整前庭的活动。前庭眼动性眼震异常一般提示外周前庭功能障碍，而视眼动性眼震异常主要为中枢性前庭通路的功能障碍。

（1）前庭眼动反射检查

1）温度试验：此试验是通过将冷、温水或空气注入外耳道内诱发前庭反应，通过前庭重振与减振、固视抑制等，以区别周围性和中枢性前庭系病变。①微量冰水试验：受试者正坐，头后仰 60°，使外半规管呈垂直位，向外耳道注入 4℃ 融化冰水 0.2mL，记录眼震。若无眼震，则每次递增 0.2mL，2mL 冰水刺激无反应，示该侧前庭无反应。5 分钟再试对侧耳。前庭功能正常者 0.4mL 可引出水平性眼震，方向向对侧；②冷热试验：又称 Hallpike caloric test。受试者仰卧，头前倾 30°后向外耳道内分别注入 44℃ 和 30℃ 水或 49℃ 和 23℃ 空气，每次注水（空气）持续 40 秒，记录眼震。一般先注温水（空气），后注冷水（空气），先检测右耳，后检测左耳，每次检测间隔 5 分钟。有自发性眼震者先刺激眼震慢相侧之耳。

以慢相角速度作为参数来评价一侧半规管麻痹(canal paresis,CP)和优势偏向(directional preponderance,DP),计算公式为:

$$CP=\frac{(RW+RC)-(LW+LC)}{RW+RC+LW+LC}\times100(\pm20\%\text{以内为正常})$$

$$DP=\frac{(RW+LC)-(LW+RC)}{RW+RC+LW+LC}\times100(\text{超过}\pm30\%\text{为异常})$$

RW=右侧44℃,RC=右侧30℃,LW=左侧44℃,LC=左侧30℃

2)旋转试验:旋转试验基于以下原理:半规管在其平面上沿一定方向旋转,开始时,管内的淋巴液由于惰性作用而产生和旋转方向相反的壶腹终顶偏曲;旋转骤停时,淋巴液又因惯性产生方向和开始时相反的壶腹终顶偏曲。旋转试验包括脉冲式旋转试验、正旋摆动旋转试验和慢谐波加速度试验等。

温度试验和旋转试验是判断外周前庭功能状况的主要方法。

(2)视眼动反射检查

1)视动性眼震:视动性眼震是指当注视不断向同一方向移动的物体时出现的眼震。检查时以等速运动或等加、减速度运动的黑白条纹相间的转鼓作视刺激,记录当转鼓正转和逆转时出现的眼震。正常人水平性视动性眼震的方向与转鼓运动方向相反,两侧对称,速度随转鼓运动速度而改变。如诱发的眼震不对称、眼震减弱或消失或方向逆反,示中枢病变。

2)扫视试验又称视辨距不良试验、定标试验。受试者的视线由视标迅速转向设定的另一视标,检测其跟随的准确度。脑干或小脑病变时结果常异常。

3)平稳跟踪试验:受试者头部正中位,平视50~100cm处的视标,视线跟随水平向匀速正弦波摆动的视标而移动。正常追踪曲线光滑,脑干或小脑病变时曲线异常。

4)注视试验:正视前方正中、左、右、上、下标点,当眼球向一侧偏移时出现的眼震称注视性眼震(又称凝视性眼震)。注视性眼震的快相与眼球偏转的方向一致,强度随偏转角度增大而加强,眼球向前直视时眼震消失,多示中枢性病变。

第五节 耳部影像学检查

一、耳部X线检查法

颞骨岩部、乳突部的摄片是耳部疾病的传统检查方法之一,目前已逐渐被颞骨CT取代。常用X线投照位如下。

1.乳突侧斜位(35°) 又称伦氏位,用以显示鼓室、鼓窦入口、鼓窦及乳突气房,尚可观察乙状窦板、下颌关节突等。

2.岩部轴位 又称麦氏位,可显示上鼓室及鼓窦入口。

3.岩部斜位 又称斯氏位,主要用于观察内耳道、内耳迷路、岩尖等病变。

4.颞骨额枕位 又称汤氏位,可观察岩尖、内耳道及内耳。

5.改良斯氏位　又称耳蜗位，因为源于澳籍华人徐瑾，国内又称“Xu’s X-ray pictures”，用于显示人工耳蜗植入体在颞部的位置及电极在耳蜗的位置。

二、耳部 CT 扫描

耳部 CT 扫描能清晰地显示颞骨的细微解剖结构，如外耳道、3 个听小骨、面神经管、内耳道、乙状窦、前庭水管和耳蜗水管开口、耳蜗、前庭及 3 个半规管等。耳部 CT 扫描不仅可清晰显示颞骨的细微骨性结构，尚可显示其中的异常软组织阴影。对先天性耳畸形、颞骨骨折、各种中耳炎症、肿瘤等具有较高的助诊价值。

耳部 CT 扫描一般采取冠状位和轴位（横断位，水平位），扫描层厚 2mm。CT 冠状位一般以耳蜗、前庭和乳突三个层面为代表。冠状面则与听管线（外耳道口与同侧眶上缘的连线）相垂直，从外耳道口前缘开始，自前而后逐层扫描。冠状位片特别是单侧放大骨扫描，对中耳结构有较好的显示。CT 轴位以外耳道口上缘与眶上缘顶点的连线为基线，由下而上逐层扫描，对内耳和内耳道显示清晰。结合 CT 冠状位和轴位，对耳部疾病的诊断和术前评估提供普通 X 线无法显示的依据。

三、耳部 MRI

磁共振成像（MRI）可显示内耳和内耳道软组织结构。显示与颞骨病变有关的桥小脑角及颞叶、脑室等软组织解剖结构变化，如肿瘤、脓肿、出血等。

第二章　鼻部检查

第一节　外鼻及鼻腔检查

鼻腔、鼻窦的疾病与某些全身疾病互为影响，如鼻音、鼻塞、打喷嚏、流涕、嗅觉障碍、鼻出血、局部疼痛或头痛等，常可能是全身疾病在鼻部的表现。重视患者的主诉，检查之前了解病史、家族史和个人生活史十分重要。

一、外鼻检查

观察外鼻的形态（如有无外鼻畸形、前鼻孔是否狭窄等）、颜色（如早期酒渣鼻时皮肤潮红等）、活动（如面神经瘫痪时鼻翼塌陷及鼻唇沟变浅）等。有时需要配合做必要的触诊（如鼻骨骨折时鼻骨的下陷、移位等，鼻窦炎时的压痛点、鼻窦囊肿时的乒乓球样弹性感）。还需注意患者有无开放性或闭塞性鼻音等。

二、鼻腔检查法

下面主要介绍鼻前庭检查法。

1.徒手检查法　以拇指将鼻尖抬起并左右活动，利用反射的光线观察鼻前庭的情况。另一方法是借助前鼻镜检查，适用于鼻孔狭窄、鼻翼塌陷等患者。

2.前鼻镜检查法　先将前鼻镜的两叶合拢，与鼻腔底平行伸入鼻前庭，勿超过鼻阈，然后将前鼻镜的两叶轻轻上下张开，抬起鼻翼，扩大前鼻孔，按下述三种头位顺序检查。

第一头位：患者头面部呈垂直位或头部稍低，观察鼻腔底、下鼻甲、下鼻道、鼻中隔前下部分及总鼻道的下段。

第二头位：患者头稍后仰，与鼻底成 30°，检查鼻中隔的中段以及中鼻甲、中鼻道和嗅裂的一部分。

第三头位：头部继续后仰 30°，检查鼻中隔的上部、中鼻甲前端、鼻丘、嗅裂和中鼻道的前下部。

检查过程中需要注意的几个问题：①正常鼻甲形态与鼻黏膜色泽：正常鼻甲表面光滑，3 个鼻甲之间及其与鼻中隔之间均分别有一定距离；被覆于鼻甲的黏膜呈淡红色、光滑、湿润，如以棉卷子轻触下鼻甲，可觉黏膜柔软而具弹性，表面有少量黏液，各鼻道均无分泌物积聚；②辅助检查：如鼻甲肿胀或肥大，可用 1%麻黄碱滴鼻剂或其他鼻用减充血剂喷雾，以达到收敛鼻黏膜的目的；③阳性体征：鼻甲充血、水肿、肥大、干燥及萎缩等，鼻道中分泌物积聚，中鼻甲息肉样变，鼻中隔病变（偏曲或骨嵴、骨棘、穿孔），异物、息肉或肿瘤等。

3.后鼻镜检查法　后鼻镜检查可弥补前鼻镜检查的不足。利用间接鼻咽镜、纤维鼻咽镜分别经口及鼻腔,检查后鼻孔、鼻甲和鼻道的形态、颜色、分泌物等,是检查的一项基本操作。详见间接鼻咽镜检查法。

第二节 鼻窦检查

鼻窦位置深在而隐蔽,常规前鼻镜和后鼻镜检查,配合体位引流、上颌窦穿刺、X 线片、CT 及 MRI 等,可以直接或间接发现病变。

一、前鼻镜及后鼻镜检查法

前鼻镜及后鼻镜检查法的方法如本章第一节所述,检查目的:①观察鼻道中分泌物的颜色、性质、量、引流方向等。如前组鼻窦炎时,脓性分泌物常自中鼻道流出,后组鼻窦炎则常从嗅裂处流向后鼻孔,出现鼻涕倒流现象;②注意各鼻道内有无息肉或新生物,鼻甲黏膜有无肿胀或息肉样变。钩突及筛泡肥大是慢性鼻窦炎常见的体征之一。

二、体位引流法

体位引流法通过判断鼻腔脓性分泌物的来源,确定患者是否有鼻窦炎及发病部位。以 1%麻黄碱收敛鼻黏膜,使各窦口(中鼻道及嗅裂等处)通畅。嘱咐患者固定于所要求的位置 15 分钟,然后进行检查。若疑为上颌窦积脓,则头前倾 90°,患侧向上,检查中鼻道后部分泌物引流情况;如疑为额窦积脓,则头位直立;如疑为前组筛窦积脓,则头位稍向后仰;如疑为后组筛窦积脓,则头位稍向前俯;如疑为蝶窦,则须低头,面向下将额部或鼻尖抵在某一平面。另有头低位引流法:患者取坐位,下肢分开,上身下俯,头下垂近膝,约 10 分钟后坐起检查鼻腔,视有无脓液流入鼻道。

三、上颌窦穿刺冲洗法

上颌窦穿刺冲洗法具有诊断和治疗的双重作用。随着鼻内镜技术的应用日益普及,该方法临床使用日趋减少。

四、影像学检查

鼻窦 X 线片、CT 及 MRI 等影像学检查,详见本章第五节鼻腔及鼻窦影像学检查。

第三节 鼻腔及鼻窦内镜检查

一、硬性鼻内镜检查法

一套完整的鼻内镜检查系统包括 0°和侧斜 30°、70°及 120°的 4 种视角镜,镜长 20~23cm,外径 2.7mm(儿童)和 4mm(成人),同时配有冲洗及吸引系统,视频编辑系统(供做图像摄取及图文处理),微型电动切割器等。使用时先用 1%丁卡因及麻黄碱液收缩并麻醉鼻黏膜,按顺序逐一部位检查。

1.鼻腔内镜检查法

第一步：观察下鼻甲前端、下鼻甲全表面、下鼻道和鼻中隔。通常使用0°内镜从鼻底和下鼻道进镜，从前向后逐步观察。

第二步：观察中鼻甲、中鼻道、鼻咽侧壁及咽鼓管口、咽隐窝、蝶筛隐窝，可使用0°、30°或70°镜，从鼻底直达后鼻孔，观察鼻咽侧壁及咽鼓管口、咽隐窝；然后退镜，以下鼻甲上表面为依托观察中鼻甲前端和下缘，徐徐进镜观察中鼻道和额窦、前中组筛窦、上颌窦的开口。继续进镜到中鼻甲后端，即可观察蝶筛隐窝、蝶窦开口和后组鼻窦的开口。

第三步：观察鼻咽顶、嗅裂、上鼻甲、上鼻道，可使用70°镜。检查鼻咽顶时，先进镜至后鼻孔观察鼻咽顶；于中鼻甲和鼻中隔之间进镜观察上鼻甲与上鼻道；也可从中鼻甲后端观察上鼻甲及上鼻道。

第四步：观察后鼻孔。鼻内镜检查可以发现鼻腔深部出血部位及早期肿瘤，确定颅底骨折及脑脊液鼻漏的瘘口部位，还可以在直视下取活组织检查，行电凝固止血等。

鼻内镜检查与传统前鼻镜检查最大的区别在于，前者照明好，分辨率高，视野清晰，便于移动，可以观察到许多细微的结构（如钩突、额隐窝等），资料可以即刻显示和储存。

2.鼻窦内镜检查法

（1）上颌窦内镜检查法：经下鼻道前端行上颌窦钻孔，将各种角度的内镜依次经套管插入上颌窦内进行观察。也可选尖牙窝进路。

（2）蝶窦内镜检查法：以中鼻甲后端为标志，在鼻中隔与上鼻甲之间寻找蝶筛隐窝，蝶窦开口位于该隐窝顶部附近。可适当扩大其自然窦口，以便于观察。

（3）额窦内镜检查法：①鼻外眉弓进路：于眉弓内侧相当于额窦底部做一个1cm横行切口，用环钻在额窦前下壁钻通额窦，插入鼻内镜进行检查；②鼻内筛窦进路：如额窦在隐窝处开口，可使用70°内镜于中鼻甲前上方找到额窦开口；如额窦向前上筛房引流，则应先做前筛切除术，再插入70°内镜进行观察。

二、软管鼻内镜检查法

纤维导光鼻内镜，管径很细，可在表面麻醉下经前鼻孔送入鼻腔，术中可随需要将内镜的末端弯曲，进入各鼻道，如中鼻道、半月裂、钩突、筛漏斗等处，观察上颌窦、额窦、筛窦和蝶窦的自然开口及其附近的病变。

第四节 鼻功能检查

一、呼吸功能检查法

主要检查患者的鼻腔通气功能，如鼻阻力和鼻腔通气量，以及嗅觉功能。除常规前鼻镜及后鼻镜检查外，还可借助仪器检查。

1.鼻测压计　又名鼻阻力计。测量鼻阻力可作为衡量鼻通气度的客观指标之一。

2.声反射鼻测量计　声反射鼻测量计为一客观测定方法，可以准确反映鼻腔的几何形态。

联合使用以上两种方法可以客观定量分析鼻腔的通气情况和几何形态。

二、嗅觉检查法

分为主观检查法和客观检查法。

1.主观检查法

(1)简易法:检查有无嗅觉功能。将不同嗅剂如香精、醋、樟脑油、煤油等,分别装于同一颜色的小瓶中,嘱受检者选取其中任一瓶,手指堵住一侧鼻孔,以另一侧鼻孔嗅之,并说明气味的性质,依次检查完毕。

(2)嗅阈检查法:嗅觉单位是指多数人可以嗅到的某种嗅剂的最低浓度。把7种原嗅素,即醚类、樟脑、麝香、花香、薄荷、辛辣、腐臭气味,按1、2、3、4、5、6、7、8、9、10嗅觉单位配成10瓶,共70瓶。检查时测出对7种物质的最低辨别阈,用小方格7×10标出,称为嗅谱图。对某一嗅素缺失时,则在嗅谱图上出现一条黑色失嗅带。

2.客观检查法　嗅觉诱发电位是由气味剂或电脉冲刺激嗅黏膜,在头皮特定部位记录到的特异性脑电位。由气味剂刺激诱发者又称嗅觉相关电位。通过嗅觉诱发电位仪将一定浓度和湿度的气味剂以恒定的温度和流量送至受试者鼻腔嗅区,按国际标准10/20法(测诱发电位时在头皮摆放电极的位置)在头皮记录到稳定的特异性脑电位变化,即为嗅觉诱发电位。该检查已在临床用于嗅觉障碍的诊断、嗅觉水平的检测和评估。

第五节　鼻腔及鼻窦影像学检查

一、X线检查法

常用拍片位置如下。

1.鼻颏位　又称华特位主要用以检查上颌窦,也可显示筛窦、额窦、鼻腔和眼眶。

2.鼻额位或枕额位　又称柯德威尔位。主要用以检查额窦和筛窦,也可显示上颌窦、鼻腔和眼眶。

3.必要时尚可加拍侧位(从侧面观察各鼻窦、蝶鞍及鼻咽)、视神经孔位(观察筛窦及蝶窦,也可检查额窦及眶尖)、颅底位(观察蝶窦、上颌窦后壁、颅底、鼻腔及鼻咽)等片。

二、计算机X线断层摄影术(CT)

阅读鼻腔鼻窦CT片时需重点观察的内容:通常情况下需要关注以下一些内容,但由于临床接诊的案例各有不同,故观察的重点也不尽相同。

1.窦口鼻道复合体　CT扫描可以清楚地显示钩突、筛泡、筛漏斗、上颌窦开口、中鼻甲、中鼻道及额隐窝等解剖结构。正常的鼻窦黏膜菲薄,CT扫描无法显示。

2.中鼻甲气化　中鼻甲内含有气房时称为中鼻甲气化,又称泡状中鼻甲,是一种常见的解剖变异,是因筛窦气房过大并气化中鼻甲所致。可以出现于单侧,也可以出现于双侧。中鼻甲气化的临床意义在于它可以部分或完全阻塞鼻中隔与鼻腔外侧壁之间的间隙,导致两个黏膜面相互接触,妨碍中鼻道各窦口的开放及正常的黏液引流,引起局部炎性改变或感染。

3.中鼻甲曲线反常　又称“反向弯曲”。在正常情况下,中鼻甲凹面向外。如果中鼻甲向外侧突出,凹面朝向鼻中隔,凸面朝向鼻腔外侧壁,即为中鼻甲反向弯曲,或称之为中鼻甲曲线反常。中鼻甲曲线反常可以阻塞中鼻道入口,是鼻窦感染的重要原因。

4.钩突异常　包括钩突偏曲,向外侧偏曲,压迫筛隐窝;向内偏曲,累及中鼻道。也包括钩突气化、钩突肥大、钩突发育不良或阙如。钩突偏曲,气化及骨性增生肥大将影响前组筛房、额窦及上颌窦正常引流以及纤毛黏液毯功能。钩突过度内移或增生常被误认为“副”中鼻甲。

5.鼻丘气房　鼻丘气房位于额窦底的前部,构成额隐窝的前壁。鼻丘气房过度发育将影响额窦引流,导致额窦炎。

6.Haller 气房　指位于筛泡以下,上颌窦上壁(眶下壁)和筛骨纸样板最下部的气房,包括筛漏斗外侧壁的气房,最早由 Alber Von Haller 描述。Haller 气房邻近上颌窦自然开口,容易造成上颌窦开口狭窄而引起上颌窦炎。

7.眶内容物疝入筛窦　在无外伤及手术史的情况下,成人眶内容物可以疝入筛窦,手术前仔细阅读 CT 片,注意有无眶内容物疝入筛窦,可以避免发生眼眶并发症。

8.上鼻甲气化　罕见。可以引起反射性头痛。

9.筛顶高度　即上颌窦后内侧处的上颌窦顶与筛窦顶之间的垂直距离。筛顶低位是鼻窦手术中导致颅底损伤的因素之一。

10.Onodi 气房　即最后一组筛窦气房因过度气化而进入蝶窦的部分。有时 Onodi 气房内有视神经管明显突入。

影像导航系统:影像导航系统的配置便于临床实施更精准的鼻内镜手术,尤其适用于再次鼻窦手术以及某些复杂的鼻颅和鼻眼手术等

三、磁共振成像检查

磁共振成像(MRI)检查基于局部的解剖特征,尽管鼻腔、鼻窦的影像学检查以 CT 为主,但在下列情况下,MRI 和(或)增强 MRI 对临床诊断与鉴别诊断有重要的辅助作用:鼻窦黏液囊肿与邻近骨质的关系、出现并发症的鼻窦炎(例如鼻源性脑膜炎和脑脓肿等)、脑膜脑膨出、鼻腔及鼻窦恶性肿瘤及其向颅内的侵犯。

第三章　咽部检查

临床各科诊断疾病时均应常规检查咽部。但从耳鼻咽喉头颈外科专业的角度，咽部检查的范围和观察的内容则有其特定要求。检查前应详细询问病史。视诊注意患者面容、表情及全身情况。然后分别对口咽、鼻咽和喉咽进行检查，必要时还需辅以影像学检查。

第一节　口咽检查

受检者端坐、放松，自然张口，用压舌板轻压舌前2处，观察口咽黏膜有无充血、溃疡或新生物；软腭有无下陷或裂开，双侧运动是否对称；悬雍垂是否过长、分叉；双侧扁桃体、腭舌弓及腭咽弓有无充血、水肿、溃疡；扁桃体表面有无瘢痕，隐窝口是否有脓栓或干酪样物；咽后壁有无淋巴滤泡增生、肿胀和隆起。咽部触诊可以了解咽后、咽旁肿块的范围、大小、质地及活动度。

第二节　鼻咽检查

一、间接鼻咽镜检查

间接鼻咽镜检查常用而简便。咽反射较敏感者，可经口喷用1%丁卡因，使咽部黏膜表面麻醉后再进行检查。受检者端坐，张口用鼻呼吸以使软腭松弛。检查者左手持压舌板，压下舌前2/3，右手持加温而不烫的间接鼻咽镜（或称后鼻镜），镜面朝上，经一侧口角伸入口内，置于软腭与咽后壁之间，勿触及周围组织，以免因咽反射而妨碍检查。调整镜面角度，依次观察鼻咽各壁，包括软腭背面、鼻中隔后缘、后鼻孔、咽鼓管咽口、咽鼓管圆枕、咽隐窝及腺样体。观察鼻咽黏膜有无充血、粗糙、出血、溃疡、隆起及新生物等。

二、鼻咽内镜检查

鼻咽内镜有硬质镜和纤维镜两种。硬质镜可经口腔或鼻腔导入；纤维镜是一种软性内镜，其光导纤维可弯曲，从鼻腔导入后，能随意变换角度，全面观察鼻咽部。现代鼻咽内镜能连接摄影和摄像系统，可在观察的同时摄影，也可在监视器上同步显示并可录制下来，以供存档、会诊和教学用。

三、鼻咽触诊

鼻咽触诊主要用于儿童。助手固定患儿，检查者立于患儿的右后方，左手示指紧压患儿颊部，用戴好手套的右手示指经口腔伸入鼻咽，触诊鼻咽各壁，注意后鼻孔有无闭锁及腺样体大小。若发现肿块,应注意其大小、质地以及与周围组织的关系。撤出手指时,观察指端有无脓液或血迹。此项检查有一定痛苦,应向患者或患儿家长说明。检查者操作应迅速、准确而轻柔。

第三节 喉咽检查

喉咽检查见喉间接喉镜检查。

第四节 咽部影像学检查

一般临床检查和内镜检查只能发现咽部表面各种病变,而要诊断咽部侧壁和后壁深部结构病变,则需进行影像学检查。如X线颈侧位片、颅底侧位片。但X线片及常规体层片对软组织分辨能力差,其诊断价值受到影响。CT和MRI检查已在临床得到广泛应用,由于其对骨骼、软组织的高分辨率,提高了对咽部病变的诊断水平。

第四章 咽喉疾病诊治新进展

第一节 鼻咽癌疫苗的研究进展

鼻咽癌(nasopharyngeal carcinoma,NPC)起源于上皮,属于鳞状上皮癌,在世界范围内均有发病,但有较明显的地域差异性,是我国南方地区最常见的恶性肿瘤之一,尤其在广东,其发病率高达30/10万,因此又称作“广东癌”。目前,NPC的病因尚不十分确定,有研究指出,其主要与遗传因素、环境地域性、饮食习惯(腌制性食品等)及EB病毒(Epstein-Barr virus,EBV)的感染有关,而其中EBV已被证实与NPC的发生、发展密切相关。考虑到放化疗在治疗NPC过程中会给患者带来较多的不适,预防和治疗性NPC疫苗一直是研究的热点。本文对EBV、NPC诊断和治疗现状及国内外NPC相关预防和治疗性疫苗的研究进展作一综述。

一、EBV简介

EBV于1964年被首次发现,是以发现者命名的一种疱疹病毒,又称作人类疱疹病毒4型,是疱疹病毒科γ亚科中唯一能引起人类感染的病毒。已经证实,EBV的潜伏感染与人类多种肿瘤密切相关,其中包括NPC、霍奇金淋巴瘤、胃癌、Burkitt淋巴瘤等。因此,其还被公认为是第一个人类肿瘤病毒。

EBV结构特点:EBV的形态与其他疱疹病毒相似,呈圆形,直径180nm,基本结构包含核样物、衣壳和囊膜3个部分,属于双链DNA病毒。衣壳为二十面体立体对称。囊膜由感染细胞的核膜组成,其上有病毒编码的膜糖蛋白,具有识别淋巴细胞上的EBV受体及与细胞融合等功能。此外,在囊膜与衣壳之间还有一层蛋白被膜。

目前发现EBV基因组编码的抗原主要有早期抗原(early antigen,EA)、壳抗原(viral capsid antigens,VCA)、膜抗原(membrane antigen,MA)、核抗原(nuclear antigen,NA)、潜伏膜蛋白(latent membrane protein,LMP)等。研究报道,EBV基因产物在淋巴细胞中的表达种类多样,至少有11种,主要包括6种核抗原(EBNA1、EBNA2、EBN3A、EBNA3B、EBNA3C和主导蛋白LP)、3种潜伏期膜蛋白(LMP1、LMP2A和LMP2B)。此外,EBV包膜蛋白gp350是感染B淋巴细胞的先锋,是中和抗体的首要靶标。EBV相关抗原及基因产物的发现为预防和治疗EBV相关疾病疫苗的研究提供了重要科学依据。

二、EBV的感染机制

EBV在人群中传播广泛,感染多发生在婴幼儿时期,一旦感染,受感染者将终生携带病毒,据报道,全世界有超过95%的成人是EBV携带者。EBV通常潜伏于人体B细胞中,在鼻咽部上皮细胞内增殖,通过唾液传播。一般初次感染者多无明显临床症状,只有少数可能引发传染性单核细胞增多症。EBV 的这一特点也造成了对其预防的困难性，增加了其发展成不同恶性疾病的危险，往往一经发现即处于肿瘤中后期。

EBV 具有显著的嗜淋巴细胞特性，可诱发多种恶性肿瘤。其主要经人类口咽部上皮细胞和 B 淋巴细胞感染侵入人体。根据目前的研究，EBV 对上皮细胞的感染主要有 4 种途径：①经受体介导进入上皮细胞引发感染，如 CD21 单连糖蛋白等；②产 EBV 的 B 细胞与上皮细胞直接接触引起的感染；③EBV 包膜蛋白参与的上皮细胞感染，如糖蛋白 gH/gL、gB 蛋白等；④树突状细胞特异性细胞间黏附分子-3 结合非整合素因子，即 DC-SIGN 可介导 EBV 反式感染上皮细胞。EBV 进入呼吸道后主要通过其病毒包膜蛋白 gp350 和 gp42 的作用对 B 细胞进行感染和放大感染，随后被感染的 B 细胞进入血液循环进而造成全身感染。

三、NPC 的诊断及治疗现状

由于 NPC 早期无明显症状，对其确诊较为困难，增加了治疗难度，也错过了最佳的治疗时机。大量研究表明，EBV 与 NPC 的发生、发展密切相关，EBV 相关抗体和 EBVDNA 是目前诊断 NPC 的重要方法。但目前尚无专用于检测早期 NPC 的特异标志物。马钊恩等研究发现，在鼻咽肿物或颈部肿物的患者中，EB-VCA-IgA 对 NPC 的诊断有较高的阳性预测值。但 EB-VCA-IgA 对 NPC 的检出敏感度和阴性预测值仍较低。研究表明，血浆 EBV-DNA 可作为 NPC 患者病情诊断的重要指标，也可作为 NPC 患者诊断的一种灵敏度和特异度较好的血清学指标。邱厚匡等将 EBV 抗体及 EBV-DNA 联合检测用于 NPC 筛查和早期诊断中，结果表明，血清中 EBV 抗体和血浆中 EBV-DNA 有任意两项以上指标阳性时应高度怀疑 NPC。此外，赵芜等研究指出，血清 EBV 抗衣壳抗原免疫球蛋白、癌胚抗原、铁蛋白联合检测可提高 NPC 检测的敏感度，具有较高的诊断价值。

鉴于 NPC 在诊断上的不确定性，导致其确诊相对迟缓，往往治疗多见于中晚期。目前，NPC 的主要治疗方法为放疗和化疗。但病情处于中晚期的康复概率很小，大多会因为局部复发和远处转移造成治疗失败。研究报道，疾病一旦复发或发生转移，存活率平均为 7~22 个月，5 年生存率仅为 25%~35%。

四、国内外 NPC 疫苗研究现状

考虑到放化疗在治疗过程中会给患者带来较多的不适，因此强化 NPC 治疗效果，预防和治疗性 NPC 疫苗一直是研究的热点。一方面，针对 EBV 包膜相关蛋白有较深的研究，尤其是包膜蛋白 gp350，是目前预防型疫苗的重点研究方向；另一方面，EBV 核抗原 EBNA1 和膜蛋白 LMP2 是目前治疗性疫苗的研究热点。

国内外已有多种针对 NPC 的疫苗正处于临床研究的不同阶段，前期的试验结果均表现出较好的效果，疫苗均有良好的免疫原性和安全性。

1.预防性疫苗　在发现 EBV12 年后，其发现者首次提出用疫苗对 EBV 相关的恶性肿瘤进行预防以减少其发病率。目前，大部分 EBV 预防性疫苗的研究主要集中在 EBV 的包膜糖蛋白 gp350，一方面，gp350 是抗体的首要靶标，在 EBV 和被感染细胞中含量也较多；另一方面，gp350 参与 EBV 的感染过程。

2007年,Moutschen等对重组的gp350疫苗进行了Ⅱ期临床试验,结果表明,该重组疫苗对EBV感染引起的传染性单核细胞增多症的预防效果达78%,且产生的抗gp350抗体有效性超过18个月,此外,该疫苗还具有良好的安全性和免疫原性,随后又进行了Ⅲ期临床试验的设计,但该重组疫苗对无症状的EBV感染效果不佳。2013年,Cui等以EBV包膜蛋白gp350为靶点构建了gp350四聚体蛋白,并以单体gp3501-470为对照,研究该四聚体的免疫原性和有效性,结果表明,四聚体形式的gp350,其免疫原性比单体gp350高25倍,与CD21结合的效率是单体形式的24倍,同时试验所制备的四聚体疫苗能够有效预防EBV对宿主细胞的感染,证明了其作为预防性疫苗的潜力。

目前针对EBV,在研的预防性疫苗基本是以gp350为靶点,虽然临床试验显示具有较好的安全性和免疫原性,但局限性也不容忽视,主要表现为靶位点单一,对无症状的EBV感染效果不佳,且整体的研究进展程度相比于治疗性疫苗较落后,极有可能对其后期产品的推广和应用产生不良影响。

2.治疗性疫苗　NPC细胞中EBV抗原的存在为免疫治疗提供了相应的靶位点,其中EBV的核抗原EBNAs和膜蛋白LMPs能够诱发宿主特异性的细胞免疫反应,为免疫治疗提供了基础。在NPC细胞中仅表达EBVEBNA1、LMP1、LMP23种病毒蛋白,其中EBNA1和LMP2存在于所有的肿瘤细胞中,而LMP1存于30%~60%的肿瘤细胞中。EBNA1是唯一既表达于潜伏期又存在于溶解期的核心抗原,是EBV感染及促进NPC形成的重要蛋白,且不受免疫逃逸的影响。LMP2因具有无致癌性、不会引起B淋巴细胞的转化等优点,是免疫治疗NPC的良好靶抗原。

因此,目前正在研究中的疫苗主要以LMP1、LMP2、EBNA1和EBNA3为靶抗原,通过单一或多个蛋白组合,构建病毒疫苗;接种后,诱导机体产生特异性T细胞免疫应答,通过特异性的细胞毒性T淋巴细胞作用清除表达相应靶抗原的肿瘤细胞,达到治疗效果。

因NPC是我国的高发病,又以广西等南方地域为主,早在1973年中国科学院院士曾毅就成立研究组,开始了对EBV与NPC的研究,随后又在广西建立了国际上第一个NPC防治研究现场。在前期系列研究的基础上,国家863计划"NPC治疗和预防性疫苗的研究"课题,以腺病毒为载体构建了携带LMP2基因片段的重组腺病毒疫苗,是国内首支可用于人体免疫的具有特异性治疗和预防NPC的疫苗。此外,仝艳艳等构建了含EBNA1的重组腺病毒疫苗,免疫小鼠后能够激活EBNA1的$CD4^+$T细胞特异性细胞免疫应答活性。Smith等构建了含EBVLMP1和LMP2的重组腺病毒疫苗,通过对复发和转移的NPC患者的临床试验表明,该重组疫苗具有良好的安全性和耐受性,可使NPC患者临床受益。Taylor等以痘病毒为载体,与EBVEBNA1和LMP2构建了一种联合疫苗,对该疫苗的Ⅰ期临床试验表明,该疫苗能有效缓解受试者的肿瘤病痛。王湛等用非复制型重组腺病毒-LMP2疫苗免疫恒河猴,结果显示,该疫苗可很好地诱导机体产生EBV-LMP2特异性细胞和体液免疫反应。而对食蟹猴的免疫中发现,该重组病毒只分布在注射局部肌肉,无潜在危险。赵玮等构建含有LMP2A的减毒单核增生性李斯特菌重组疫苗,并免疫荷瘤鼠,结果发现,该疫苗能刺激机体稳定表达LMP2A蛋白,并诱导特异性T细胞免疫应答,从而抑制肿瘤生长,延长小鼠的荷瘤生长期。

五、展望

NPC 是我国南方地区的高发病,在临床上尚无安全可靠的治疗手段。一方面,由于其发病位置特殊,通常不宜进行手术切除;另一方面,目前常采用的放疗、化疗一般初次有效率为 80%左右,且有复发和转移的风险。因此,对前期 NPC 发生的预防及后期安全有效的治疗是较为迫切的需求。多年来,针对 NPC 疫苗的研究主要集中在以 EBVgp350 位靶抗原的预防性疫苗及以 EBVEBNA1、LMP1 和 LMP2 为靶位点的单一或联合性重组疫苗。目前,国内的相关疫苗研究具有实质性进展,不少已进行了Ⅰ期、Ⅱ期甚至是Ⅲ期临床试验,取得了可喜的成果。在研发的进程中也出现一些困难,目前,NPC 相关疫苗主要面临的难点有:①EBV 初次感染时一般不引起明显的临床症状,增加了其预防的困难性;②NPC 的发生发展无特异的肿瘤标志物,使得后续临床试验较为困难;③EBV 只感染人类,而目前相关疫苗的研究模型多为小鼠、恒河猴、食蟹猴等,科研依据不充足。且随着道德伦理委员会的呼吁,动物模型的应用也备受关注。但随着各学科的交叉发展,人们对 NPC 相关机制的了解及对相关疫苗的完善也将更加深入。

第二节　鼻咽癌放疗抵抗机制的研究进展

鼻咽癌(NPC)是起源于鼻咽黏膜上皮的恶性肿瘤,危险因素包括 EBV、人乳头瘤病毒感染,遗传易感性及饮食等生活习惯。据流行病学调查统计显示,2018 年全球 NPC 的新发病例约有 129 万例。调查还发现,NPC 地理分布极不平衡,近 70%以上的新发病例发生在东亚和东南亚地区。由于鼻咽部解剖结构复杂,且周围邻近重要器官,故难以进行手术根治性切除。且 NPC 的病理类型绝大多数为非角化型未分化性癌,恶性程度高,易发生颈部淋巴结转移。由于对电离辐射(IR)高度敏感,因此放射治疗是目前 NPC 首选的治疗手段。然而,大量研究表明,IR 杀灭肿瘤的同时也可以诱导许多基因和蛋白质表达水平的变化,这些变化可导致肿瘤对 IR 的敏感性降低,并出现辐射抗性或辐射抗性的发展。放射抗性是 NPC 治疗失败的主要原因。因此,探索 NPC 放射抗性的分子机制对于提高 NPC 放射治疗效果乃至改善 NPC 患者预后至关重要。放疗抵抗的产生是一个多基因和多机制共同参与的过程,包括具有高度致瘤原性的肿瘤干细胞(CSC),通过激活 DNA 损伤修复抗凋亡;肿瘤细胞葡萄糖摄取增加、线粒体氧化磷酸化减少,以高效修复 DNA;通过自噬提供能量和消除已经被辐射损伤的蛋白质促进细胞存活;调控细胞周期重新分布,使其对放疗敏感性减弱;且 EBV 编码的潜伏膜蛋白 1 可诱导 NPCCSC 形成。现将 NPC 放疗抵抗机制的研究进展情况综述如下。

一、CSC

1983 年,Mackillop 等最先提出 CSC 的概念,认为其是肿瘤细胞中一类具有干细胞特性的异质性细胞。但是,与其他肿瘤细胞不同的是肿瘤干细胞具有无限的自我更新能力和高度的致瘤原性,这些特性使 CSC 成为肿瘤生长和复发的根源。因此,CSC 是肿瘤诊断,治疗及预测预后的重要标志,也是癌症治疗的新靶标。Krause 等提出,CSC 通过多种机制介导癌症中放射抗性的发生,例如激活 DNA 损伤修复及抗凋亡途径,清除活性氧防止不可逆的氧化应激和细胞死亡,以及改变肿瘤微环境等。Zhong 等在研究 RARS-MAD1L1 在 NPC 放疗抵抗中的作用和机制时发现,RARS-MAD1L1 过表达将增加 NPC 细胞的集落形成能力和体外致瘤性,增加侧群细胞(一群富含 CSC 的群体)比率并诱导放疗抵抗。此外,RARS-MAD1L1 可以抑制 AIMP2 从 ARS 复合物中释放,减少 TRAF2 的泛素化,导致 NF-κB 活性升高,抑制细胞凋亡。FUBP1 的沉默或 C-myc 抑制剂的使用可以消除由 RARS-MAD1L1 诱导的 CSC 特征。Wang 等在 NPC 细胞系中筛选出干细胞样亚群(PKH26+),PKH26+亚群中 C-myc 的过表达导致 CHK1 和 CHK2 的表达增加,并随后激活 DNA 损伤检查点,引起细胞周期停滞,激活相关 DNA 损伤修复蛋白从而引起放疗抵抗。

CSC 特异性治疗是一种非常有前景的肿瘤靶向治疗。CSC 的潜在靶向可以不同的方式实现,包括靶向 CSC 相关分子,干扰促进 CSC 功能的环境或抑制对 CSC 维持和存活至关重要的分子途径。然而,大多数 CSC 标记物在正常组织干细胞中也有表达,因此 CSC 靶向治疗可能影响正常组织干细胞的信号传导机制,导致产生严重的不良反应进而影响其临床使用。

二、肿瘤细胞代谢

越来越多的研究报道证实,放射抵抗的产生与癌细胞的代谢改变相关。放射抵抗的癌细胞表现出 Warburg 效应,即葡萄糖摄取增加和线粒体氧化磷酸化减少。AMPK 是癌细胞中 Warburg 效应的负调节因子,Lu 等通过激活 NPC 细胞中的 AMPK 抑制 Warburg 效应后发现 NPC 细胞体内、体外的放射敏感性均得到明显增强。此外,谷氨酰胺代谢也被证明在放射抗性中起关键作用。谷氨酸是谷胱甘肽合成的前体,可以调节氧化还原稳态,从而有助于细胞防御系统。有研究发现,谷氨酸的抑制可显著增加癌细胞的放射敏感性,证实谷氨酰胺代谢在放射抗性中的起了重要作用。研究证实,在抗辐射 NPC 细胞中谷氨酰胺合成酶高表达,从而促进其核苷酸生物合成并进行更高效的 DNA 修复,以获得生存优势和抗辐射的特点。

三、DNA 损伤修复

放射治疗主要是通过 IR 直接或间接地损伤癌细胞 DNA,引起癌细胞碱基破坏、DNA 双链或单链断裂。不同类型的 DNA 损伤可被相应的 DNA 修复机制修复,如碱基切除修复、DNA 双链断裂修复、核苷酸切除修复及错配修复。由于 DNA 双链断裂是最严重的损伤,且较其他损伤更难以修复,DNA 双链断裂后未修复或错误修复均会导致细胞死亡或恶变。细胞暴露于 IR 会导致核中的表皮生长因子受体(EGFR)活化,活化后的 EGFR 通过非同源性末端接合(NHEJ)和同源重组(HR)刺激 DNA 双链断裂修复。You 及其团队选取Ⅱ~Ⅳb 期 NPC 患者 1628 例,将其分为两组,对照组采取放化疗治疗,观察组在对照组基础上加用抗 EGFR 靶向治疗,结果显示与单纯放化疗相比放化疗联合抗 EGFR 靶向治疗可显著提高Ⅱ~Ⅳb 期 NPC 患者的总生存时间,并且改善了无远处转移生存率。通过研究 RBM3 在 NPC 患者病理组织标本中的表达情况发现,高 RBM3 表达的 NPC 患者往往伴有放疗抵抗。同时检测出抗辐射 NPC 细胞 CNE1R 中 RBM3 的表达较亲代 CNE1 细胞群 RBM3 的表达明显上调。进一步研究发现,下调 NPC 细胞中的 RBM3 水平可以在体内和体外明显提高其放射治疗敏感性,这可能与 RBM3 激活 PI3K/AKT/Bcl-2 信号通路有关,因为 Bcl-2 的上调减少了 IR 引起的 DNA 损伤。

近年来,抗 DNA 损伤修复(DDR)已经成为肿瘤药物开发的一个热点。聚腺苷二磷酸核糖聚合酶(PARP)抑制剂是目前研究最广泛的 DDR 抑制剂,其通过结合到 PARP1 和(或)PARP2 的 NAD+结合口袋,引起构象异构,造成 DNA-PARP 的不可逆解离,使 PARP 保持对 DNA 的结合,这个过程被称为 DNA-PARP 复合物的"捕获(诱捕)",这导致 DNAPARP 复合物长期存在,无法进行后续的修复,从而提高肿瘤细胞的放疗敏感性。目前,PARP 抑制剂的临床试验适应证研究已经扩展到肺癌、胰腺癌、前列腺癌、胃癌、头颈部肿瘤等。

四、自噬

自噬是细胞在面对能量缺乏,暴露于细胞毒性物质或 IR 等应激状态时,通过溶酶体降解细胞内受损的蛋白质或者细胞器,维持细胞内环境的稳态的一种自我保护机制,包括大自噬、微自噬、分子伴侣介导的自噬。自噬在肿瘤发生和发展中的作用是复杂和矛盾的。一方面,自噬通过消除细胞中错误折叠的蛋白质来抑制肿瘤的发生。另一方面,在肿瘤进展的晚期,自噬通过提供能量和消除已经被药物和辐射损伤的蛋白质来促进细胞存活。许多研究表明,自噬通过减少细胞损伤和抑制辐射诱导的细胞凋亡来促进辐射后细胞的存活,是各种肿瘤放射抵抗的基础,包括肺癌、肝细胞癌和结肠直肠癌。Liang 及其团队使用体外分次辐射的方法构建出抗辐射的 NPC 细胞系 CNE-2R,对其分别进行自噬抑制及激活的处理,实验结果显示,放疗联合自噬抑制剂显著抑制了 CNE-2R 细胞的增殖,促进其凋亡。相反,自噬的激活导致放射抵抗产生。此外还有文献报道,LAPTM4B 是自噬的关键调节因子,其通过与 EGFR、Beclin1 相互作用介导自噬的起始。敲低 LAPTM4B 可以降低放射抵抗细胞的存活率,并且在 IR 后增加其凋亡的发生。

五、细胞周期调控

细胞周期是指细胞从一次分裂结束开始,到下一次分裂完成所经历的过程,它受细胞周期蛋白(Cyclin)、周期蛋白依赖性激酶(CDK)、周期蛋白依赖性激酶刺激抑制因子(CKI)等多种特异性蛋白的调控。细胞周期蛋白 D1(Cyclin D1)是调控细胞周期中 G_1 期的关键蛋白之一,Cyclin D1 高表达与肿瘤的发生、发展有重要关系,其通过变构调控细胞周期蛋白依赖性激酶 4(CDK4)和 CDK6,调节细胞周期从 G_1 期向 S 期转变。

细胞对放射治疗的敏感性与细胞周期的关系非常密切,活跃分裂的肿瘤细胞更容易受到辐射的伤害,因此细胞在 G_2 期~M 期间对辐射最敏感,在晚期 S 期对辐射最不敏感。有研究表明,SHP-1(含 SH2 结构域的蛋白质酪氨酸磷酸酶 1)通过上调 Cyclin D1 的表达促进 NPC 细胞从 G_1 期提前进入 S 期,加快 NPC 细胞增殖。利用 shRNA 技术降低内源性 SHP-1 表达后,NPC 细胞成瘤能力和侵袭转移能力显著减弱,放疗敏感性增强。这提示 SHP-1 基因沉默有可能通过调节 Cyclin D1 的表达影响 NPC 细胞的细胞周期分布，增加其放疗敏感性。

胎盘特异蛋白 8(PLAC8)是一种富含半胱氨酸的蛋白，它首次发现于人类胎盘组织中，与人体内多种肿瘤的发生有密切关系。研究发现，PLAC8 体内及体外均具有促进 NPC 细胞侵袭和转移的作用，其分子机制是特异性激活 TGF-β/SMAD 信号通路并诱导 NPC 细胞上皮间质转化。我们对 PLAC8 与 NPC 的放疗敏感性也进行了深入研究，发现敲除 PLAC8 基因的 NPC 细胞在放射治疗后的凋亡数目显著上升，G_2/M 期细胞比例也上升；敲除 PLAC8 基因可显著提高 NPC 细胞的放疗敏感性。这些研究为包括放疗增敏在内的 NPC 靶向治疗提供了新的方向。

六、EBV

EBV 是 γ 疱疹病毒家族的成员之一，在全世界感染率极高，血清检测阳性率高达 90%以上。NPC 的发生与 EBV 的感染密切相关。研究证实，EBV 所编码的 miR-BART4 在 NPC 中抑制 PTEN 的表达，进而促进 NPC 转移，抑制细胞凋亡，导致放疗抵抗。潜伏膜蛋白 1(LMP1)是 EBV 编码的主要癌蛋白。据报道，LMP1 激活 PI3K/AKT 信号通路刺激 CSC 标记物的表达，诱导 NPCCSC 特性的形成。同时 PI3K/AKT 这一信号通路也被 LMP1 诱导的 CSC 标记物激活，形成正反馈效应。此外，EBV 还分泌多种抗凋亡蛋白，如 BHRF1、BARF1、EBNA1、ERER、miR-BART，这些均导致 NPC 细胞对放疗产生抵抗。还有研究表明，LMP1 上调己糖激酶 2 的表达，促进 NPC 细胞进行有氧糖酵解，并显著抑制线粒体依赖的细胞凋亡，以此为靶向抑制 LMP1 表达可使 NPC 细胞放射增敏性提高。

综上所述，CSC、DNA 损伤修复、代谢、自噬、细胞周期调控及 EBV 是 NPC 放疗抵抗的相关机制，在以后的 NPC 放射治疗中，可以选择合适的靶向药物，特别是针对 NPCCSC 及 DNA 修复途径的蛋白质，与放射治疗联合使用，以期探索出逆转放疗抵抗的干预措施，从而开发出提高 NPC 放疗疗效、降低 NPC 复发和转移的新途径。这也将是 NPC 未来研究的难度与热点之一。

第三节 儿童喉气管狭窄的研究进展

儿童喉气管狭窄是由先天性或后天性因素导致的喉气管瘢痕组织的形成，致呼吸道狭小，从而影响呼吸。随着重症医学的发展，气管插管被广泛应用于早产儿及危重患儿，随之而来的儿童喉气管狭窄的发病率逐年增加。因儿童喉及机体尚在发育中，可供修复的自体材料不足，手术耐受性差，是耳鼻咽喉科医生面临的棘手问题。本文就儿童喉气管狭窄的分类、病因、临床表现、诊断及治疗进展予以归纳总结。

一、分类

喉气管狭窄根据累及的范围分为声门上区、声门区(包括前连合及后连合)、声门下区及颈段气管，其中声门下狭窄最为常见，在儿童喉气管畸形中，仅次于喉气管软化及声带麻痹,位居第3位。在足月新生儿中,声门下狭窄定义为在环状软骨水平,气道直径小于4mm,在早产儿中则定义为小于3mm。

二、病因

引起小儿喉气管狭窄的病因主要分为先天性及获得性两类。先天性喉气管狭窄较少见,引起的原因主要是喉软骨发育畸形,其中主要以环状软骨畸形为主,表现为环状软骨不同程度的形态异常;其次为先天性喉蹼、喉气管软化等,其主要与先天性心脑血管异常合并发生。获得性狭窄主要为由外伤或感染造成的喉气管慢性器质性瘢痕。早期认为感染白喉分泌的外毒素可导致喉气道广泛黏膜坏死形成狭窄,随着疫苗的广泛接种,这一感染因素逐渐退出历史舞台。随着重症医学科的飞速发展,气管插管被广泛应用于早产儿及危重患儿,1965年Stocks等提出儿童喉气管黏膜对机械性刺激及炎性反应抵抗力弱,反复医源性的气管插管会导致喉气管瘢痕狭窄,随后这一认知在广泛的临床工作中得到印证,大约有90%的获得性声门下狭窄与此有关。直至2007年,研究得到了进一步突破,认为声门下是儿童上气道最狭窄的部分,黏膜下组织由疏松结缔组织构成,表面附有假复层纤毛柱状上皮,外部由一环周形软骨环构成,反复插管机械性摩擦、气囊压力过大、插管时间过长及插管后镇静药的使用剂量不均等都导致了声门下局部血供受阻、黏膜下溃疡坏死、肉芽组织增生、纤毛运动障碍、软骨环缺血,进一步导致了插管周围黏膜血流灌注减少,从而引起喉气管狭窄。在获得性声门下狭窄中,以30天的诊断及治疗为标准,又分为急性及慢性2大类。

三、临床表现

喉气管狭窄的临床表现主要与喉气道的狭窄程度有关,表现为不同程度的呼吸困难及喉喘鸣。对于严重的喉气管狭窄的患儿,可表现为出生后哭声微弱、声音嘶哑、脸色青紫等症状。轻度患儿在间歇期可无明显临床表现,而上呼吸道感染后局部声门下黏膜水肿使原本的狭窄更为显著,临床上常被误诊为喉气管支气管炎,然而,反复或经久难愈的喉气管支气管炎应高度怀疑喉气管狭窄,并需进一步检查诊断明确。

四、分度

对于喉气管狭窄的分级及分度,有以下几类。最常用的为Myer-Cotton法,该法是指声门下狭窄的气管横截面积与同龄正常儿童声门下气管的横截面积的对比,分为4度。Ⅰ度:喉气管阻塞面积/呼吸道横截面积<50%;Ⅱ度:喉气管阻塞面积/呼吸道横截面积51%~70%;Ⅲ度:喉气管阻塞面积/呼吸道横截面积71%~99%;Ⅳ度:喉气管完全阻塞。该分类方法是目前应用最简便及最为广泛的,然而,对于狭窄的位置及狭窄的长度未能给予评价,从而无法良好的评价治疗和预后的情况。

McCaffrey分类法在此基础上弥补了这一缺陷,分为4期。Ⅰ期:病变局限于声门下或气管,长度<1cm;Ⅱ期:病变局限于环状软骨环、未累及声门或气管的声门下狭窄,长度≥1cm;Ⅲ期:声门下狭窄累及上段气管,但未累及声门;Ⅳ期:狭窄累及声门伴单侧或双侧声带固定。2009年Monnier等对于重度声门下狭窄的患儿采用部分环状软骨气管切

除术预后的评价，在 McCaffrey 分类的基础上，将患儿分为单纯的声门下狭窄、声门下狭窄伴全身疾病、声门下狭窄累及声门、声门下狭窄累及声门且伴有全身伴随疾病 4 个组，对其术后拔管率及预后进行更为精确评价。

对于累及声带的喉气管狭窄，根据其累及范围的不同，也有不同的分类方法。Cohen 对于喉气管狭窄累及声带前连合，分为 4 型。Ⅰ型：声门区狭窄<35%，不伴有声门下狭窄；Ⅱ型：声门区狭窄至 35%～50%，伴有轻度声门下狭窄；Ⅲ型：声门区狭窄至 50%～70%，同时累及声门下至环状软骨下缘；Ⅳ型：声门区狭窄至 70%～90%，同时累及声门下至环状软骨下缘。Bogdasarian 等就喉气管狭窄累及声带后连合，分为 4 型，Ⅰ型：声带水平粘连；Ⅱ型：杓状软骨水平声带后连合瘢痕狭窄；Ⅲ型：后连合瘢痕狭窄伴有一侧环杓关节固定；Ⅳ型：后连合瘢痕狭窄伴有双侧环杓关节固定。

五、外科治疗

喉气管狭窄主要以外科治疗为主，包括内镜下手术、喉气管重建术、喉气管短短吻合术。无论采用哪种术式，最终目的是扩大原本喉气管狭窄部位，使患儿尽早拔管，恢复正常生活。

1.内镜下球囊扩张　Hebra 等在 1991 年最先报道了首例采用球囊扩张治疗儿童喉气管狭窄的病例，因其避免了开放性手术且术后无明显并发症，自此为该类患儿提供了除开放性手术以外的新思路。随着研究的深入，目前球囊扩张主要应用于声门下狭窄，在内镜直视下将带气囊的导管送至狭窄部位，使气囊充气，用气囊的膨胀力量将狭窄处瘢痕撑裂而使管腔扩大，由于球囊扩张导管是在狭窄部位呈放射状扩张，不会撕裂正常部位黏膜，压力可控并能保持一定时间，使治疗效果有较大提高。气囊直径的选择为较同龄正常儿童声门下的直径大 2mm，球囊的长度为 20～30mm，以球囊的额定爆破压力维持 2 分钟，依次重复 3 个循环。例如，1 名 4 岁的患儿，应该插管 5mm 的气管内径，外径近 7mm，气囊外径的选择为 7～8mm，每 1～3 周，重复 3～4 个有效扩张。有研究报道，在急性期获得性声门下狭窄的患儿，球囊扩张的有效率高达 90%，然而在先天性声门下狭窄或者获得性慢性声门下狭窄的患儿，有效率小于 30%，多数患儿需后续采用开放性手术治疗。2010 年，Mirabile 等采用内镜下环状软骨前端裂开联合球囊扩张的方法，取得了不错的疗效。然而，仍有不少学者对于球囊扩张的疗效质疑，2014 年，Maresh 等的研究表明球囊扩张的操作过程破坏的气道黏膜组织的完整性，增加了再次狭窄的风险，且再插管率高，在疗效方面，球囊扩张的疗效有限，无法完全替代喉气管成形术，尤其对于手术后再狭窄的患儿。因此目前对于球囊扩张的适应证定义为，Myer-Cotton Ⅰ度、Ⅱ度，或喉气管成形手术后再狭窄的辅助治疗，部分患儿可免于二次开放性手术，如连续治疗 3 个循环仍无法缓解者建议行开放性手术。

2.开放性手术　开放性手术主要包括喉气管成形术、喉气管重建术，以扩大狭窄部位管腔为主；环状软骨气管切除，部分环状软骨气管切除，以切除狭窄部位病变为主；气管切除端端吻合术，以治疗长段气管狭窄为主。无论采用何种手术方式，均可采用Ⅰ期或Ⅱ期完成。

(1)喉气管成形术:喉气管重建术是将环状软骨裂开后,用自身软骨作为移植物、使用局部皮瓣和(或)异体支架联合扩大喉框架,达到重建喉气管腔的目的,是国内外公认的治疗喉气管狭窄的有效方法。自体移植物包括自体肋软骨、甲状软骨、舌骨,根据狭窄部位的形状进行剪裁后固定于喉或气管的前壁,手术时需在管腔内放置合适的支撑物,拔除后需保留气管切开并堵管观察 3 个月,内镜检查确认无狭窄部位气管塌陷,瘢痕挛缩等情况方可拔管。

(2)环气管切除术:环气管切除的治疗原理是将病变部位整体切除,将两端正常呼吸道的软骨吻合在一起,理论上其治愈率应高于喉气管重建术,喉气管重建术在原有狭窄部位虽经加宽,残留的环状软骨或气管软骨侧壁的支撑下,前壁加宽的移植物仍可能塌陷而导致狭窄,因此 Rutter 等提出环状软骨切除可用于喉气管成形术后效果不理想的患儿。部分环状软骨切管切除术主要用于成人声门下狭窄,用于儿童并发症较多,如喉神经的损伤、喉发育功能的影响等,因此较少使用。无论环气管切除或部分环气管切除都需保证切除范围与声门有一定距离,保证吻合且不影响声带功能,若病变范围不止局限于声门下,累及声门区,Penchyna Grub 等提出对于此类重度喉气管狭窄的患儿,采用扩大环气管切除术。

(3)Ⅰ期及Ⅱ期手术:当 Cotton 报道了喉气管重建术后,他首次提出了Ⅱ期手术,Ⅰ期及Ⅱ期手术的区别在于,行喉气管重建术时是否同期行气管切开术,其手术技术与分期手术技术相同。Ⅰ期手术是指术后需带麻醉插管返回重症监护病房并充分镇静 1 周,其拔管率较高,但由于未行气管切开,仍有部分患儿术后需再次气管插管或气管切开。此方法在 1990 年由多为学者提出后,广为盛行,其优点在于术后恢复快,对于声音及喉功能的影响小,且避免了长期气管切开导致的喉气管软化、气管食管瘘及肉芽的增生。然而对于Ⅰ期或者Ⅱ期手术的选择要根据患儿的实际情况,若在新生儿即出现的呼吸困难已行气管切开的,多选择Ⅱ期手术,一项 meta 分析中指出,对于 3 度的喉气管狭窄患儿,Ⅰ期手术的拔管率较高,然而随着狭窄程度的增加,两者的拔管率均下降。

(4)植入物的选择:植入物分为金属支撑支架、硅酮气道支架,前者已较少使用,因其两端对局部黏膜的刺激而产生肉芽;硅酮气道支架包括 Domon 支架和 Montgomery-T 型管,此类支架对气道刺激小,且可以跨声门放置,对周围黏膜刺激性小,组织相容性好且无毒,患儿舒适性较高,应用广泛。但 T 管几乎没有移位问题,由于其不需要靠管壁对气道壁施加压力而固定,气管造口的存在使 T 管的放置和取出过程都更加安全并且气道护理方便,体外侧支开放时可以通过侧孔清除气道分泌物,关闭时患儿可以发声。支架留置的时间无统一标准,可根据病情的严重程度,如 3 个月、6 个月、1 年等 Smith 等收治的 36 名患儿均采用了喉气管成形术,术后放置了同种支撑管,结果显示,以 21 天为界,植入物放置较长时间的患儿拔管率及再狭窄率明显低于放置 21 天的患儿。

第四节　儿童声带小结噪音障碍及干预策略的研究进展

儿童声带小结又称喊叫小结,是引起声音嘶哑的常见原因,常发生于双侧声带前中

1/3，呈对称性结节样隆起的良性增生性病变。长期过度或不科学用声等多重激发因素使声带反复处于紧张状态，造成声带黏膜机械性损伤，血液和渗出液积聚在 Rienke 间隙，形成声带小结。声带小结导致的声音嘶哑不仅影响了儿童的身心健康，还对家人的生活起到了消极的影响。国外研究指出，嗓音障碍患儿常常感觉自己被过分关注，限制了自身活动，患儿会表达出失落、悲伤、愤怒及挫败感，与同龄人相比经常表现出好斗和消极的性格特征。长期嗓音障碍阻碍了儿童交流的热情，导致患儿自尊心和自我形象等基础健康受损，影响进一步的适应和融入社会。考虑到儿童声带小结发病率居高不下，为进一步更好地重建儿童健康嗓音，笔者就儿童声带小结的发病因素、诊断、嗓音评估和干预策略等方面进行综述。

一、儿童声带小结的发病因素

1.声带解剖因素　儿童喉部软骨柔软狭窄，声带薄，其厚度、弹力和韧性等均较成人差，且声带黏膜固有层缺乏纤维成分，故易患小结。同时，幼儿期患儿处于言语学习期，喜爱说话、哭笑，再加上儿童的音域较狭窄，易超过生理音域极限而发声，都使危险因素增加。国外大样本调查发现，学龄期儿童发声困难的发生率为 6%~8%。在发声困难（包括声音嘶哑和粗糙等）的病因中由声带小结导致者占 40%~62.6%。

2.免疫因素　儿童期咳嗽反射差，分泌型 IgA 水平低，易引起上呼吸道感染，同时周围环境中粉尘、有毒物质、二手烟等致病因子的长期刺激对嗓音疾病的发病有极为不利的影响。另外各种疾病如鼻窦炎、慢性咳嗽、胃食管反流、变态反应等是引起急慢性喉炎的常见病因，均可导致声带小结。

3.个性及情感因素　具有 A 型性格的人群常常表现出遇事易冲动、急躁、争强好胜等特征。在一项对儿童性格特征的调查中发现，声带小结患儿因自身个性因素易受周围环境和情绪波动的影响。据调查，患儿通常具有性格外向、焦虑、激动和亢奋等特点，同时也有冲动和攻击性倾向。繁重的学习负担等给患儿带来巨大的心理压力，有研究报道心理压力在嗓音障碍中占据举足轻重的地位。

4.性别因素　有研究报道，儿童声带小结的发病率有明显的性别差异，男孩发病率高，约占所有患儿的 72%，发病率是女孩的 2~3 倍；这与男孩精力旺盛、性情急躁、脾气大，而女孩相对文静等性格特点有关。

5.家庭因素　据报道，在兄妹多、父母大声吵架、说话等过度用声的家庭环境中患儿的发病率较高。父母的溺爱和儿童的饮食习惯如辛辣刺激食物、可乐和咖啡等对声带黏膜也会造成损伤。另外 Simberg 等从遗传角度分析，认为嗓音障碍因素中约 35%是遗传因素，65%是外界环境因素。

二、儿童声带小结的诊断

除了对病史的准确采集，利用一些仪器对儿童声带小结的诊断也是必不可少的。动态喉镜通过观察声带黏膜上的细微病变，声带黏膜波和声带闭合程度等对早期声带小结的确诊具有重大意义。儿童声带小结电声门图表现为闭合相缩短，开放相延长，且有切迹、毛刺和波峰平坦，接触时间 CP 值升高。喉记波图表现为渐开相即声带上缘运动时间明显延长,渐闭相即声带下缘的运动时间明显缩短。

三、儿童声带小结嗓音障碍评估

对于患儿嗓音障碍的严重程度,推荐采用以下方式进行评估。Tezcaner 等认为采用 GRBAS 和声学分析联合评估有益于声带小结患儿的后续治疗。

1.主观评估　儿童嗓音障碍指数量表是目前较全面的评估患儿在生理、情感和功能等方面变化的量表。儿童嗓音相关生活质量量表是目前最广泛的评价患儿生活质量的工具。儿童嗓音调查量表侧重于外科手术后对患儿嗓音障碍的相关调查。除了自我评估,还有专家对儿童声带小结嗓音障碍的评估如 GRBAS 量表,其中以 G 和 R 指标最具有参考价值。Nuss 等报道患儿自我主观评估的严重程度与其声带小结的大小密切相关。

2.客观评估　嗓音声学分析通过对声学标本进行量化处理,对嗓音相关疾病的转归提供客观的依据。常用声学参数有 F0、Jitter、Shimmer、MPT 和 DSI 等。Jitter、Shimme 反映发声时声带振动的稳定性,与声音的粗糙和嘶哑有关。尤其对器质性的病变如声带小结有重要参考意义,大量数据显示声带小结患儿 Jitter、Shimmer 均较正常值大。MPT 反映患者呼吸系统为发声提供的动力支持。DSI 值在临床中可以量化评估嗓音障碍的严重程度,被学者认为有比较可观的临床应用前景。目前欧洲已经把 DSI 值广泛用于临床上评价嗓音障碍的严重程度,而国内关于 DSI 值的报道相对较少。据报道,随着嗓音障碍患儿发声功能的好转,MPT 和 DSI 值升高。目前儿童嗓音声学分析尚没有建立统一的规范,但声学参数的改变对于评估儿童嗓音质量好转具有重要意义。

四、儿童声带小结的干预

研究表明,有很大一部分声带小结在儿童青春期时会缩小或消失,可能与声带的增长改变了发声时最大剪切力的位置有关,但也有学者对此提出质疑。De Bodt 等报道青春期后仅仅约 44%的声带小结患儿完全恢复,约 29%的患儿仍有声带小结(其中女孩约占 47%,男孩约占 7%),约 27%的患儿声带黏膜有残留改变。青春期后患儿的声带损伤程度减轻,声嘶症状好转,但对声带损伤严重或较大的声带小结却不会消失。Hooper 主张保守治疗,不能盲目手术治疗,正确指导用声和药物治疗均能取得满意的疗效。Ongkasuwan 等认为儿童在治疗中配合差,青春期后有好转的可能,因此建议定期随访和观察;若综合药物和嗓音训练等保守治疗 3 个月以上,声嘶症状没有改善或小结变大时,考虑手术治疗。Pedersen 等通过回顾临床研究关于儿童声带小结手术治疗和保守治疗之间的疗效,发现没有最佳证据支持两者疗效的差异。考虑到儿童声带小结在青春期后可能消失和手术治疗在儿童期有较大的损害,应谨慎手术。

1.保守治疗

(1)病因治疗和行为干预:声带小结早期具有可逆性,尽早进行嗓音休息和改变错误发声习惯,会使小结消退。禁声 3~4 周效果较差时需采取其他措施,长期禁声不利于儿童的生长发育。另外儿童活泼好动,自我控制及调节能力差,禁声在实施时较困难。改变大声喊叫等错误习惯,减少二手烟的吸入,积极锻炼身体,保持乐观心态,防止上呼吸道感染,健康的饮食习惯等影响声带黏膜的健康行为都利于儿童声带小结的好转。

(2)嗓音训练:Rodriguez-parra 等报道嗓音训练比嗓音保健效果更佳。Valadez 等通过嗓音训练治疗儿童声带小结取得了很好的疗效,且训练时间越长,疗效越佳。Ongkasuwan 等和 Signorelli 等认为嗓音训练有益于提高声带小结患儿的嗓音质量。咽喉部放松训练包括喉部按摩、水泡音、唇阻音等发声练习。据报道,用示指和拇指旋转式轻按压甲状软骨周围肌群可以缓解喉部紧张的肌肉。中医认为按压廉泉、人迎、天突等穴位也可以起到放松咽喉部的作用。胸腹式联合呼吸训练:吸气时膈肌下降,胸廓扩张,腹部外展,呼气时膈肌上升,胸廓收缩,腹部内收。胸腹联合呼吸是一种经济、自然的呼吸方式,在发声时可提供动力支持,缓解喉肌压力,避免爆发式、喊叫等错误发声习惯。共鸣发声训练通过鼻腔、口咽腔、胸腔共鸣,增强发声穿透力,减轻声带负担,放松喉部,感受鼻腔、嘴唇、舌尖及硬腭的微微麻木感,逐渐发声过度至词语及句子。发声训练包括打哈欠训练、嗓音功能训练、软起音训练、嚼音练习和含水发声训练等。据报道打哈欠训练对声带紧张、硬起音有很好疗效,联合呼吸训练可以伸展喉外肌群,下移甲状软骨,打开喉腔。嗓音功能训练利于缓解喉部紧张和不平衡。其他训练方法包括打嘟法、数数法、哼鸣法、个体化练习等。打嘟法利于声带放松,增强气息的控制能力。数数法可以调控呼吸节奏,练习腹式呼吸等。Kollbrunner 等认为嗓音训练的有效性与身心概念结合短期游戏及家庭的动态咨询对儿童声带小结的治疗更加持久。对于嗓音训练时间尚无明确报道,但文献报道经过短时间强化的嗓音训练能改善患儿的嗓音质量,并可以应用到学习和生活中。

(3)药物治疗:药物治疗主要是中药类、激素类、抗生素类和抗咽喉反流类等。赵斯君等报道患儿声音休息 3~4 周并内服黄氏响声丸、金嗓子喉宝等药物后效果较佳。颜玺等报道利用巴特日七味丸治疗儿童声带小结有效率为 94.3%,未发现明显不良反应。Hooper 报道利用抗生素和激素(布地奈德混悬液)等雾化吸入治疗,效果满意。但长期使用激素类药物,必然会带来激素药物后遗症和患儿抵抗力下降,不利于儿童的生长发育。

2.手术治疗　喉镜下切除声带小结具有损伤小、简单经济和危险性小等优点。支撑喉镜下显微外科手术具有定位准确、精细度高及损伤程度小等优点。刘屹报道支撑喉镜下显微术治疗儿童声带小结治愈率为 94.4%。内侧微瓣膜切除术术式精细新颖,术后音质恢复高。注意术中要避免损伤声韧带,防止出现声带运动障碍、无力和声门闭合不全等症状。术后结合嗓音训练和推拿按摩等可巩固手术疗效。

第五章　外耳疾病

第一节　外耳湿疹

湿疹是一种常见的皮肤病，主要特征为瘙痒、多形性皮疹，易反复发作。皮肤上可出现弥散性潮红、红斑、丘疹、水疱、糜烂、渗液、结痂及鳞屑等损害，消退后一般无永久性痕迹，少数可有色素沉着。湿疹性反应与化脓性炎症反应不同，组织学上表现为淋巴细胞而非多形核白细胞浸润，有浆液性渗出、水疱形成等。

外耳湿疹是指发生在耳郭、外耳道及其周围皮肤的多形性皮疹。小儿多见，一般可分为急性、亚急性和慢性3类。

一、病因

湿疹的病因与发病机制目前尚不十分清楚，可能与变态反应、精神因素、神经功能障碍、内分泌失调、代谢障碍、消化不良等有关。毛织品、鱼虾、牛奶、肠寄生虫及病灶感染等是可能的变应原，潮湿、高温可为诱因。慢性中耳炎的脓液、患者的泪液或汗液刺激耳部皮肤可引起本病。外耳湿疹也可为面部和头皮湿疹的一部分。高温和化学药物刺激等职业因素也可致病。

二、临床表现

1.急性湿疹　局部剧痒，常伴有烧灼感，婴幼儿因不能诉说，可表现有各种止痒动作，烦躁不安，不能熟睡。如出现继发感染，则感疼痛、体温升高。病损如累及外耳道深部皮肤及鼓膜表面，则可有耳鸣和轻度传导性聋。检查可见外耳皮肤红肿，散在红斑、粟粒状小丘疹及半透明的小水疱。水疱抓破后，即出现红色糜烂面，并流出淡黄色水样分泌物，分泌物干燥凝固后形成痂皮，黏附于糜烂面上。急性湿疹一般经2~3周可治愈，但愈后容易复发。

2.亚急性湿疹　常因急性湿疹久治未愈迁延所致。局部瘙痒，但症状比急性湿疹轻，红肿和渗液不剧烈，可出现鳞屑和结痂。

3.慢性湿疹　常因急性、亚急性湿疹反复发作或久治不愈发展而来。表现为外耳道皮肤增厚、粗糙、表皮皲裂、苔藓样变、脱屑及色素沉着等。自觉剧痒，常有反复的急性发作。

三、治疗

1.一般治疗

(1)让家属及患者正确了解湿疹的知识，积极主动配合治疗，细心寻找病因，予以排除。

(2)对病因不明者，注意调整饮食，吃清淡食物，保持胃肠道功能正常，忌饮酒，避免进食具有较强变应原性的食物,如鱼虾、蟹等,改变或停用奶制品。

(3)避免搔抓,忌用热水、肥皂等清洗,禁用刺激性药物。

(4)急性、亚急性期间暂缓预防注射和接种牛痘。

2.局部治疗 依“湿以湿治、干以干治”的原则,分以下3种情况进行处理。

(1)比较干燥、无渗出液者:可涂用1%~2%甲紫糊剂、10%氧化锌软膏、可的松软膏等,保护创面,以便结痂脱落愈合。干痂较多时,先用3%过氧化氢溶液清洗。皮肤增厚者可试涂敷3%水杨酸软膏,以期皮肤变薄,或用局部浅层X线照射,可收到满意效果。

(2)渗出液较少者:先涂擦2%甲紫液,干燥后涂布甲紫糊剂或氧化锌糊剂。

(3)渗出液较多者:用3%过氧化氢溶液或炉甘石洗剂清洗渗出液及痂皮,再用3%硼酸溶液或5%醋酸铝溶液湿敷,待渗出液减少后,再用上述药物治疗。

3.全身治疗

(1)继发感染时,全身和局部应用抗生素。

(2)服用抗过敏药物,如仙特明或氯雷他定(开瑞坦)片或糖浆、严重者可用地毫米松等糖皮质激素。

(3)渗液特别多时,可静脉注射10%葡萄糖酸钙,补充维生素C。

第二节 外耳道异物

一、种类及病因

外耳道异物种类繁多,归纳之,可分为动物性(如昆虫、水蛭等)、植物性(如豆类、谷、麦粒等)及非生物性(如小玩具、铁屑、石子、纱条等)3类。儿童多见,因小儿喜将小物塞于耳内。成人也可发生,多是挖耳时将火柴头或木棒断入耳内;也可于外伤或作业时异物侵入。治疗外耳道或中耳疾病时若不注意,可将纱条、棉花等遗留于外耳道内。夏季露宿或野外作业务农时昆虫可飞入或爬入外耳道内。

二、临床表现

依异物的大小、形状、位置、种类不同而异。

1.小而无刺激性的异物 可长期存留而无任何症状;较大的异物则可引起耳痛、耳鸣、听力下降、反射性咳嗽等。

2.活昆虫等动物性异物 可在外耳道内爬行骚动,引起剧烈耳痛和耳鸣;植物性异物遇水膨胀后,可引起植物性炎症和刺激或压迫外耳道,引起胀痛。

3.异物位置愈深,症状一般愈明显,靠近鼓膜的异物可压迫鼓膜,发生耳鸣、眩晕,甚至引起鼓膜及中耳损伤。

三、诊断

外耳道异物的诊断并不困难,但位于外耳道底部深处的小异物容易被忽略;或因异物留存时间过长,并发中耳、外耳道炎症;或局部分泌物较多,或被耵聍包裹,易与上述疾病混淆,应予注意。

四、治疗

取出异物的方法应根据异物的大小、形状、性质、位置、是否并发感染以及患者的年龄而定。

1.圆形光滑的异物,可用异物钩或小刮匙等器械顺空隙越过异物而将其钩出,操作中特别是小儿术中不配合时,切勿用镊子夹取,以防将异物推入深处,嵌在峡部或损伤鼓膜。

2.异物细小时可用冲洗法洗出。冲洗法禁忌证:①合并中耳炎、鼓膜穿孔者;②鼓膜被异物损伤穿孔或合并中耳异物者;③植物性异物(如豆类)遇水易膨胀者;④尖锐多角的异物;⑤石灰等遇水起化学反应者。

3.活昆虫等动物性异物,可先滴入甘油或食物油将其淹毙,或用2%丁卡因、70%乙醇,或对皮肤无毒性的杀虫剂等滴入,使其麻醉瘫痪后用镊子取出或冲洗排出。对飞虫也可试行用亮光诱出。

4.已经泡胀的植物性异物,应先用95%乙醇滴入,使其脱水,缩小后再行取出。易碎的异物也可分次取出。

5.不合作的幼儿,可在全身麻醉下取出异物。异物过大或嵌入较深,难以从外耳道取出时,或同时合并中耳异物时,可作耳内或耳后切口,取出异物。

6.外耳道有继发感染者,应先行抗感染治疗,待炎症消退后再取异物,或取出后积极治疗外耳道炎。

7.异物取出过程中,如外耳道损伤出血,可用碘仿纱条压迫止血,次日取出,涂以抗生素软膏,预防感染。

第三节　耳郭化脓性软骨膜炎

耳郭化脓性软骨膜炎是指耳郭软骨膜的急性化脓性炎症,软骨因血供障碍而逐渐坏死。病情发展比较迅速,可致耳郭畸形,应积极诊治。

一、病因

1.耳郭外伤后继发感染　如裂伤、切割伤、钝挫伤、昆虫叮咬伤、冻伤及烧伤等继发感染,耳郭血肿的继发感染也可导致本病。

2.外耳及邻近组织感染的扩散　如外耳道疖、外耳道炎及外耳湿疹、皮炎的继发感染扩散等。

3.手术　中耳乳突手术作耳内或耳后切口,修补鼓膜取耳屏软骨膜时经创口感染;或耳郭假性囊肿、血肿穿刺抽液时消毒不严;耳郭整形术后继发感染等。

绿脓杆菌及金黄色葡萄球菌为主要致病菌。脓肿形成后,脓液聚积于软骨膜和软骨之间,继之软骨缺血坏死,耳郭支架破坏而致耳郭畸形。

二、临床表现

常有明确的病因。起病初觉耳郭胀痛及灼热感，检查时可见耳郭红肿、增厚、坚实，弹性消失，触痛明显。继之红肿加重，持续性剧烈疼痛不断加剧，患者烦躁，坐卧不安，喜用手护耳部唯恐被触及，可伴有体温升高、食欲减退等全身中毒症状。耳郭表面呈暗红色，有脓肿形成者可见局限性隆起，触之有波动感，皮肤溃破后，溃破处有脓液溢出。

三、诊断

根据病史和临床表现，诊断不难。

四、鉴别诊断

1.复发性多软骨炎　该病无感染病灶，可反复发作，但从不形成脓肿，可有全身其他部位的软骨炎。

2.耳郭假性囊肿　耳郭局限性隆起，但不充血，疼痛不明显。

五、治疗

1.早期脓肿尚未形成时，全身应用大剂量适当的抗生素，以控制感染，局部可用鱼石脂软膏外敷或漂白粉硼酸溶液湿敷，促进局部炎症消退。

2.脓肿已形成者，应立即在全身麻醉下行手术治疗。方法如下：沿耳轮内侧的舟状窝作弧形切口，切口应超出红肿的皮肤，充分暴露脓腔，剥离耳郭皮瓣，直至见到正常软骨，清除脓液，作细菌培养及药物敏感试验，刮除肉芽组织，切除坏死软骨。如能保存耳轮部位的软骨，可避免日后耳郭畸形，保存部分软骨，则可保留部分耳郭形态。但不能因此而姑息，以致炎症不能控制而需再次手术。术中可用抗生素溶液冲洗术腔，置有多个细孔的小管于术腔内，将皮肤贴回创面，对位缝合，管口自切口最上和最下端伸出，适当加压包扎。术后第2天自管上端用抗生素溶液，每天冲洗2~3次，至局部和全身症状消退后，可拔出小管，加压包扎，此时多可愈合。如局部仍有红肿，疼痛较剧，多因术中清除病灶不充分，需再次手术。经上述治疗后，临床上仍有部分患者最后遗留耳郭畸形，应引起注意。

六、预防

1.耳部手术和局部治疗时应严格消毒，遵循无菌操作原则。

2.对耳郭的各种外伤，均要彻底清创，严防继发感染。

3.积极治疗外耳感染性疾病。

第四节　耳郭假性囊肿

耳郭假性囊肿又名耳郭非化脓性软骨膜炎、耳郭浆液性软骨膜炎、耳郭软骨间积液等，是指耳郭外侧面的囊肿样隆起，内含浆液性渗出物。发病年龄以30~50岁者居多，男性多于女性，多发生于一侧耳郭。

一、病因

耳郭假性囊肿是一种软骨内的无菌性浆液性渗出性炎症。病因尚不明了，可能与局部受到某些机械性刺激，如无意碰撞、挤压等，而引起局部微循环障碍、组织间出现反应性渗出液积聚有关。

二、病理

积液在软骨内，而非软骨膜与软骨之间。囊肿的组织层依次为皮肤、皮下组织、软骨膜及与其紧密相连的软骨层。软骨层的厚薄依囊肿大小而定，囊小壁厚者可见连续完整的软骨，囊大壁薄者软骨不完整，裂处为纤维组织所替代，此种情况为囊肿增大时软骨被吸收所致。囊腔内侧壁的软骨层较厚，故隆起多见于耳郭外侧面。软骨层的内侧面被覆一层浆液纤维素，其表面无上皮细胞结构，故不是真性囊肿。

三、临床表现

耳郭前面出现局限性隆起，常在无意中发现，由小渐大，无痛感或仅感微痛，囊肿较大时可有胀感、灼热、发痒等不适。囊肿多位于舟状窝、三角窝。初期仅为局部增厚，积液较多时隆起明显，可波及耳甲腔。囊肿边界清楚，有弹性及波动感，但无压痛，表面皮肤色泽正常。穿刺抽吸时可吸出淡黄色清亮液体，其中蛋白质丰富，无红细胞和炎性细胞，细菌培养：无细菌生长。

四、诊断

根据病史和临床表现，诊断不难，但应注意与耳郭其他囊肿和血肿相鉴别。

五、治疗

治疗的目的是刺激囊壁，促其纤维化，防止液体再生，使囊壁粘连愈合。

1.早期仅表现为增厚，无明显积液者，可用超短波、氦氖激光或冷冻等物理疗法，以控制渗出，促进吸收。

2.穿刺抽液加压包扎法　有积液者，用空针抽尽局部积液，注入2%碘酊少许，加压包扎。由于耳郭外侧面不平，一般包扎不易奏效，故可先用棉球或细纱条依耳郭形状压迫局部后，再用纱布、绷带包扎；或用石膏模压迫之。穿刺应在严格无菌操作下进行，术后预防感染。

3.高渗液囊腔注入法　抽尽积液后注入15%高渗盐水或50%高渗葡萄糖液0.5～1mL，不加压包扎，24小时抽出注入液体，至抽出液呈红色，即不再注药，否则可重复注射。前述治疗无效时，可于抽液后注入5-氟尿嘧啶。然后用石膏模加压包扎，多可治愈。

4.手术疗法　经上述治疗无效者，可在局麻或全身麻醉下，在隆起最突出处切开积液腔，吸尽积液，然后充分搔刮囊腔，可放置或不放置引流条，加压包扎。

第五节　耵聍栓塞

外耳道软骨部皮肤具有耵聍腺，其淡黄色黏稠的分泌物称耵聍，俗称耳屎。耵聍在空气中干燥后呈薄片状；有的耵聍状如黏稠的油脂，俗称“油耳”。耵聍具有保护外耳道皮肤和黏附外物（如尘埃、小虫等）的作用，平时借助咀嚼、张口等运动，耵聍多自行排出。若耵聍逐渐凝聚成团，阻塞于外耳道内，即称耵聍栓塞。

一、病因

1.耵聍分泌过多　因外耳道炎、湿疹、在灰尘较多的空气中工作、挖耳等使局部受到刺激，致耵聍分泌过多。

2.耵聍排出受阻　外耳道狭窄、瘢痕、肿瘤、异物存留等均可阻碍耵聍排出。经常挖耳，可将耵聍推向外耳道深部，下颌关节运动障碍或耵聍被水浸渍等均影响耵聍的正常排出。

二、症状和检查

依耵聍栓塞的程度及所在位置而有不同的症状。外耳道未完全阻塞者多无症状，完全阻塞者可使听力减退。若耵聍压迫鼓膜可引起眩晕、耳鸣及听力减退。若耵聍压迫外耳道后壁皮肤，可因刺激迷走神经耳支而引起反射性咳嗽；若遇水膨胀时可致听力骤降，应与特发性突聋鉴别。此外，耵聍尚可诱发外耳道皮肤糜烂、肿胀、肉芽形成等。检查可见外耳道为黄色、棕褐色或黑色块状物所堵塞，或质软如泥，或质硬如石，多与外耳道紧密相贴，不易活动。

三、诊断与鉴别诊断

外耳道耵聍栓塞通过耳镜检查一般不难诊断，但需与外耳道胆脂瘤和外耳道表皮栓相鉴别。外耳道胆脂瘤是外耳道损伤后，或皮肤的炎症使生发层的基底细胞生长旺盛，角化上皮细胞加速脱落，且排除受影响，在外耳道内堆积过多形成胆脂瘤。外耳道表皮栓是外耳道内阻塞性角化物的聚集。

四、治疗

1.较小或成片状者，可用镊子取出。

2.耵聍钩取出法　将耵聍钩沿外耳道后、上壁与耵聍栓之间轻轻伸至外耳道深部，注意不要过深，以防损伤鼓膜，然后轻轻转动耵聍钩钩住耵聍栓，将其钩出。

3.外耳道冲洗法　采用上述方法取出困难者可用此法。冲洗前需先将耵聍膨化，用5%～10%碳酸氢钠溶液滴耳，0.5～1 小时 1 次，3～4 天后待其全部或部分膨化，再冲洗。如合并外耳道感染，或急、慢性化脓性中耳炎，或有外耳道狭窄者，忌用冲洗法。

4.抽吸法　对于水渍、感染或应用药物软化后的耵聍均可采用此法。特别是对于外耳道狭窄者更为适宜，吸引器压力不宜太大，抽吸应在明视下进行。

5.合并感染者应先控制感染，待感染控制后再取出耵聍。

第六章 中耳炎性疾病

第一节 大疱性鼓膜炎

大疱性鼓膜炎,又称出血性大疱性鼓膜炎,是一种原发性的鼓膜急性炎症。其特征为鼓膜上皮下有血性渗液而形成的大疱,并有剧烈耳痛。常发生于冬季,多见于儿童和青年人,性别差异不明显,多为单耳患病。

一、病因

本病常发生于流感感染后,一般认为是病毒感染所致,如流感病毒、脊髓前角灰质炎病毒,少数病例可能与肺炎支原体感染有关。

二、临床表现

本病主要症状为突发性的耳深部剧烈疼痛,伴耳鸣及耳闷胀感,可有轻度听力下降。检查可见鼓膜及外耳道深部皮肤充血,鼓膜后上方出现几个大小不等的红色或紫红色血疱,数个血疱也可融合成一大疱。血疱破裂后可流出少许血性渗液,轻者血疱可自行吸收,一般愈后鼓膜不留疤痕。

三、诊断与鉴别诊断

根据剧烈耳痛和鼓膜表面的血疱,即可做出诊断。应注意与急性化脓性中耳炎早期、颈静脉球瘤相鉴别。

四、治疗

治疗原则是防治继发感染,对症治疗,酌情使用抗病毒药物。耳痛剧烈者,可服用止痛药。局部应用抗生素滴耳液,口服抗生素以防继发感染。

第二节 分泌性中耳炎

分泌性中耳炎(secretory otitis media,SOM)是以中耳积液、听力下降为主要特征的非化脓性炎性疾病。本病既往命名较为混乱,有分泌性中耳炎(otitis media with effusion,OME)、浆液性中耳炎、黏液性中耳炎、卡他性中耳炎、非化脓性中耳炎等。中耳积液黏稠呈胶状者,称胶耳。1991 年,国家自然科学名词审定委员会将本病命名为分泌性中耳炎。但目前国内外文献中大多称为 OME。本病可分为急性、亚急性和慢性 3 种。病程在 3 周以内为急性,3 个月以上为慢性,3 周至 3 个月为亚急性。慢性者多由急性期未得到及时、恰当的治疗，或由急性 OME 反复发作、迁延所致。

一、流行病学

OME 是儿童的常见病，欧美调查发现，4 岁儿童中 50%～80%曾患此病。我国 OME 的发病率为 10%～20%。发病高峰在 1～2 岁，7 岁后发病率渐下降。研究表明，日间托管、遗传因素可能是导致 OME 的危险因素，母乳喂养、被动吸烟和经济状况与 OME 的关系存在争议。

二、病因

1.感染因素　文献报道 OME 积液中已分离培养出多种细菌、病毒。常见有流感嗜血杆菌、肺炎链球菌、卡他布兰汉球菌、β 溶血性链球菌、金黄色葡萄球菌等。中耳积液细菌培养的阳性率差异较大（0～74.5%）。有研究发现 OME 持续时间越短，细菌检出机会越大。病毒可以单独或与细菌共同导致 OME，常见有鼻病毒、呼吸道合胞病毒。

2.免疫反应　咽淋巴环为鼻咽部防御病原体的基本结构。腺样体的淋巴细胞可以识别、破坏鼻咽部的病原体，还可以产生效应和记忆淋巴细胞加强局部的免疫能力。此外局部产生的分泌性抗体 IgA 以阻止病原体附着，减少鼻咽部细菌集落形成。研究表明反复发作中耳炎的儿童可能与缺乏分泌性 IgA 有关。早期中耳积液中含有大量中性多核白细胞，其表面有 IL-28 受体，特异性结合后可导致细胞变形、脱颗粒，释放溶酶体和过氧化物，造成咽鼓管和中耳黏膜水肿，增加毛细血管通透性，破坏黏液纤毛输送系统，降低咽鼓管输送功能，致积液潴留于中耳腔。此外，上呼吸道病毒感染可引起鼻咽部 IgE 介导的免疫反应，有变态反应家族史的患者更易发生，极易影响咽鼓管功能。病毒除引起超敏反应外，对黏膜纤毛运动有显著的抑制作用，导致咽鼓管阻塞和黏液分泌增多。

3.咽鼓管因素　咽鼓管通过间断性主动开放，保持中耳与外界压力平衡。其功能状态与管周压力、软骨弹性、黏膜状态及表面张力有关。一般认为，咽鼓管功能障碍是 OME 的基本原因之一，腭帆张肌、腭帆提肌功能下降，则易影响咽鼓管开放，导致中耳负压。病态的腺样体与咽鼓管功能密切相关，表现在 4 个方面：①腺样体肥大引起咽鼓管阻塞；②腺样体肥大可阻塞后鼻孔，吞咽时鼻咽部压力增高，导致咽鼓管反流；③腺样体作为病原体的“储蓄池”，经咽鼓管逆行感染中耳；④慢性鼻窦炎脓性分泌物刺激、慢性扁桃体炎等引起咽鼓管周围的淋巴组织增生，均可引起咽鼓管功能不良。

儿童咽鼓管处于发育阶段，管腔短、宽、平，相对较大，未形成弓形弯曲，与水平夹角只有 10°～12°，鼻咽部炎症易侵入鼓室。此外，腭帆张肌、腭帆提肌收缩力差、咽鼓管软骨弹性差，当鼓室处于负压状态时，软骨段管壁易发生塌陷，致管腔狭窄或闭塞。

三、临床表现

1.症状

（1）听力下降：病前大多有感冒史，以后听力逐渐下降，伴有自听增强。变动头位时听力可暂时改善。慢性者起病隐匿，患者常说不清发病时间。

（2）耳痛：急性起病时有轻微耳痛，慢性者耳痛不明显。

(3)耳内闭塞感:耳内闭塞感或闷胀感是常见主诉之一,按压耳屏后该症状可暂时减轻。

(4)耳鸣:部分患者有耳鸣,多为间歇性,或者表现为体位变化时耳内有“过水声”。但若液体很黏稠或液体已完全充满鼓室,此症状阙如。

2.体征

(1)鼓膜:早期鼓膜松弛部或紧张部周边可见放射状扩张的小血管,鼓膜内陷,表现为光锥缩短、变形或消失,锤骨短突明显外凸。鼓室有积液时,鼓膜为橘黄色或浅黄色,并可见液平面,或在咽鼓管吹张后出现液平面。

(2)鼻及鼻咽部:有时可见腺样体肥大或鼻咽部肿物,鼻咽部黏膜肿胀、充血或分泌物附着,鼻息肉、鼻中隔偏曲及下鼻甲肥大。成人尤其要详细做鼻咽部检查,必要时做活组织检查。

四、辅助检查

1.专科检查　鼓膜内陷,表现为光锥变短、分散或消失,锤骨短突明显外突,锤骨柄变水平,前后皱襞变明显。鼓膜呈粉红色或黄色、淡黄色油亮,透过鼓膜可看到液平面,此液面呈发丝状弧形线,称发线,当头位变动时此液平面保持水平位。有时可见到液体中的气泡。慢性者鼓膜增厚混浊色发暗,可呈乳白色或灰蓝色。

2.听力检查　音叉及纯音测听多为传导性聋,听力损失以低频为主。

3.鼓气耳镜　耳镜检查可以发现鼓膜的早期改变,鼓膜松弛部或紧张部周边有放射状扩张的血管纹。紧张部或全鼓膜内陷,可见鼓膜充血,内陷或外突,鼓室内的液平、气泡。改变外耳道的气压,可观察鼓膜的活动情况。与普通耳镜相比较,鼓气耳镜有着更高的敏感度和特异度。据 Takata 等对八项分泌性中耳炎的传统诊断方法的比较显示,鼓气耳镜对儿童分泌性中耳炎诊断的敏感度和特异度最高,其敏感度可达到93.8%,特异度可达80.5%。

4.耳内镜检查　具有清晰、准确、直观的特点,临床已广泛使用。

5.鼓室导抗图　声导抗测试是反映鼓室功能快速、有效的客观听功能检查方法。发病初始咽鼓管功能不良或堵塞,中耳气体被吸收形成负压,鼓膜内陷,鼓室压峰压点向负压侧位移,以C形曲线多见。当病变逐渐进展,鼓膜内陷明显,峰压点越偏负值。当鼓室出现积液时,传音结构质量增高而使声导抗增高,鼓室动度增加,鼓膜和听骨链活动降低,声顺减弱,形成无峰的B型鼓室导抗图或C型鼓室导抗图,以及极少数 As 型鼓室导抗图。

6.鼓膜穿刺或切开术　此方法主要是一种证实性诊断,鼓膜表面麻醉后,在耳内镜或显微镜下,于鼓膜前下方根据鼓膜大小做鼓膜切开或穿刺,若有浆液样或黏液样液体流出则可证实 OME。

7.超声诊断　高频声波成像是一种安全准确的诊断方法,已在医疗界得到广泛的应用。近年来,有人将超声诊断运用于OME的诊断,Discolo 等认为耳超声波检查可清楚地显示出中耳的情况,并能区分出中耳积液的性状。

8.颞骨 CT 扫描　可见鼓室内有均匀一致的高密度影，乳突气房内可见液平。颞骨 CT 扫描对于复杂、难治性 OME，了解咽鼓管走行过程中的状况，具有积极的意义。

五、诊断与鉴别诊断

1.诊断标准　鼓膜穿刺抽出液体是诊断分泌性中耳炎的金标准。

2.诊断注意事项

(1)灵活、熟练地使用鼓气耳镜，需要经过良好的训练。由于婴幼儿不能很好配合，且鼓膜病变很细微，难免使检查结果受到影响，但最新的研究表明，鼓气耳镜仍是初步诊断分泌性中耳炎最好的方法。

(2)鼓室导抗图能更客观地反映鼓室功能，可根据不同的年龄选用不同的探测音。

(3)一般认为，如鼓室导抗图为 B 型，结合临床可诊断为 OME。但是，新生儿出生后外耳和中耳结构发生了一系列的改变，如 1 岁以内婴儿外耳道大小和直径的增加，使其顺应性发生变化，导致外耳道共振增益和共振频率发生改变；出生后 6 个月内鼓膜到镫骨底板距离增加，乳突气化也增加，中耳腔的容积扩大，影响鼓膜顺应性和低频传导。此外，生后 5 个月中耳腔存在的羊水和间叶细胞逐渐消失，镫骨密度降低，听骨链关节之间和镫骨底板附着前庭窗的紧密程度也在改变，也使得中耳总质量减少。因此，常规的 226Hz 探测音测试的鼓室图不能真实反映 6 个月内婴幼儿的中耳功能。Paradise 提出，解释 7 个月以下儿童 226Hz 鼓室图时，“异常鼓室图”具有和年龄较长的受试者同样价值，而“正常”鼓室图缺乏诊断价值，因为正常的鼓室图也有可能存在中耳渗液。进行检查时可根据不同的年龄选用不同的探测音，大于 4 个月患儿使用 226Hz 的探测音，小于 4 个月的患儿使用高频率的探测音，2 岁儿童使用分析频谱和声反射检查。这样可使检查结果更加准确。但需要注意的是，B 型鼓室图只反映中耳的阻抗，因此，B 型鼓室图并不代表中耳腔有积液。

(4)鼓膜穿刺或切开术是一种有创性检查，很难被家长所接受，目前在临床作为诊断手段应用的并不广泛，而且鼓室积液较黏稠也可能抽不出液体。

(5)超声诊断检查对操作技巧要求较高，因为如果探头与鼓膜接触则会造成疼痛，得不到患儿的配合；不与鼓膜接触又会影响探测结果，另外，探头的设计问题目前还是一个难题。

(6)患感音神经性聋的小儿合并 OME 时，残余听力更为下降，常使原来佩戴的助听器失去作用，易漏诊。患感音神经性聋的成人，合并分泌性中耳炎时，耳聋可于短期内加重，应仔细检查。

3.鉴别诊断

(1)鼻咽癌：OME 可以是鼻咽癌患者的首发症状，故对成单侧分泌性中耳炎应注意排除鼻咽癌，应将鼻咽部检查及血清中 EBV-VCA-IgA 抗体测定列为常规检查项目，必要时作纤维鼻咽镜、鼻咽 CT 或 MRI 检查及鼻咽部活检。

(2)脑脊液耳漏：多有头部外伤史，行颞骨 CT 或 X 线有助于鉴别。

(3)外淋巴瘘：发病率低，多有镫骨手术史，瘘孔好发于蜗窗及前庭窗，为感音神经性或混合性聋,必要时可行鼓室探查术。

(4)胆固醇肉芽肿:病因不明,可为 OME 晚期并发症。鼓膜呈深蓝色,鼓室内有棕褐色液体,鼓室及乳突腔内有暗红色或棕褐色肉芽,内有含铁血黄素与胆固醇结晶溶解后形成的裂隙,伴有异物巨细胞反应。颞骨 CT 扫描可见鼓室及乳突内有软组织影,少有骨质破坏。

(5)鼓室硬化:化脓性和非化脓性中耳炎均可导致鼓室硬化。表现为渐进性听力下降,纯音测听示传导性聋,听阈可提高 35~65dB HL,可见程度不等的鼓膜混浊、增厚及大小不等、形状不一的钙斑和萎缩性疤痕。

(6)粘连性中耳炎:为慢性 OME 的后遗症,有时两者并存。粘连性中耳炎一般病程较长,鼓膜紧张部与鼓室内壁、听骨链粘连,听力损失较重。

六、治疗

1.连续观察　OME 有一定的自愈率。2004 年美国儿童学会、家庭医师学会和耳鼻咽喉头颈外科学会发表的 OME 的诊断和处理指南推荐,医师应严密观察尚无危险的患儿,从发病日或诊断日起,观察 3 个月。OME 能否自愈与病因和积液的时间有关。AOM 发作后遗留的 OME 患者,75%~90%在 3 个月内痊愈。约 55%的 OME 患者可在 3 个月时自愈。2 岁以上双耳 OME、病程在 3 个月以上患儿,在 6~12 个月时其自愈率约为 30%。过早的药物和手术干预并未使病程缩短,或听力损失减轻。在观察期间应对患儿严密监测,视情况定期复查。对非危险期的 OME 患儿每 3~6 个月复查 1 次,直到渗液完全消失。若 OME 持续存在,患儿存在引起不良后果的风险,应考虑及时地干预。

2.咽鼓管吹张　研究发现,较之不进行任何治疗,应用波氏球治疗 2 周~3 个月后,本病症状得到改善,但部分儿童应用波氏球治疗有困难。对能配合的儿童波氏球鼓气每日 1 次,7 天为 1 疗程,一般 2 个疗程并配合其他治疗方法,可获得较好疗效。成人可用内镜下导管吹张法,同时将泼尼松龙从导管注入咽鼓管及其周围,隔日一次,可减轻局部水肿和渗出。

3.药物治疗

(1)抗生素:自 1958 年 Senturia 等在 40%的中耳积液中检出致病菌以来,OME 属于无菌性炎症的观点被推翻,抗生素成为常规治疗药物。新近的美国儿童及婴幼儿 OME 临床指南认为抗生素疗效短暂而有限,不良反应多,不推荐长期使用。因此抗生素的使用时机应在疾病的急性期,由于难以得到中耳液体的细菌学结果,可参考大样本的细菌学调查结果来选用抗生素。目前常用的药物有头孢呋辛、红霉素、头孢克洛等,成人一般 3~5 天即可,小儿可持续 1 周,不超过 2 周。用药时间过长可出现耐药性、真菌的二重感染等后果。

(2)皮质类固醇激素:皮质类固醇激素作用有抗感染、抗水肿、减少渗出。目前用于治疗 SOM 的疗效报道较多,主要以鼓室内注射地塞米松和糜蛋白酶为主,口服治疗并未被作为常规推荐。成人用药时应注意有无高血压或糖尿病等,避免药物的不良反应。

(3)抗组胺药物、鼻用激素、黏液溶解剂、黏膜促排剂等,目前应用广泛,有一定疗效,但有待循证医学证据。

4.外科治疗

(1)鼓膜穿刺抽液:鼓膜穿刺抽液作为传统的外科治疗手段简便易行,目前临床中仍在广泛运用。对于穿刺数次无效的患者应该停止继续反复穿刺,寻找可能的其他病因,考虑其他的治疗措施。

(2)鼓膜切开(造孔):在积液较黏稠,鼓膜穿刺不能将其吸尽者或经反复穿刺无效时,可行鼓膜切开术,目前临床上很少应用单纯鼓膜切开治疗 OME,多在鼓膜切开后行置管术。近年来激光造孔术较为盛行,但部分患者术后不到 2 周穿孔愈合,维持时间不够充分,影响疗效。

(3)鼓膜切开置管术:鼓室置管能长期保持气压平衡,减少杯状细胞和腺体的增生,防止过多的液体产生,并能间接促使纤毛运动的恢复,为咽鼓管功能的改善赢得时间。适应证包括:慢性 OME、中耳积液黏稠,或为胶耳,以及置管后取管,但又复发者。初次手术置管但患者伴有鼻部疾病或慢性腺样体炎时,可考虑同时切除腺样体。鼓膜切开置管其可能产生的后遗症包括鼓膜萎缩、穿孔、钙化,鼓室硬化及胆脂瘤形成等。通气管的留置时间不宜过短,对于成年人,且不伴有如慢性鼻窦炎等上呼吸道慢性疾病者,可以考虑半年后取管。而儿童患者,特别是合并慢性鼻窦炎、变应性鼻炎,或体质瘦弱,咽部肌肉(如腭帆紧张、咽帆提肌等)薄弱者,不宜过早取管,只要通气管在位,通畅,应在此时期内抓紧治疗伴发的疾病,在 1 年左右取管是适宜的,以免取管后复发,需再次置管,造成鼓膜创伤。

(4)咽鼓管逆行插管:随着内镜在鼻科的应用,咽鼓管逆行插管成为近年治疗 SOM 的一种新方法。机制是:鼻内镜引导下通过咽鼓管咽口将导管逆行插入鼓室内,在不损伤鼓膜的前提下达到抗感染消肿、减少渗出稀化排出黏液,以求恢复中耳压力平衡。近年有不少报道该方法配合鼓室内灌注一定药物对久治不愈的顽固性 SOM 收到较理想的治疗效果,尤其是咽鼓管咽口开放不良者。插管可以留置或不留置,可选用胶管或硬膜外麻醉导管。留置时间 7~10 天,最长不超过 30 天。但建议伴有鼻咽部急性炎症、重度鼓膜萎缩或出血性疾病者慎用此法。有学者对这种方法提出质疑,认为逆行插管不符合咽鼓管生理功能,有造成医源性咽鼓管异常开放的潜在危险,给患者带来不必要的痛苦。也有可能对咽鼓管,特别是其峡部造成机械性损伤,建议在推广应用之前尽可能地对其远期效果做仔细的随访观察和比较。

(5)鼓室探查及乳突切除术:对于反复发作、迁延不愈或怀疑鼓室粘连的病例有必要施行鼓室探查术、乳突上鼓室切除术。慢性 OME 患者行中耳乳突手术的适应证为:①经过各种治疗(如药物、咽鼓管吹张、鼓膜穿刺抽液或中耳置管术)无效;②影像学检查显示鼓室、鼓窦及乳突气房内有大量积液或者有软组织影;③病史较长,疑已经发展成中耳胆固醇肉芽肿者。完壁式(闭合式)乳突上鼓室切除加鼓室探查术可彻底清除病变,建立鼓室、鼓窦及乳突的通气引流,是治疗慢性 OME 的有效方法。

(6)单纯腺样体切除:腺样体肥大或腺样体作为“病灶”致使咽鼓管功能障碍在部分 OME 的患儿是重要病因,如伴有鼻部疾病或慢性腺样体炎时;将腺样体切除后再实施药物治疗往往可收到良效,但部分患儿仍需进行鼓膜置管术。

(7)鼓膜置管+腺样体切除:OME 伴有鼻部疾病或腺样体肥大,影响患儿通气及咽鼓管功能,可考虑切除腺样体及鼓膜置管术。

特别要注意对治疗无效、反复发作、取管后复发的“难治性”OME,仔细查找、分析病因,如成人鼻咽部早期黏膜下型的癌肿;作为“病灶”的残留腺样体;儿童患者伴有腺样体肥大、慢性扁桃体炎、鼻窦炎和变应性鼻炎等。积极采取针对性、个体化的治疗措施,多数能获得较好的治疗效果。

七、预防

1.减少造成 OME 的高危及诱发因素,减少被动吸烟,鼓励母乳喂养、均衡营养。

2.对儿童进行定期听力学监测,以便及早发现,积极治疗各种影响咽鼓管功能的疾病。

3.加强卫生宣教,增强体质,减少上呼吸道感染的发生。

八、预后

急性分泌性中耳炎的预后一般较好,少数慢性 OME 可发生粘连性中耳炎、胆固醇肉芽肿、鼓室硬化及中耳胆脂瘤。

国外研究显示,OME 影响婴幼儿的生活质量,并可导致其心理、情感发育方面的障碍;对儿童的听力、言语、语言、平衡功能、认知、情感和心理发育均有不利影响;因此对婴幼儿及儿童的 OME 应早诊断、早干预,并注意随诊和严密监测。

第三节　急性乳突炎

急性乳突炎是乳突气房黏膜及骨质的急性化脓性炎症,常是急性化脓性中耳炎发展而来,儿童多见。

一、病因

急性化脓性中耳炎若引流不畅,致病菌毒力强,机体抵抗力低,或治疗处理不当均可发展为急性乳突炎。常见致病菌是乙型溶血性链球菌和Ⅲ型肺炎球菌。

二、病理

本病多见于气化型乳突。乳突感染后脓液引流不畅,由于气房间骨壁很薄,骨质坏死后易致气房融合成较大的脓腔,称融合性乳突炎或乳突蓄脓。溶血性链球菌或流感嗜血杆菌感染时,乳突内充满血性渗出物,称出血性乳突炎。若乳突气化不良,如板障型乳突,可表现为乳突骨髓炎。由于抗生素使用不当或治疗不彻底,乳突炎症可持续存在并继续发展,而不表现全身及局部症状,此为隐性乳突炎。乳突炎症如继续发展,穿破乳突骨壁,可引起颅内、外并发症。

三、临床表现

急性化脓性中耳炎鼓膜穿孔后耳痛不减轻,或一度减轻后又加重;耳流脓增多,引流受阻时流脓可突然减少。全身症状明显加重,高热持续不退,或体温正常后再度升高,重者可达40℃以上。耳后皮肤红肿压痛,耳后沟变浅或消失,耳郭向前向外移位。骨性外耳道后上壁红肿、塌陷(塌陷征)。鼓膜及听力学检查常与急性化脓性中耳炎相同。乳突X线或CT检查可见乳突腔密度增高或骨质破坏。白细胞增多,多形核白细胞比例增加。

四、诊断与鉴别诊断

急性化脓性中耳炎鼓膜穿孔流脓后,临床表现无改善或反而加重,多应考虑本病。应注意与外耳道疖相鉴别。

五、治疗

全身和局部治疗同急性化脓性中耳炎,及早应用足量抗生素甚为重要。若引流不畅,保守治疗不能控制感染或出现可疑并发症时,应立即行乳突切开术。

第四节　急性化脓性中耳炎

急性化脓性中耳炎是中耳黏膜的急性化脓性炎症,病变常涉及鼓室、咽鼓管和乳突,但主要在鼓室,好发于儿童,冬春季节多见,常继发于上呼吸道感染后。临床主要特征为耳痛,鼓膜充血、穿孔,耳漏。

一、病因与感染途径

致病菌以肺炎球菌、流感嗜血杆菌、溶血性链球菌和金黄色葡萄球菌等最常见。感染途径如下。

1.咽鼓管途径　最常见。如急性鼻炎、急性鼻炎时,炎症向咽鼓管蔓延,引起咽鼓管黏膜充血、肿胀,黏液纤毛输送系统功能障碍,致病菌乘虚得入中耳。可经咽鼓管途径引起本病。①急性上呼吸道感染:并发中耳炎者最为多见;②急性传染病:如猩红热、麻疹、百日咳等;③上呼吸道感染时过度用力擤鼻,在污水中游泳或跳水,不正确的哺乳位置,不合适的咽鼓管吹张和鼻腔治疗等,可使感染经咽鼓管进入中耳。

2.外耳道鼓膜途径　鼓膜外伤、不符合无菌操作的鼓膜穿刺等使致病菌侵入中耳。

3.血行途径　极少见。

二、病理

早期中耳黏膜充血肿胀,由于毛细血管扩张,通透性增加,血浆、红细胞、多形核白细胞和纤维蛋白等渗出,上皮纤毛坏死脱落,杯状细胞增多。鼓室内炎性渗出物不断蓄积,并逐渐转变为脓性,鼓室内压力随之增高并压迫鼓膜,使其缺血坏死,终致鼓膜穿孔,脓液外泄。若治疗得当,炎症可吸收消退,中耳黏膜恢复正常。重症者病变深达骨质,可迁延为慢性。

三、症状

1.全身症状　因细菌毒力、患者抵抗力和年龄各异而轻重不等。可有发热、全身不适、食欲缺乏及倦怠。小儿可有高热、惊厥,常伴呕吐、腹泻等消化道症状。鼓膜穿孔后,体温逐渐下降,全身症状明显减轻。

2.耳痛　为早期症状,耳深部钝痛或搏动性跳痛,程度剧烈,可放射至同侧头面部或牙齿,鼓膜穿孔流脓后耳痛顿减。

3.听力减退及耳鸣　早期仅见轻度听力下降,随疾病的进展鼓膜肿胀和鼓室积脓时,听力下降加重,多为低音调耳鸣。如病变累及内耳,可出现眩晕。

4.耳漏　鼓膜穿孔后耳道内有液体流出,初为浆液血性,以后变为黏液脓性或脓性分泌物。

四、检查

1.耳镜检查　早期可见鼓膜松弛部充血,锤骨柄及紧张部周边可见呈放射状扩张的血管。随后鼓膜弥散性充血肿胀、向外膨出,鼓膜标志消失。穿孔一般位于紧张部,开始时如针尖大小,彻底清除外耳道脓液后,可见穿孔处有闪烁搏动亮点,脓液从该处涌出。

2.触诊　乳突及鼓窦区可有压痛。

3.听力检查　呈传导性聋,听力损伤可达40~50dB。如内耳受累则可出现混合性聋或感音神经性聋。

4.血常规　白细胞总数增多,多形核白细胞增多,鼓膜穿孔后血常规逐渐恢复正常。

五、诊断与鉴别诊断

根据临床表现和检查即可做出诊断,应注意与外耳道疖和急性鼓膜炎鉴别。

1.外耳道疖　牵拉耳郭或按压耳屏时耳痛明显加剧,外耳道内肿胀或疖肿形成,鼓膜炎症轻微或正常,听力一般正常。

2.急性鼓膜炎　病前有流感史,耳痛剧烈,无耳漏,可有轻度听力下降。检查可见鼓膜充血、大疱形成。

六、治疗

治疗原则包括控制感染,引流通畅,病因治疗。

1.全身治疗　尽早使用足量、有效的抗生素控制感染,常用青霉素类、头孢菌素类等抗生素治疗10天左右。注意休息,调节饮食。

2.局部治疗

(1)鼓膜穿孔前可用2%酚甘油滴耳,消炎镇痛,鼓膜穿孔后应立即停药。鼓膜穿孔后先用3%过氧化氢溶液清洗并拭净外耳道脓液,再用抗生素滴耳液,如0.3%氧氟沙星滴耳液滴耳。

(2)鼻腔减充血剂滴鼻,可减轻鼻咽黏膜肿胀,有助于咽鼓管功能的恢复。

(3)鼓膜切开术:有利于脓液引流,预防并发症,其适应证:①耳痛剧烈,高热不退,鼓膜明显膨出,经治疗无明显减轻;②鼓膜穿孔较小,引流不畅,有引起并发症可能。

3.病因治疗　积极治疗鼻、咽部的慢性疾病,如慢性鼻窦炎、腺样体肥大、慢性扁桃体炎等,有利于防止中耳炎复发。

第五节　慢性化脓性中耳炎

慢性化脓性中耳炎是中耳黏膜、骨膜或深达骨质的慢性化脓性炎症,常合并慢性乳突炎,是耳科常见病之一。临床特点为反复耳流脓、鼓膜穿孔及听力下降。严重者可引起颅内、外并发症。

一、病因

慢性化脓性中耳炎较常见的原因为急性化脓性中耳炎治疗不及时、不彻底,以致迁延为慢性。机体抵抗力下降,或致病菌毒性较强,鼻、咽部的慢性疾病,如慢性扁桃体炎、腺样体肥大、慢性鼻窦炎等,都可能成为引起中耳炎长期不愈的原因。

常见致病菌多为变形杆菌、金黄色葡萄球菌、绿脓杆菌、大肠杆菌等,还可出现两种以上细菌混合感染,且菌种常有变化;厌氧菌的感染或其与需氧菌的混合感染受到关注。

二、病理

根据病理及临床表现,传统上将本病分为3型,即单纯型、骨疡型和胆脂瘤型。但单纯型有时可见肉芽及小胆脂瘤病变,骨疡型和胆脂瘤型可合并存在。根据近年来国内外研究进展分为静止期和活动期。

1.静止期　最多见。病变主要局限于中耳鼓室黏膜,一般无肉芽或息肉形成,因此又有黏膜型之称。当黏膜受感染发炎时,进行及时适当的治疗,鼓膜穿孔处引流通畅,炎症可得到控制。鼓膜穿孔大者,听力下降明显。乳突气房可良好,无明显变化。幼儿患者乳突气房发育将受影响。病理变化主要为鼓室黏膜充血、增厚,圆形细胞浸润;杯状细胞及腺体分泌活跃。平时除听力稍差外,无明显症状,有些患者可保持静止期数十年不发作。上呼吸道感染时,流脓发作;分泌物呈黏液性或黏脓性,一般不臭,鼓膜穿孔位于紧张部,多呈中央性穿孔,大小不一。听觉减退一般为轻度传导性聋。CT检查无肉芽及胆脂瘤。

2.活动期　病变超出黏膜组织,多有不同程度听小骨坏死,伴鼓环、鼓窦或鼓室区域骨质破坏,又称坏死型或肉芽骨疡型,可由急性坏死型中耳炎迁延而来。黏膜组织广泛破坏,听骨、鼓环、鼓窦及乳突小房均可发生出血、坏死。鼓膜大穿孔可见听骨缺损,鼓室内有肉芽或息肉形成。鼓室盖、鼓窦盖或内耳骨质有破坏时可伴有听力明显下降、头痛和眩晕。面神经骨管有破坏时可伴有不同程度的面瘫。小儿患者乳突发育严重受影响,呈硬化型。耳持续性流黏稠脓,可有臭味,如有肉芽或息肉出血,则脓内混有血丝或耳内出血。可见鼓膜边缘性穿孔、紧张部大穿孔或完全缺失。通过穿孔可见鼓室内有肉芽或息肉;有蒂的息肉从穿孔脱出,可堵塞于外耳道内,妨碍引流。患者多有较重的传导性聋。颞骨 CT 扫描示上鼓室、鼓窦及乳突内有软组织阴影,可伴部分骨质破坏。此型中耳炎可发生各种并发症。

三、临床表现

单纯型多为间歇性耳流脓,脓量多少不等,脓液为黏液性或黏脓性,一般不臭。骨疡型多为持续性耳流脓,量时多时少,脓液黏稠,常有臭味,若肉芽或息肉出血,脓内可混有血液。伴有不同程度的听力减退,部分患者有耳鸣。

四、检查

1.耳镜检查　单纯型可见鼓膜紧张部穿孔,多为中央性,大小不一。通过穿孔可见鼓室黏膜光滑,可轻度水肿,听骨链大都完好或仅有部分锤骨柄坏死。骨疡型可见鼓膜紧张部大穿孔或边缘性穿孔(图 6-1),鼓室内有肉芽或息肉,听小骨可有轻重不等的坏死。

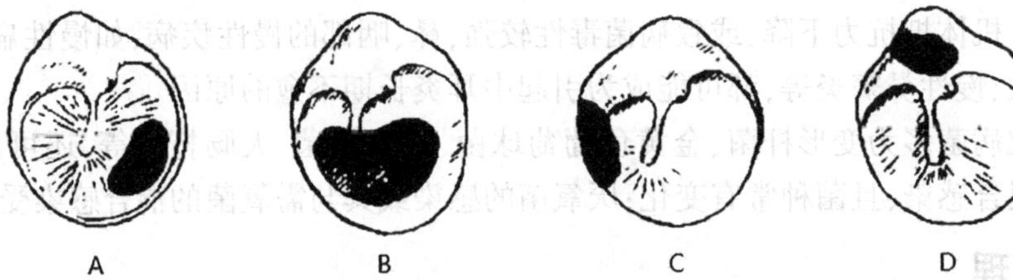

图 6-1　各种鼓膜穿孔示意图

A.紧张部前下方穿孔;B.紧张部大穿孔;C.边缘性穿孔;D.松弛部穿孔

2.听力学检查　单纯型一般为轻度传导性聋,骨疡型多为较重的传导性聋或混合性聋。听力下降的程度与穿孔的大小、位置、听骨链是否受损及内耳是否正常有关。一般而言,紧张部前下方的小穿孔不致引起明显的听力下降,而后上方大穿孔则可导致较重的听力损失。鼓膜紧张部穿孔气骨导差小于 20dB 时,提示听骨链无明显病变。气骨导差较大时,可作鼓膜贴补试验以估计听骨链病变。

3.颞骨 CT　单纯型示中耳无骨质破坏区;骨疡型示鼓室、鼓窦或乳突内有软组织影或骨质破坏。

五、诊断与鉴别诊断

根据病史、鼓膜穿孔及鼓室情况,结合颞骨 CT 扫描结果综合分析,对病变类型做出明确诊断。应注意与以下疾病相鉴别。

1.中耳癌　好发于中年以上患者。多有长期耳流脓史,可为血性黏脓,伴耳痛,可出现周围性面瘫及张口困难。晚期有第Ⅵ、Ⅸ、Ⅹ、Ⅺ脑神经受损症状。检查可见鼓室内有新生物,触之易出血。颞骨 CT 显示骨质破坏,新生物活检有助于确诊。

2.结核性中耳炎　多继发于肺结核或其他部位的结核。起病隐袭,耳内脓液稀薄,听力损失明显,早期出现面瘫,颞骨 CT 示有骨质破坏及死骨,肉芽组织活检可确诊。

六、治疗

1.治疗原则　消除病因,控制感染,清除病灶,通畅引流,尽可能恢复听力。

2.病因治疗　及时治愈急性化脓性中耳炎,并促使鼓膜愈合。积极治疗上呼吸道疾病,如慢性扁桃体炎、慢性腺样体炎、慢性鼻窦炎等。

3.局部治疗　包括药物治疗和手术治疗。依不同类型病变而定。

(1)静止期:以局部用药为主。通常用3%过氧化氢溶液洗耳,棉签拭干或用吸引器吸净,再滴入抗生素药液。按不同病变情况选择局部用药:①鼓室黏膜充血、水肿,有脓或黏液脓性分泌物时,用抗生素水溶液或抗生素与糖皮质激素类药物混合液滴耳,如0.3%氧氟沙星、0.25%氯霉素、复方利福平等滴耳液,最好根据中耳脓液的细菌培养及药物敏感试验结果,选择适当的无耳毒性的抗生素药物;②对黏膜炎症逐渐消退,脓液减少,中耳潮湿者可用乙醇甘油制剂,如3%硼酸乙醇、3%硼酸甘油、2.5%~5%氯霉素甘油等。

氨基苷类抗生素用于中耳局部可引起内耳中毒,慎用。粉剂可堆积堵塞鼓膜穿孔,妨碍引流,甚至引起严重的并发症一般不主张使用。尽量避免滴用有色药物,以免妨碍局部观察。中耳腔内忌用含酚类、砷类腐蚀剂。

滴耳法:患者取坐位或卧位,病耳朝上。将耳郭向后上方轻轻牵拉,向外耳道内滴入药液3~5滴。然后以手指轻轻按捺耳屏数次,促使药液经鼓膜穿孔处流入中耳5~10分钟后方可变换体位。冬季应使滴耳药液温度尽可能与体温接近,以免引起眩晕。抗生素水溶液不宜长期滴用。

若耳流脓停止,耳内完全干燥后,小的鼓膜穿孔可能自愈,穿孔不愈合且CT证实中耳乳突腔无顽固病变者应及时行鼓室成形术,以求根治中耳慢性病变,并保留或改善听力。

(2)活动期:以清除病变、预防并发症为主,尽力保留听力相关结构。

1)引流通畅者,以局部用药为主,注意定期复查。

2)引流不畅者,可视及鼓室有肉芽及息肉,不宜简单钳取或烧灼,因其可能损伤听小骨甚至损伤暴露的面神经,引起严重后果。应在局部控制炎症的同时,根据病变范围施行相应的乳突手术。术中应在彻底清除病变的前提下,尽可能重建中耳传音结构,以求保留或改善听力。

3)乳突根治术:二十余年来,由于耳显微外科的快速发展,乳突根治术的范围和术式已有了很大改进。经典的乳突根治手术使外耳道、鼓室、鼓窦和乳突腔形成一个大的术腔,清除被破坏的听骨,以彻底清除病变。该术式可使听力遭到严重损害,故目前仅适用于骨质破坏范围较大的中耳胆脂瘤、合并感音神经性聋或某些颅内、外并发症者,以及咽鼓管功能无法恢复者。随着耳显微外科技术的迅速发展,在清除病变的同时,围绕如何提高听力术式上有了许多改进或改良性的探索。针对乳突根治手术中外耳道后壁的保留与否,出现了"完壁式""完桥式"和改良乳突根治等不同的手术方法。"完壁式"或"完桥式"手术取后鼓室径路或联合径路(即通过乳突与中鼓室径路),在清除病变的同时保留外耳道后壁及鼓沟的完整性,并在此基础上施行一期或二期鼓室成形术。术后听觉功能一般恢复较好,但要注意彻底清除病变。也可单行“完壁式”或“完桥式”中的任何一种术式,改良乳突根治手术是在原乳突根治术的基础上进行改良,术中不保留外耳道后壁的完整性,要求开放上鼓室外侧骨壁、鼓窦及乳突,彻底清除病变组织后立即或择期行鼓室成形术。开放的乳突术腔可用骨粉、碎骨片、羟基磷灰石微粒或带蒂肌瓣等进行填塞,以缩小术腔或重建外耳道后壁,术后听力也可获得提高。此外,尚可根据病情作部分乳突手术(如乳突切开手术-后鼓室切除术、上鼓室切开术、上鼓室-鼓窦切开术等)。由于病变部位的不确定性和严重程度的差异,故对术式的最后选择应根据病变范围、咽鼓管功能状况、患者年龄以及能否定期复查和术者的技术条件等综合考虑,近些年来,随着耳显微外科、内镜中耳手术以及微创耳外科的开展与普及,及时处理中耳细微病变,彻底清除中耳病灶的同时,保留或改善听觉功能,已经成为慢性化脓性中耳炎手术治疗的基本原则。

第七章　耳肿瘤

第一节　外耳道癌

外耳道癌是发生于外耳道上皮系统的恶性肿瘤，主要包括鳞状上皮癌、腺样囊性癌、盯聍腺癌、黏液上皮癌等。外耳道癌的发病率不高，约为头颈部肿瘤的0.2%，其年发病率约为1/1 000 000，因此常不为临床医师重视。国外文献报道，从事耳鼻喉专业的医师，其一生的职业生涯中有可能仅诊断为数不多的几例外耳道癌患者，多数耳鼻喉科医师甚至耳科医师均欠缺外耳道癌诊断和治疗的临床经验。早期外耳道癌的临床症状和体征多无特异性表现，与外耳道炎和中耳炎的症状和体征相似，因此临床上易被漏诊和误诊。

外耳道邻近解剖结构复杂，周围为重要的血管、神经，给手术完整切除外耳道癌增加了难度。目前我国对外耳道癌的临床分期未被广泛认可，手术治疗的方案还相对保守，未能意识到外耳道癌的侵袭性生长特点，需要应用积极的手术治疗方案。在临床上，肿瘤切除相对保守，未能取得安全边缘，导致肿瘤复发，失去手术切除的最佳时机，严重影响患者的预后。

尽管外耳道癌的预后较差，5年生存率为50%~60%。然而早期的积极处理能使患者得到治愈。在临床实践中，外耳道癌的早期诊断为临床肿瘤全切除、取得安全切缘、获得较好的预后提供了可能性。目前随着医疗水平的提高，耳科感染性疾病的控制率已明显提高，中耳炎颅内外并发症导致的死亡明显减少。然而外耳道癌的发病率有增加趋势，未能积极有效处理会导致死亡的发生率进一步增加。外耳道癌的诊断和治疗应该引起耳科临床医师的重视。

一、外耳道癌的侵袭性生长特点

颞骨恶性肿瘤最主要的起始部位为外耳道。极少数原发于中耳或乳突，相当一部分中耳癌可能是外耳道癌侵及中耳。肿瘤可局部扩散，向前通过Santorini切迹可侵及外耳道前方的腮腺浅叶和深叶，进一步可侵及颞颌关节窝。临床观察发现，50%的外耳道癌病例在影像学上显示有腮腺受累；然而组织病理学检查发现，即使在影像学检查肿瘤局限于外耳道病例，仍有55%患者的肿瘤已累及外耳道软骨的外侧面并邻近腮腺，这也是我们积极倡导外耳道癌患者在常规行外耳道完整切除之外还需行腮腺切除的主要原因。

肿瘤向下可侵犯外耳道底壁、茎乳孔、乳突尖，到达颈上部的肌肉，甚至累及颈静脉孔区血管和神经。肿瘤向后、向内可侵犯内耳、面神经、乙状窦、颈静脉球等结构，向上可侵犯硬脑膜甚至颅内脑组织。淋巴结扩散情况比较少见，约占15%，可见于颈上部淋巴或腮腺内淋巴。远处转移更少见。腺样囊性癌患者在患病后的5~10年，如未能积极处理或出现肺转移。外耳道癌只有当肿瘤局限于外耳道时，通过积极的手术方式，有可能取得安全切缘,取得治愈的可能。由于外耳道的相邻结构均为重要的血管、神经,肿瘤一旦突破外耳道,将很难取得安全边缘,因此早期外耳道癌的积极手术处理非常关键。一旦处理不妥,将后患无穷。笔者在临床中有多例患者由于早期未能积极手术处理,1~2年后肿瘤生长累及重要的神经、血管而无法手术切除。

二、诊断

早期外耳道癌主要表现为耳痛、听力下降、耳流脓、耳堵塞感等非特异性症状。同时由于其发病率较低,缺乏对该病的认识,在临床上没有引起足够的重视,因此外耳道癌漏诊和误诊的现象时有发生,给患者带来灾难性的伤害。通过分析外耳道癌漏诊的病例发现其最常被误诊为外耳道炎。因此当考虑为外耳道炎的病例经一个疗程规范的抗感染治疗后病情无好转者,应高度怀疑外耳道癌的可能性。特别是当外耳道有血性分泌物,伴耳部疼痛,外耳道有肉芽状新生物时,应积极及早进行外耳道新生物活检。

病理诊断是确诊外耳道癌的金标准,但由于早期活检取样困难,取样部位不准确,标本小而碎,阳性率不高。对于高度怀疑病例需反复活检,同时参考颞骨高分辨率CT、磁共振成像(magnetic resonance imaging,MRI)显示的肿瘤部位和范围,以确定活检部位,提高活检阳性率。另外在临床中,外耳道肿物切除后应常规进行病理检查,以防止外耳道癌漏诊。外耳道肿块切除后短期内复发的病例应高度怀疑恶性肿瘤可能。在判断肿瘤范围方面,颞骨高分辨CT和MRI有互补的优势,CT对骨组织的破坏显示清晰,而MRI能显示软组织受侵蚀的范围。当怀疑肿瘤累及腮腺、咽旁间隙和颞颌关节时,MRI检查必不可少。

三、临床分期

统一且被为行业所认同的外耳道癌临床分期标准为外耳道癌治疗效果的比较提供了基础。目前国际抗癌协会未能制定外耳道癌的临床分期标准,国际上比较认同的外耳道癌临床分期标准是2000年Moody修订的匹兹堡大学标准。其分期标准主要依赖于颞骨高分辨CT检查结果,再根据手术后的组织病理学结果进行校正。笔者认为,由于颞骨高分辨CT对软组织的分辨率比MRI差,在临床上观察到CT检查时外耳道周围软组织无明显受侵,但在MRI检查时可显示有软组织受累。特别是对咽旁间隙、下颌骨周围软组织显示,MRI较颞骨CT有明显优势。外耳道癌一旦累及面神经,导致患者面神经麻痹,应归入T_4期。然而,面神经是否累及可参考体格检查,双侧面神经的对称性。另外,当面神经周围组织受累,尽管体格检查是双侧面神经对称,此时需行面神经的电生理检查,明确面神经是否变性。

四、治疗

外耳道癌的手术治疗方式根据术者对该病的认识不同采用的方式各异,有外耳道局部切除术和改良乳突切除术。单纯的外耳道局部切除,很难取得安全切缘,因此容易导致肿瘤残留和复发。另外,外耳道癌的生长方式为容易向前扩散,累及腮腺。临床观察发现,即使T_1或T_2早期外耳道癌,常规影像学显示肿瘤局限于外耳道,然而组织病理切片往往显示肿瘤已突破外耳道软骨，累及腮腺。这种现象多见于外耳道腺样囊性癌。外耳道腺样囊性癌尽管为低度恶性肿瘤，因为腺样囊性癌没有包膜，且有浸润生长的特性，肿瘤能沿组织间隙浸润生长，累及周围结构。另外，外耳道淋巴引流首先到达腮腺浅表，因此外耳道癌手术切除的同时常需行腮腺浅叶切除。

外耳道局部切除手术方式在国际上已被肿瘤完整切除（外耳道完整切除）的手术方式所代替，因此对于早期（T_1 或 T_2 期）外耳道癌，仍主张积极的手术治疗，即颞骨侧切除（外耳道完整切除）+腮腺浅叶切除，以取得安全切缘，防止肿瘤的残留和复发。文献报道，首次手术的完整切除将产生良好的预后，复发后的再次手术其预后较差。对于晚期（T_3 或 T_4 期）外耳道癌常需行颞骨次全切除术+全腮腺切除以及上颈部颈淋巴清扫。当肿瘤累及颈静脉孔区时，需常规行颞下窝入路，但术中出血较颈静脉球体瘤易控制，可不行面神经前移位，而采用面神经桥索技术，也能切除肿瘤，同时能较好地保留面神经功能。当肿瘤累及耳郭时需同时行耳郭切除，切除后导致的创面缺损必须采用有效的修补重建方法。斜方肌皮瓣具有血管蒂较长，供血血管较为恒定，旋转弧度大，距缺损区域距离短，易于取材，成功率高，术后并发症少的优点。其他可供选择的皮瓣有背阔肌皮瓣、胸大肌皮瓣等。

对于肿瘤范围较大、手术无法取得安全切缘的患者，术后应考虑放疗。因此对于 T_3 和 T_4 期肿瘤或出现淋巴结转移的患者，常规建议放疗。放疗应在术后 6 周内进行，剂量为 50~60Gy，放疗范围应包括肿瘤原发灶及周围结构，包括腮腺、颞颌关节、颞下窝和同侧颈部。多数学者认为，放疗可以杀死肿瘤的亚临床灶，增加手术的安全性，尤其是对于中晚期的肿瘤，取得安全边缘很困难，放疗是有效的补充手段，可提高患者的生存率和生存质量。但化疗并不影响生存率，故很少进行化疗。而对于 T_1 期和 T_2 期肿瘤，采用积极的手术治疗方式，如颞骨侧切除+腮腺浅叶切除，可取得安全切缘。对于这类患者，我们不建议进行术后放疗。

五、预后

外耳道癌早期诊断和积极治疗，可取得较好的治疗效果甚至痊愈。笔者近年来对早期外耳道癌采取积极的治疗方案，即颞骨侧切除+外耳道全切除+腮腺浅叶切除，取得很好的效果，其 5 年生存率为 100%，并且无术后复发和残留病例。另外，术中冷冻切片的应用对预后也将产生积极影响，术中冷冻的应用，是取得安全切缘的保证。

第二节　中耳癌

有关中耳恶性肿瘤最早的报道见于 1775 年，但当时没有病理证据。Politizer 于 1883 年首次在其经典的《Textbook of Disease of the Ear》中详细描述了中耳癌。中耳癌临床比较少见，仅占全身肿瘤的 0.06%~0.3%，占颞骨恶性肿瘤的 10%左右。在有中耳炎表现的患者中其发病率为 1/20 000~1/4000。

中耳癌单耳发病多见，偶有双耳同时发病的报道。多数学者认为男性发病率高于女性,但也有学者认为两者的发病率无显著性差异。发病年龄以50~60岁为多,偶有青少年发病。因其起病隐匿,容易漏诊、误诊,一般癌肿确诊时多为中晚期。

中耳转移癌可来源于胸壁、肺、肾、胃、前列腺、甲状腺、以及喉、鼻咽癌等,可以视为上述部位癌向颞骨转移。

一、临床表现

中耳癌临床表现因病程早晚、病变部位及发展方向不同而不同。由于病程长短、病变部位及扩展方向不一,临床表现有所不同,早期症状多不明显,或被慢性化脓性中耳炎症状所掩盖。

1.症状

(1)出血:外耳道出血或有血性分泌物,为最早和最常见的症状,晚期肿瘤破坏血管,可发生致命性大出血。

(2)耳痛:较常见,其特点是持续性耳深部胀痛,或伴耳周皮肤麻木。也有报道称中耳腺癌患者耳痛并不明显。

(3)听力减退、耳鸣、眩晕:中耳转移癌可以表现为突发性耳聋。

(4)面瘫:肿瘤侵犯面神经时引起面瘫,面瘫出现的早晚与肿瘤的部位直接相关。

(5)张口困难:多因癌肿侵犯颞肌或直接侵犯颞颌关节所致。

(6)头痛:肿瘤侵犯颅内时可出现头痛。

(7)脑神经症状:晚期肿瘤侵犯颈静脉孔、舌下神经及海绵窦时可出现第Ⅴ、Ⅵ、Ⅸ、Ⅹ、Ⅺ、Ⅻ脑神经受累症状,如复视、咽下困难、声嘶、呛咳、抬肩无力。

(8)颈部包块为颈部淋巴结转移。

2.体征　外耳道或鼓室迅速生长的肉芽组织,触之易出血,应注意中耳癌的存在,应做相应检查;累及脑神经可致相应神经麻痹,如声带麻痹、舌肌萎缩、软腭向健侧偏移、不能耸肩、眼球运动障碍等;还要注意检查鼻咽部,因鼻咽癌可经咽鼓管侵犯中耳。

二、辅助检查

1.听力学检查　多为传导性耳聋,可伴有耳鸣,侵犯内耳出现混合性聋或感音神经性聋及眩晕。

2.CT和MRI　CT显示外耳道、鼓室、乳突等有溶骨性、虫蚀性骨质破坏以及听骨腐损;颈内动脉管、颈静脉球、乙状窦、面神经管各段受累及受侵范围。CT特征:①表现为以中、下鼓室或外耳道为中心的软组织病灶,密度均匀;②溶骨性骨质破坏,形态不规则,多点虫蚀状改变,边缘无骨硬化表现.外耳道后壁破坏较前壁严重;③病灶侵入颞叶脑组织,形成肿块,病灶周围脑水肿不明显;④增强扫描见病灶有中度强化,MRI对颅内脑膜、脑组织及颞骨外软组织侵犯的显示及范围的确定较CT更准确。

3.颈部及腹部B超　了解颈部淋巴结及腹腔脏器转移情况。

4.病理检查　怀疑有癌肿时应及时活检做病理检查,常可确诊。

三、中耳癌T分期

国际抗癌联盟尚未对中耳癌提出TNM分类标准，1985年，Stell和McCormack分析了44例中耳肿瘤，采用UICC基本原则提出了中耳肿瘤Stell分期方案，1991年Clark等对Stell分期的T_3病变进行了细化，即根据预后情况将侵犯至颞骨外但预后相对较好的列为T_3，如累及腮腺，颞颌关节，外耳道皮肤；而对于侵犯到颞骨外预后较差的，列为T_4，如累及硬脑膜或颅底，本文介绍的即是Clark/Stell的T分类方案。

T_1：肿瘤局限在原发部位，没有面难，在影像学检查中没有发现骨质破坏。

T_2：肿瘤侵犯到原发部位以外的区域，导致面瘫/影像学可见的骨质破坏，但没有累及到颞骨以外。

T_3：临床症状或影像学上发现颞骨外侵犯，如累及到以下区域：腮腺，颞颌关节，外耳道皮肤。

T_4：肿瘤侵犯颅内，累及硬脑膜或颅底。

中耳癌淋巴结及远处转移分级（引自孔维佳，2010年）：

N_1：同侧单个淋巴结转移，直径<3cm。

N_{2a}：同侧单个淋巴结转移，直径介于3~6cm。

N_{2b}：同侧多个淋巴结转移，直径<6cm。

N_{2c}：双侧或对侧多个淋巴结转移，直径<6cm。

N_3：淋巴结转移，最大直径>6cm。

M_0：无远处转移。

M_1：有远处转移。

中耳癌分期（引自孔维佳，2010年）：

0期：$T_{is}N_0M_0$。

Ⅰ期：$T_1N_0M_0$。

Ⅱ期：$T_2N_0M_0$。

Ⅲ期：$T_3N_0M_0$，$T_1N_1M_0$，$T_2N_1M_0$，$T_3N_1M_0$。

Ⅳ期：$T_4N_0M_0$，$T_4N_1M_0$，任何TN_2M_0，任何TN_3M_0，任何T任何NM_1。

四、鉴别诊断

中耳癌需与慢性化脓性中耳炎、中耳息肉、胆固醇肉芽肿、中耳骨瘤、软骨瘤、血管瘤、血管内皮瘤、假性上皮瘤性增生、Langerhans组织细胞增多症、横纹肌肉瘤、黑色素瘤、恶性颈静脉球瘤、浆细胞瘤、软骨肉瘤、淋巴瘤等相鉴别。除了通过以上所述中耳癌的临床表现、影像学表现特点外，最重要的鉴别手段是病理检查，所以对慢性化脓性中耳炎、外耳道和中耳肿瘤的患者均应行病理检查，以明确诊断，以防漏诊、误诊。

凡遇下列情况要高度怀疑为中耳癌变：①外耳道深部或鼓室内有肉芽或息肉样新生物，切除后迅速复发或触之易出血；②慢性化脓性中耳炎耳流脓转变为流脓血性或血性分泌物；③耳深部持续疼痛与慢性化脓性中耳炎耳部体征检查不相称；④乳突根治术腔长期不愈并有顽固性肉芽生长；⑤慢性化脓性中耳炎症状突然加重或发生面瘫。

五、治疗

中耳癌早期症状隐匿,多数不能早期诊断、早期治疗,确诊时病程多属于中晚期,累及范围大,治疗较困难,预后较差。无论是鳞癌还是腺癌,均宜采取手术切除加放疗的综合治疗。肿瘤的生物学特性、发病年龄、侵犯范围、病理类型、分化程度及分期、早期治疗及方式、术后定期随访和复发后的再治疗等因素均对疗效产生明显的影响。

1.手术治疗　手术原则应完整切除肿瘤并尽可能保留脑组织和其他重要结构,切缘肿瘤残留与较低的生存率显著相关。中耳乳突腔内的较小的肿瘤,可行扩大的乳突根治术;肿瘤已侵犯内耳、岩尖者,行颞骨次全切除术或颞骨全切除术。有颈淋巴结转移者,应采用颈部淋巴结廓清术。

2.放射治疗　中耳癌放射治疗效果有了显著提高。Zhang 等报道单纯放疗 5 年生存率达 28.7%,放疗联合手术 5 年生存率达 59.6%。放疗中应保持耳道清洁,预防和控制感染,减轻放射损伤。

根据患者分期不同而采用不同手术方式并辅以术后放疗患者的 5 年生存率可达 40%~60%。有学者认为单纯放射治疗对早期中耳癌患者也很有效,T_1 患者 5 年生存率达到 100%。对于晚期的病变,不管采用何种手术,5 年生存率只有 7%。也有研究认为单纯接受放疗和接受手术加放疗的患者 5 年生存率差异没有统计学意义。

早期中耳癌患者完整手术切除率高,生存率高,中晚期病灶已向内耳、岩尖等深部浸润,难以完整切除,仅能姑息切除或放化疗。因为中耳癌常合并有局部的炎症,大大降低了肿瘤对放疗的敏感度,也影响了放疗的效果。因此,手术的意义不仅在于切除病灶,还能起到肿瘤定位、局部感染引流及放疗后坏死组织排出的作用,从而减轻炎症,改善引流,增高组织对射线的敏感性,改善疗效。另外,姑息手术可使深部隐蔽组织充分暴露,更有效地接受射线照射,相对减少射线的剂量及治疗时间,降低放疗并发症,在晚期中耳癌的手术中,在切除颞骨病灶同时,应注意颞骨周围肿瘤侵袭情况,扩大相应切除范围。晚期病变往往超出颞骨范围,累及下颌关节及腮腺、颈静脉球、咽鼓管、颈内动脉等部位,手术宜行局部广泛切除,甚至下颌骨升支;部分或全腮腺切除,同时充分暴露颅底,谨慎处理颈内静脉、颈内动脉及后组脑神经。

术前经影像学检查显示,颈内动脉骨管受侵犯者,可以采用乳突开放+术后放疗。局限的硬脑膜及同侧脑组织受侵并非手术禁忌证,可行颞叶病灶切除、颞肌筋膜硬脑膜修补术。中耳癌位于坚硬致密的岩骨内,淋巴、血液并不丰富,发生颈淋巴结转移较少,文献报道发生率为 5%~15%。但是,中耳癌一旦出现颈淋巴结转移时,应行向上下扩大一个分区的颈廓清术,以避免亚临床淋巴结病灶的扩散;而对未发现明确的颈淋巴结转移者,有观点认为不必行预防性颈廓清术。由于大范围手术后并发症多,如脑脊液耳漏、面瘫、听力丧失、眩晕、外观改变等,后期生活质量低,故对晚期患者不一定强求根治性手术,可采取放化疗或仅行乳突根治术后辅以放疗的方案治疗。由于中耳区附近有很多重要结构,广泛的切除常受解剖条件的限制,难免肿瘤种植或残留,术后放疗可在相当程度上解决这一难题,特别对那些已经发生颈淋巴结转移者更有必要。

大部分研究表明，病期越早预后越好，早期与中晚期的5年生存率比较有显著差异。因此早期诊断、早期治疗是提高疗效的基础。耳痛、面瘫和(或)区域淋巴结转移的患者5年生存率明显低于无耳痛、面瘫的患者。对中耳癌术后更应定期观察和处理术腔，一旦出现肉芽组织必须及时活检，做病理检查，排除或确定是否复发。

第三节　听神经瘤

听神经瘤因多起源于内听道前庭神经鞘膜的施万细胞，又称前庭神经鞘瘤，为耳神经外科最常见的良性肿瘤，占桥小脑角肿瘤的80%～90%，占颅内肿瘤的8%～10%，其发病率仅次于神经胶质瘤、脑膜瘤和垂体瘤，最近的流行病学调查显示，听神经瘤的年发病率为(1.9～2.3)/10万。临床统计资料表明，听神经瘤男女发病之比为1∶2～2∶3，好发年龄30～50岁。单侧患病居绝大多数，双侧听神经瘤仅占总数的4%～5%，为神经纤维瘤病Ⅱ型的常见临床表现。

一、病因与病理

近年研究提示，第22对染色体长臂的肿瘤抑制基因(NF2基因)丢失与双侧听神经瘤的发生有关，而单侧听神经瘤的发生则可能与NF2基因的2个等位子分别发生突变有关。在全部听神经瘤中，约2/3起源于前庭上神经，1/3来自前庭下神经，来自耳蜗神经和面神经者罕见。肿瘤外观灰红色、淡黄色或白色，呈球形、椭圆形或哑铃形，表面光滑有完整包膜，大小不一，形态各异。根据瘤细胞排列特点，显微组织学图像可分为：①Antoni A型：致密纤维状，细胞平行排列，梭形细胞排列成旋涡状或栅栏状；②Antoni B型：稀疏网眼状，稀疏的网状细胞排列成栅状，有时同一瘤体内可见两种不同的组织结构。肿瘤生长速度一般较缓慢，但因人而异，个体差异较大。

二、临床表现

临床症状与肿瘤大小直接相关。肿瘤位于内听道内时表现为听力下降、耳鸣和前庭功能障碍；进入桥小脑角后，听力下降加重，并可出现平衡失调，压迫三叉神经时可出现同侧面部麻木。肿瘤进一步生长可压迫脑干，出现脑积水、头痛和视力下降等不适。

单侧感音神经性听力下降是听神经瘤最常见的早期症状，言语辨别率呈不成比例的下降。部分患者表现为突发性耳聋。耳鸣较常见，可出现于听力下降之前，单侧耳鸣应警惕听神经瘤的可能。前庭功能障碍也可为听神经瘤的早期症状，但通常仅表现为轻度头晕、不稳感。

除听神经外，三叉神经受累最为多见，表现为面部麻木、疼痛或感觉异常。临床上出现面神经症状者很少，如若出现，应警惕面神经鞘膜瘤的可能。当肿瘤瘤体巨大时，可出现后组脑神经受压症状如吞咽困难、声嘶或误咽呛咳等。小脑受压时表现为协调运动障碍、步态不稳、向患侧倾倒等。

头痛开始时多为枕部刺痛或隐痛，随着病情发展，头痛逐渐加重，当出现脑积水、颅内高压时可头痛剧烈、恶心、呕吐,严重时可因脑疝而死亡。

三、诊断与鉴别诊断

听神经瘤的治疗效果与肿瘤大小密切相关,对临床疑为听神经瘤患者,应进行彻底的神经耳科学和影像学检查。

1.听力学检查 典型的纯音测听表现为感音神经性听力下降,通常高频下降最明显,可为缓慢下降型或陡降型,约5%的患者听力正常。言语测试的典型表现为与纯音听阈不成比例的言语分辨率的下降,即当纯音听阈仅有轻度下降时言语分辨率即可有较明显的下降。听反射阈可升高或消失,听反射出现衰减为蜗后病变的阳性发现。

ABR是目前检测听神经瘤最敏感的听力学检查方法。听神经瘤患者V波潜伏期常明显延长,双耳V波潜伏期差超过0.4ms。部分患者可表现波形分化差、仅存留Ⅰ波。10%~15%的患者ABR可完全正常。

2.前庭功能试验 70%~90%的听神经瘤患者可有异常眼震电图,典型表现为冷热试验时患侧反应变弱或完全消失。由于冷热试验仅反映外半规管以及前庭上神经的功能,因此对起源于前庭下神经的肿瘤可能漏诊。

3.影像学检查 听神经瘤的影像学检查包括颞骨高分辨率CT和MRI,传统的内听道X线片、颞骨岩部断层片和颅后窝碘苯酯造影X线片诊断价值有限,现已很少运用。

颞骨高分辨率CT检查阳性率为60%~70%,可发现桥小脑角区域等密度或低密度团块影,瘤体内一般无钙化,瘤体形态大多为圆形、椭圆形或形态不规则,骨窗位CT可显示内听道增宽和侵蚀现象。注射造影剂后可使肿瘤明显增强,但对内听道内或进入桥小脑角不超过5mm的肿瘤,即使增强CT也常常漏诊。CT气体脑池造影可提高诊断率,发现小听神经瘤,但检查后患者常常有头痛症状。

MRI是目前诊断听神经瘤最敏感、最有效的方法。目前使用增强MRI已能发现小至1mm的内听道内肿瘤。其典型表现为:①T_1WI为略低信号或等信号,T_2WI为高信号;②肿瘤呈类圆形或半月形,以内听道为中心,呈漏斗状伸出,尖端指向内听道底;③注射增强剂如CD-DTPA后肿瘤呈均匀、不均匀或环状强化,视肿瘤内部实质成分与囊性成分的比例及分布而异。

鉴别诊断时应注意与脑膜瘤、面神经瘤、三叉神经和后组脑神经鞘膜瘤、先天性胆脂瘤、蛛网膜囊肿、桥小脑角胶质瘤,以及突发性聋、梅尼埃病等内耳疾病鉴别。

四、治疗

1.听神经瘤的治疗策略 目前对听神经瘤的治疗主要有3种方法。

(1)手术切除:为目前公认的首选治疗方法。

(2)观察:适用于高龄、肿瘤局限于内听道内、生长不明显,且有条件定期接受MRI检查者。若观察发现肿瘤有明显增长,则立即改行手术治疗或立体定向放射治疗。

(3)立体定向放射治疗:适用于全身条件不适合外科手术治疗,且肿瘤小于2cm,瘤体持续增大或症状持续加重的非囊性变者。

2.听神经瘤手术治疗目标 目前听神经瘤手术成功率已大为提高,其目标已从早期

的降低病死率发展到现代的功能保存。现代听神经瘤手术应能达到下列要求:

(1)全切肿瘤。

(2)严重神经系统后遗症发生率低。

(3)面神经功能保存率高。

(4)对有实用听力者争取保存听力。

3.听神经瘤手术进路　进路的选择主要根据肿瘤大小、听力情况、患者年龄及一般状况等决定。手术进路主要有迷路进路或扩大迷路进路、耳囊径路、颅中窝进路、乙状窦后进路以及各种联合进路(迷路-乙状窦后、迷路-小脑幕进路)等。

第四节　侧颅底肿瘤

原发或侵犯侧颅底的肿瘤统称为侧颅底肿瘤,常见的主要有颈静脉球瘤、颈动脉体瘤、鼻咽癌、鼻咽纤维血管瘤、中耳癌、听神经瘤、颞骨巨细胞瘤和母细胞瘤、脑膜瘤、腮腺混合瘤、斜坡脊索瘤以及神经鞘瘤等。

侧颅底解剖复杂,术野狭小,暴露困难,以往侧颅底肿瘤手术开展较少,成功率低。但近些年伴随耳显微外科、颞骨影像学与导航外科等方面的进展,侧颅底手术已成为本学科的主要内容之一。

一、临床表现

典型症状与肿瘤侵犯的区域有关。侵及咽区可有鼻阻塞和脓血涕;侵及咽鼓管区可有耳鸣、耳闭塞或闷胀感及听力减退等;侵及神经血管区可出现颈静脉孔综合征,累及后组脑神经,若舌下神经管被侵犯,可有同侧舌肌萎缩和伸舌偏向患侧;侵及听道区多有耳鸣、听力减退、耳流脓或血性分泌物及面瘫等;侵及关节区主要表现为局部膨隆和张口困难;侵及颞下区则可能仅有下颌区麻木和头痛。

二、肿瘤切除

侧颅底肿瘤切除的手术进路主要有颞下窝进路和中颅底进路。

1.颞下窝进路　可全程暴露岩骨内的颈内动脉,有利于控制静脉窦出血;可按照病变部位对面神经施行改道,有利于开阔进路与防止面神经损伤。适用于侵犯咽区、咽鼓管区和神经血管区的肿瘤,如大型颈静脉球体瘤、颈静脉孔区的神经鞘膜瘤、脑膜瘤,以及斜坡脊索瘤等。

2.中颅底进路　适用于侵犯听道区、关节区和颞下区的肿瘤,如颅骨骨母细胞瘤、巨细胞瘤,颅内脑膜瘤和胆脂瘤,以及颅外横纹肌肉瘤、中耳癌、鼻咽纤维血管瘤等。

三、术后并发症及处理

1.脑神经损伤　侧颅底肿瘤切除手术可能伤及所在区域脑神经,术中进行相关神经完整性全程监护可降低脑神经损伤发生率,一旦发生,可根据相应脑神经损伤程度与功能障碍情况酌情处理。

2.脑脊液漏　可有脑脊液鼻漏、耳漏、伤口漏等。术后少量脑脊液漏多可通过高头位卧床、降低颅压、禁止擤鼻和合理应用抗生素等促其自愈。脑脊液漏量大的应重新打开伤口做手术修补。

3.局部组织缺失　脑膜缺失可用于冻脑膜或自体阔筋膜修补,广泛的组织缺失则应采用转移皮瓣加以修复。

第八章 先天性鼻及鼻窦畸形

第一节 先天性外鼻畸形

先天性外鼻畸形是指机体在胚胎和发育过程中受到某种致畸因素(如遗传、环境等)的影响,使得在胚胎期颜面原基发育不良或颜面各隆嵴融合不全,导致鼻部发育异常而出现的畸形,是出生时机体就存在的一种鼻部畸形。临床表现呈多样性,包括斜面裂、鼻裂、额外鼻孔及双鼻畸形、管形鼻、钮形鼻、缺鼻、驼鼻、先天性鼻赘、先天性鼻尖畸形等。该疾患临床较少见,男女比例大致相同。

一、斜面裂

Moria 早在 100 余年前就曾描述过,将其称为斜面裂;按先天性颅面裂分类方法的 Tessier 分类法属 Tessier 3 型面裂。相对于常见的唇腭裂,该畸形是一种罕见的发生于颅面部软组织和骨骼的单发或复合性裂隙畸形,其新生儿的发病率为$(1.43 \sim 4.85) \times 10^{-5}$,其发病原因目前尚未完全阐明,可能是鼻泪沟未闭合完全所致。临床上较少见(图 8-1)。Tessier 3 型面裂如其他类型的颅面裂一样,由于涉及多种组织成分的缺损与畸形,必须有计划、分阶段地实施治疗。一般认为皮肤软组织缺损的修复可首先进行,骨缺损的重建可推迟到发育完成后实施,泪道系统的重建则于最后完成。具体病例如何治疗取决于畸形程度。

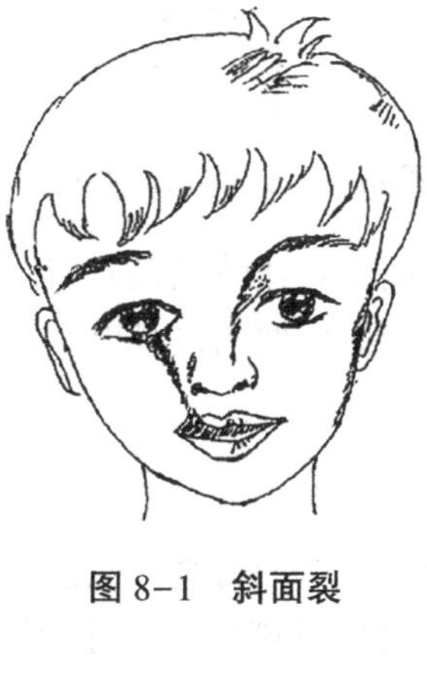

图 8-1 斜面裂

二、鼻裂

鼻裂又称二裂鼻。Sedano 等称其为额鼻发育异常序列征,而 DeMyer 则把这类畸形称为面正中裂综合征。本症少见,常与唇和(或)腭正中裂同时存在,裂沟常沿鼻中线纵行,鼻背增宽,眼间距增宽(图 8-2)。

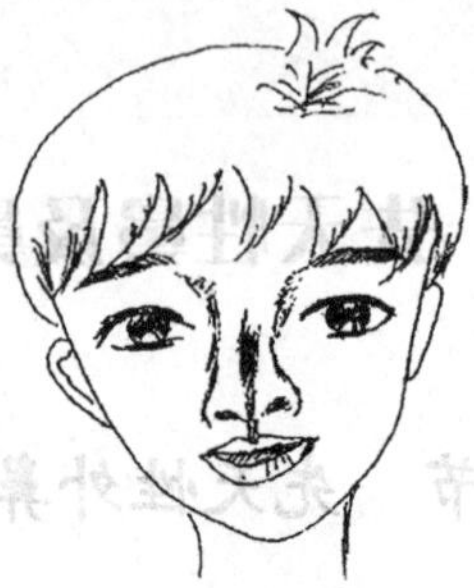

图 8-2 鼻裂

额外鼻孔及双鼻畸形：额外鼻孔指在两侧鼻前孔的上方即鼻尖外出现一额外鼻孔，形成“品”字形(图 8-3)；双鼻畸形为两个外鼻，四个鼻孔，呈上下或左右排列(图 8-4、8-5)。Reddy(1987)认为三鼻孔鼻腔畸形的发生是由于副嗅窝的存在所致，对于左右排列的双鼻，有学说认为此病为鼻梁中线存在深沟，将鼻裂成两部分，或因胚胎期二嗅囊间的间质组织未能演化成为一削薄挺耸的隔板，使鼻背部变宽，并呈现裂沟。Lindsay(1906)提出“返祖二分法”理论，认为胚胎时期四个鼻基板呈平行发育，在发育过程中，其中两个鼻基板被融合吸收。如未融合吸收，则形成双鼻畸形，部分融合吸收则形成不同程度的额外鼻孔畸形，即额外鼻孔畸形属于双鼻畸形的变异。

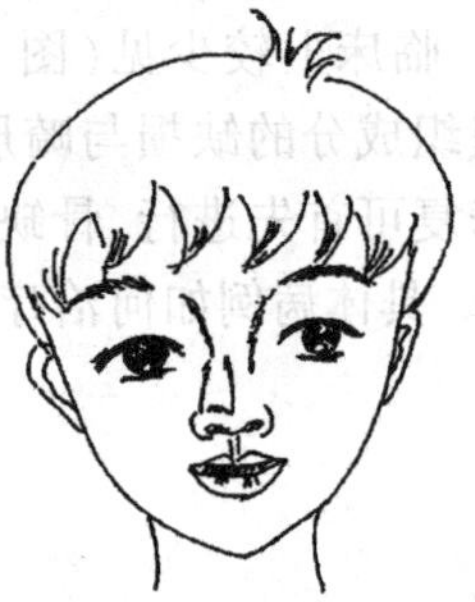

图 8-3 额外鼻孔

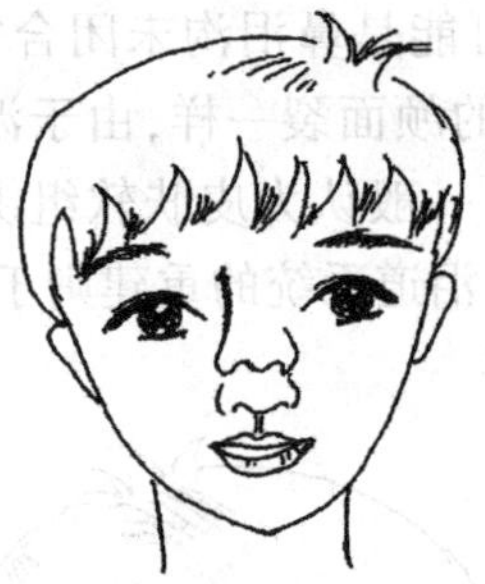

图 8-4 上下排列的双鼻

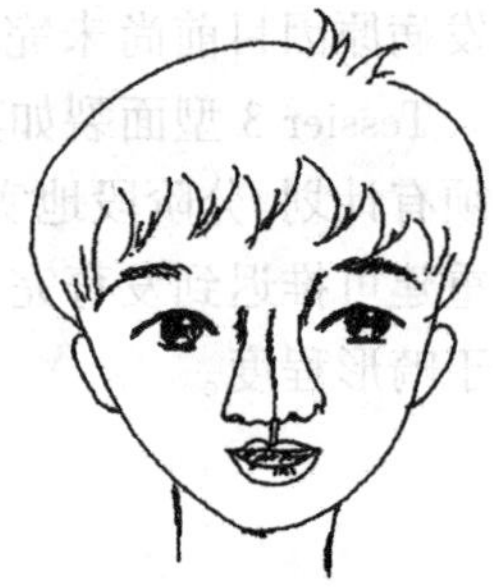

图 8-5 左右排列的双鼻

治疗：该病需手术治疗，应按畸形具体情况，制订整复手术方案。一般双鼻的两外侧鼻腔具有鼻甲结构，并可通入鼻咽部，但两内侧鼻腔常为盲腔。因此，如将两内侧鼻腔切除，即可将双鼻合成单鼻。

三、钮形鼻

钮形鼻是因外鼻呈纽扣状发育不全而得名。无前鼻孔发生，在相当于前鼻孔处仅有小凹。此畸形是因为鼻窝未下陷，也未与咽腔及口腔相通所致。

四、缺鼻

缺鼻又名外鼻缺损。在胚胎期，鼻额突和嗅囊不发育或发育不良或仅发育某一侧，则可发生无鼻或半鼻畸形(图 8-6~8-8)。

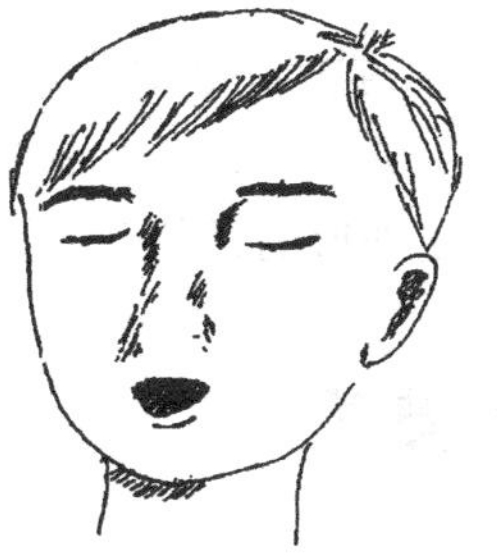

图 8-6　无鼻

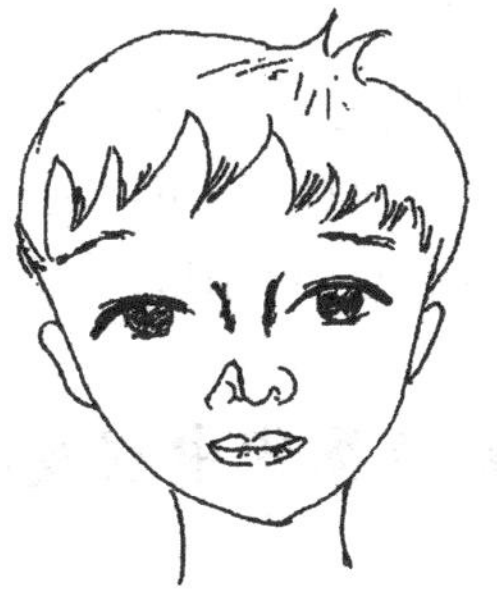

图 8-7　半鼻(正面观)

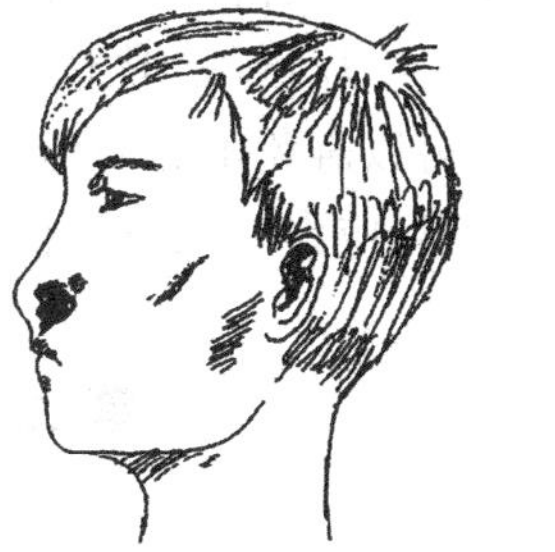

图 8-8　半鼻(侧面观)

治疗:需手术整形修复,对全缺鼻畸形者手术治疗时应党行上颌骨穿通达咽部,并植皮成腔,第二步行皮瓣造鼻术。

五、驼鼻

驼鼻曾名驼峰鼻,为一种常见的外鼻畸形。多为先天发育逐渐形成的鼻部形态变异;鼻部的外伤也可导致此畸形。其特征为外鼻的骨锥与软骨锥交接区鼻梁呈驼峰状或矩状隆起。驼鼻常可伴发鼻尖下垂畸形,形似鹰钩状,又称"鹰钩鼻"。

治疗:根据畸形的特征和范围选择整形手术,Joseph(1930)已报道了切除软骨的鼻整形术,Roe(1889)报道驼鼻整形术。至今驼鼻的整复手术已有较大进展。王恩远(1985)曾采用两侧鼻内切口进路行驼鼻整复术 7 例;而凌荧(1990)则应用改良的 Rethi 切口(即类似于蝶形切口)进路,在直视下行驼鼻整形术 16 例。李东等(1999)则根据驼峰鼻的解剖特点将其分为轻度Ⅰ型、轻度Ⅱ型,中度和重度 4 种类型,并设计了相应的两种手术方法:非截骨法和截骨法,均取得了满意效果。

六、先天性鼻赘

先天性鼻赘是胚胎发育中有原始胚胎组织存留,可能在鼻部出现各种赘生畸形。赘生物可取代原来的正常结构,或者另外长出。鼻侧喙畸形由 Selenkoff(1884)首先报道,其特点之一是伴有鼻周围其他器官的发育畸形。曾有文献记载一患儿于出生时即见其鼻尖有一球形赘生物随年龄增长而增大,上覆皮肤且表面长出细毛。经病理切片证实,其与鼻前庭为同一种组织。

治疗:多采取手术切除,行鼻再造。陈仁物(2004)提出直接利用侧喙鼻移植再造鼻,简化了手术,并获得良好的效果。

七、鞍鼻

鞍鼻是指先天性鼻梁塌陷或凹陷呈马鞍状,是较为常见的鼻部畸形。先天性鞍鼻多由遗传或发育异常所致,后天原因较多:①外伤所致鼻骨凹陷性骨折而未及时予以复位,日久发生陈旧性病变;②鼻中隔手术误将隔背软骨鼻背板部分损伤或切除;③鼻中隔脓肿致其软骨支架受损可导致鞍鼻;④梅毒以及先天性梅毒等可破坏鼻中隔的骨性及软骨性支架,形成广泛的瘢痕。从外观和畸形程度上,鞍鼻畸形分为单纯性和严重性鞍鼻两类。严重者,面部中央可因发育不良而下陷,呈“碟形脸”畸形。

治疗:行整形术是其根本性治疗方法。一般在患者年满18岁后再施行手术整形,这样可以避免术后畸形再发。单纯性鞍鼻畸形,可以通过充填垫高的方法矫正。严重鞍鼻畸形,应先加长鼻的长度,修复黏膜衬里,再添重组之支架,达到恢复外形的目的。

第二节 先天性鼻背中线皮样囊肿及瘘管

鼻背中线皮样囊肿及瘘管属先天性疾病。其膨大的部分称窦,有窦道穿通于皮肤表面与外界相通者则为鼻背中线瘘管;无窦口与外界相通则称囊肿,其内若仅含上皮及其脱屑者为上皮样囊肿,故含有真皮层的汗腺、皮脂腺、毛囊等皮肤附件者,谓之鼻背中线皮样囊肿。

本病较少见,偶见于婴幼儿及儿童,也见于成人。发病率为1/40 000~1/20 000。其发病率占皮样囊肿的1%~3%,占头颈部(上)皮样囊肿的3.7%~12.6%;男性多见,少数患者可以有家族史。囊肿可发生于鼻梁中线上的任何部位,但多见于鼻骨部,向深部发展多居于鼻中隔内。有瘘管者,其瘘口多位于鼻梁中线中段或眉间,有时还可有第二开口位于内眦处。

一、病理与生理

对于该病的病因学说,目前较为公认的是胚胎发育早期的外胚层被包埋所致。胚胎期硬脑膜通过在额骨后方的盲孔经鼻前间隙与外界皮肤相接处。当两侧内侧鼻突与额鼻突融合形成外鼻时,硬脑膜回缩,盲孔闭锁。若在硬脑膜回缩过程中与皮肤分离不彻底,可有部分外胚层组织滞存其回缩的径路上,形成窦道或囊肿。

二、临床表现

出现症状的年龄不等。有部分患者在较小年龄阶段即已发现鼻背部有小瘘口,或有局限性小肿块,随年龄增长而逐渐增大,有时会出现外鼻畸形,视囊肿大小,有的会出现鼻梁变宽、膨隆。若囊肿位于鼻中隔内,鼻中隔高位会向两侧膨隆,表面黏膜光滑,有时会出现鼻塞症状。瘘管也可能开口于鼻腔,瘘口处可挤出黄色油脂样或脓样物质甚至细小毛发。患者多有鼻背部沉重感。视患者年龄大小、囊肿或瘘管的部位和范围、有否感染史或手术史等因素不同而症状各异。

三、诊断

1.多于婴儿、儿童期被发现　症状不典型时,外鼻仅轻微隆起或鼻梁处出现一个凹点,直到病变扩大、炎症出现、分泌物排出发生时才被发现。典型症状可有鼻梁中线某处有局限性隆起或有鼻梁增宽,位于鼻梁上段过大的囊肿,可使眶距变大或眉间隆起。触及隆起处皮肤,觉其表面光滑且可有特殊移动感,压之可有弹性。瘘管可开口于外鼻或鼻腔内,挤压瘘口时可有皮脂样分泌物甚至细小毛发溢出。瘘管有感染者可有溢脓,瘘口周围红肿或有肉芽生长。

2.鼻腔检查　收缩鼻黏膜后仔细检查,可发现少数患者有鼻中隔后上部增宽。

3.影像学检查　在鼻背肿物诊断中非常重要,X 线检查可初步确定病变的部位及范围,如正位片可见鼻中隔变宽,分叉或有梭形阴影,临近骨结构受侵蚀,眶间距加宽,筛板骨缺损等。侧位片偶可查见鼻部有纺锤状或哑铃状阴影;必要时可行囊肿和瘘管的 X 线造影或断层拍片;若畸形病变有向颅内侵犯可疑者,则需行 CT 扫描或 MRI 检查。

4.穿刺检查　有助于确诊,穿刺可抽出油脂状物。

四、鉴别诊断

根据症状及检查所见诊断多无困难,但有时须与脑膜脑膨出、鼻胶质细胞瘤、鼻根部血管瘤相鉴别。

1.脑膜脑膨出　肿物可压缩、透光度常为半透明,患儿用力或啼哭时,以及轻压囟门或颈内静脉时,其肿物可略显增大或张力增加(Furstenberg 征阳性);或反之,轻压肿物时,前囟门稍向外凸。穿刺有助于鉴别,脑膜脑膨出可抽出脑脊液,而皮样囊肿则为油脂状物。

2.鼻胶质细胞瘤　是较罕见的神经组织的“良性肿瘤”;与脑膜脑膨出同属先天性神经源性鼻部肿物。常见于新生儿。因其肿物的囊腔与颅内不相通,故 Furstenberg 征阴性。胶质细胞瘤质较硬,覆盖的皮肤呈现毛细血管扩张。

3.鼻根部血管瘤　为中胚层鼻部肿物。血管瘤多为扁平状突起而并非呈囊状。Furstenberg 征阴性。

五、治疗

主要为手术治疗。就手术时机而言,目前多数学者建议早期切除鼻背中线皮样囊肿及瘘管。理由是为避免鼻背中线皮样囊肿扩大,最大限度缩小病变对鼻骨及鼻软骨损害或清除颅内病变。

手术方式包括:①鼻背中线垂直(或“Y”形或“T”形)切口;②鼻根部横切口+瘘口周围环切;③鼻背中线垂直切口+瘘口周围环切;④鼻额骨切开进路:对于扩展到颅内的鼻背中线皮样囊肿及瘘管,可以采用鼻额骨切开进路;⑤内镜辅助下鼻皮样囊肿切除术。前四种术式切口均有损面容,但对于婴幼儿鼻腔较狭窄,不宜行鼻内镜操作的也可以考虑选用。在此主要论述一下内镜辅助下鼻皮样囊肿切除术,1998 年 Weiss 等介绍了 2 例先天性鼻皮样囊肿,在鼻尖或在鼻底做切口后,在内镜辅助下摘除鼻皮样囊肿。王荣光等(2006)介绍了在内镜下经鼻中隔进路行鼻皮样窦囊肿切除手术取得良好效果。该手术方法的优点是在内镜下操作,手术创伤小,没有颜面部瘢痕,不损伤鼻部骨性和软骨性结构,采用造袋术的方法,不需要完全切除囊壁,只要鼻中隔造瘘口宽大、引流通畅,囊肿就不会复发。但该种方法是否适用于儿童患者还有待观察研究。

第三节　鼻孔闭锁与狭窄畸形

一、前鼻孔闭锁及狭窄

前鼻孔闭锁及狭窄,是指由先天性疾病、外伤及后天性疾病所致的鼻腔前段通气障碍,称为前鼻孔闭锁及狭窄。属先天性者少见,多为后天性疾病。

1.病理与生理

(1)后天性造成的前鼻孔闭锁及狭窄的病因主要为鼻部外伤,如鼻底裂伤、化学腐蚀伤、烧伤或烫伤;医源性闭锁见于手术不当;鼻部特殊感染,如梅毒、麻风、鼻硬结症和雅司病等;某些皮肤疾病,如患者本身为瘢痕体质者则尤甚。

(2)先天性者,是由于在胚胎正常发育的第2~6个月期间,鼻前孔暂时为上皮栓所阻塞,若6个月后上皮栓仍不溶解消失或溶解不完全,形成膜性或骨性间隔时,将导致先天性前鼻孔闭锁及狭窄,但少见。另外,也见于先天性梨状孔狭窄和闭锁,它是继发于上颌骨鼻突的过度发育,多为骨性闭锁。

2.临床表现　鼻塞几乎是唯一症状,且与其闭锁或狭窄的程度成正比。新生儿若患先天性双侧前鼻孔闭锁时,则病情危重,可发生窒息、营养严重障碍、吸入性肺炎。部分儿童由于双侧前鼻孔闭锁而长期鼻塞和张口呼吸,引起面骨发育障碍,出现硬腭高拱、上切牙突出、牙列不齐等类似"腺样体面容"。该闭锁多为膜性,厚2~3mm,位于鼻缘向内1~1.5cm处,中央若有小孔则可稍微通气。

3.诊断　根据病史 临床表现及体检情况诊断并不困难,为明确闭锁的性质及制定手术方案,必要时可行CT检查。

4.治疗　对新生儿先天性双侧前鼻孔膜性闭锁,先以粗针头刺破闭锁膜,再置一短塑料管并妥善固定,以作扩张之用;对后天性者,可行手术切除栓塞物并行前鼻孔整形术。常规鼻孔整形术包括单纯切开术、切除瘢痕皮片移植术,前者易发生在此再次狭窄,基本很少使用,后者仍在使用。随着科技的发展、激光的使用、鼻内镜手术的发展,目前有文献报告,激光治疗前鼻孔闭锁、鼻内镜下颊黏膜移植治疗前鼻孔膜性闭锁。手术方法如下。

(1)瘢痕切除皮片移植术

1)术前准备:备两处皮肤,一为术区及其附近,二为大腿内侧皮肤。术前约30分钟,口服苯巴比妥,需全身麻醉者皮下注射阿托品。预先选择几种不同直径的硬硅胶或塑料短管消毒备用。

2)麻醉:成人多用局部浸润麻醉或酌情加用面部的神经阻滞麻醉,幼小患者或不宜局部麻醉者可用全麻。

3)操作步骤:①体位:平卧,肩下垫枕,头后仰;②切口:在相当于鼻缘处,右侧做近似"么"形切口,左侧则反之;彻底切除鼻前庭内瘢痕组织,充分扩大前鼻孔并形成移植床;③准备皮片管:取大腿内侧的替耳后皮片,裹衬于已备好的管径适宜的胶管上,皮片边缘对缝数针，使成为创面向外的皮片管，两端缝于胶管上作固定；④植入皮片：将皮片管经新前鼻孔置于移植床上，皮片管下缘与前鼻孔创缘间断缝合，胶管内填以碘仿或凡士林纱条。

4）术后处理：术后须注意应用抗生素。48~72 小时后更换胶管内纱条。管内不填塞纱条后，可滴入抗生素类药液。5~7 天拆线。为防止鼻前孔发生瘢痕收缩，胶管须持续置放，不应少于半年。

（2）CO_2激光治重建前鼻孔

1）麻醉：同瘢痕切除皮片移植术。

2）操作步骤：①患者取坐位，鼻部常规消毒、铺巾；②采用 CO_2 激光器，功率 10~10.2W（波长 10.6μm）烧灼闭锁的前鼻孔瘢痕组织、孔缘周边，扩大鼻前庭区，平整创面：③充分止血，以合适的硅胶管放入双侧鼻前庭内，压迫、扩张。

3）术后处理：同瘢痕切除皮片移植术。

（3）鼻内镜下颊黏膜移植治疗前鼻孔膜性闭锁

1）麻醉：同瘢痕切除皮片移植术。

2）操作步骤：①开口器暴露口腔：自口腔内侧颊部取长方形颊黏膜瓣约 1.5cm×4cm 大小，厚 0.2~0.4cm，包括黏膜和黏膜下层，取材时注意避开腮腺导管，取材部位选择黏膜松弛处，以便对位缝合；②准备皮片管：将取出组织创面向外，置于准备好的扩张管上，边缘相对缝合形成管状；③鼻内镜下环形切除瘢痕组织，形成新鲜黏膜创面，宽度约 1cm；④植入皮片：置入硅胶扩张管，用丝线缝和固定于鼻翼。

3）术后处理：同瘢痕切除皮片移植术。

二、后鼻孔闭锁

后鼻孔闭锁为一少见畸形。2 个多世纪前 Roederer（1755）发现本病；Otto（1814）首次论及先天性后鼻孔闭锁，新生儿中先天性后鼻孔闭锁的发生率为 1/8000~1/5000，单双侧发病比率为 1.6∶1，男女发病率基本等同，病因发生迄今未明，大多认为是先天发育缺陷，常伴有其他发育畸形（如 CHARGE 综合征）。

1.病理与生理　闭锁的病因有先天性和后天性之分，先天性者多见；闭锁的程度有单侧、双侧、完全和部分闭锁之分，双侧者多见。闭锁隔的性质有骨性、混合性、膜性之分。先天性者约 30%为单纯骨性闭锁，70%为混合性；后天性者皆为膜性。闭锁隔病理上由三层组成，即鼻腔黏（骨）膜、鼻咽黏（骨）膜和中间的骨板层（偶尔含软骨、肌肉纤维、淋巴组织），大多周边厚而中央呈小凹陷。骨性的闭锁隔多由扭曲形骨片所构成；混合性者则既含骨片又有软骨。闭锁隔可厚达 1~12mm。多数在 2mm 左右，但常为周边厚、中央薄。有时中央可见小孔，但患者仍觉鼻塞。先天性的膜性隔可菲薄如纸，但少见。闭锁隔（或膜）可分为 4 缘 2 面：下缘位于腭板上；上缘附着于蝶骨体下；外侧缘与蝶骨翼突内侧板和腭骨垂直板相接；内侧缘多在犁骨侧面；前为鼻面；后为咽面。两面的黏膜分别与所在腔体的黏膜相延续。闭锁隔多呈偏转倾斜状：从横断面观，闭锁板的内侧缘与犁骨中部成锐角；从矢状面观，其下缘与腭板也成锐角。故在其鼻面和咽面各有一楔形盲囊样腔隙:鼻面的位于外上,咽面的位于内下。此腔隙于术中需先探明。

(1)先天性病因:有关先天性后鼻孔闭锁的致畸学说较多,目前较为认同的是颊鼻膜胚胎性残留学说。正常胚胎第27天~6周时,位于原始鼻腔与原始口腔间的间隔——颊鼻膜应消失而形成原始鼻腔,如此膜所含间叶组织较厚,未能吸收、穿透,则形成闭锁间隔。间质组织内有来自鼻中隔和腭突的细胞成分的掺入。视其掺入的量不同而闭锁隔的性质各异:掺入量小,闭锁隔可为膜性;若较大,则可形成混合性,甚至为厚实的骨性。另外还有:

1)颊咽膜上端未溶解学说:胚胎第4周时颊咽膜溶解破裂,原口与前肠相通。因颊咽膜的上端在腭平面以上,若不溶解吸收则可发展为本病。

2)骨性后鼻孔异常发育学说:蝶骨体及其翼突内侧板、犁骨后缘及犁骨翼、腭骨水平部共同围成后鼻孔。若上述各骨过度增生,可形成既有软骨又有骨质的混合性闭锁,其中软骨部分可能来自腭骨。

3)鼻突和腭突异常发育学说:认为本病是因环绕颊鼻膜的鼻突和腭突区异常发育所致。

4)上皮栓块演化学说:认为胚胎期后鼻孔出现后,其一侧或两侧为上皮栓块所堵塞,后者逐渐演化发展成为膜性或骨性闭锁。

(2)后天性病因:为后鼻孔附近曾患结核、梅毒、硬结病等,以及曾遭意外重伤或曾行腺样体手术,预后瘢痕形成闭锁,故皆为膜性闭锁。闭锁膜的形状不如先天性者规则光滑,也非仅局限于鼻后孔处。

2.临床症状　先天性者主要症状是流白黏涕,嗅觉丧失,张口呼吸,哺乳困难,吮奶或闭口时呼吸困难加重,张口啼哭时症状明显缓解。患者症状的轻重缓急,与闭锁程度或性质有关;尚与患者年龄有关。新生儿难于用口呼吸,是由于在解剖及生理方面有其特殊性。先天性双侧完全性后鼻孔闭锁者,出生后即有严重呼吸困难、发绀、甚至窒息。有些患儿的症状虽不如上述严重,但每于吮奶或闭口时呼吸困难加重,明显发绀,拒绝吸吮。而张口啼哭时,症状反而显著改善或消失。再次吮奶或闭口时,症状又出现,故呼吸困难常呈周期性发作。因吮奶不便而致营养障碍,加之不能经鼻呼吸而易罹患肺炎甚至夭折。若能幸存下来,需经历约4周才逐渐习惯用口呼吸,但吮奶时仍有憋气。随着患儿年龄增长,症状可日趋减轻。少数先天性双侧闭锁患儿,也可无上述症状。先天性者若在幼年时曾被忽略,后来仍可追询出患者自幼即有患侧鼻孔不能通气,或不能擤出鼻涕,婴儿时期曾有吮奶及呼吸困难等病史。先天性单侧后鼻孔闭锁者,吮奶时可出现气急,平时可无明显症状。但有一种情形须加重视,即已习惯用健侧鼻孔呼吸的先天性单侧闭锁幼婴,若健侧偶然堵塞,可能会突发窒息。

先天性者常伴发其他畸形,如硬腭高拱、两歧腭垂、面骨不对称、扁平鼻、鼻翼软骨裂、双耳垂、先天性耳前瘘管、外耳道闭锁、先天性虹膜缺损、多指畸形、先天性心脏病、颌面成骨不全综合征、以及眼部、肠道及泌尿系统的畸形等,并发现有遗传倾向。

后天性后鼻孔闭锁者的症状,与导致闭锁的原发疾病、闭锁部位、病变范围、病程久暂及有无并发症等皆密切相关。

3.诊断

(1)常规检查:患儿拒奶及有较典型周期性呼吸困难,每当张口啼哭或行压舌检查时症状立见缓解。稍大的患儿可见其以口呼吸,患侧前鼻孔内充满黏液但无气泡。由患鼻分泌出的黏性蛋白状物,刺激鼻翼及上唇等处而皮肤发红或出现湿疹。双侧闭锁的成年患者,因其长期用口呼吸,可有硬腭高拱,上列切牙不整。单侧闭锁者则见其鼻中隔偏向患侧。

(2)其他检查:对怀疑本病者,确诊还可用下列方法辅助检查,最基本的检查方法是:棉絮试验、经鼻触探、滴鼻反流、鼻咽指检、X 线造影、纤维鼻咽镜检及电子鼻咽镜检等。对婴幼儿拟诊先天性后鼻孔闭锁的病例,螺旋 CT 检查应列为首选检查方法。

4.鉴别诊断　先天性双侧闭锁者及后天性闭锁者,因其各自的病史及临床表现多较典型,一般不难确诊;先天、后天性闭锁两者之间,因各具临床特点,也易鉴别;唯先天性单侧闭锁者易于疏漏或误诊。

应与之鉴别的疾病有:先天性鼻咽闭锁、新生儿窒息、鼻后孔息肉、腺样体肥大、先天性心脏病、胸腺肥大症、先天性鼻部皮样囊肿、鼻后孔或鼻咽部肿瘤,以及局部的炎症或异物、鼻腔或鼻咽粘连、脑膜脑膨出、先天性小颌畸形等。

5.治疗

(1)双侧先天性后鼻孔闭锁者,出生后即出现呼吸困难和发绀,需气管插管和经口腔胃管喂食,必须尽早处理。单侧闭锁者可延期手术。紧急救治:当婴儿出现窒息时,须立即以手指或压舌板将舌压下,使其离开软腭,开通呼吸道。然后将小号的口咽通气管或其顶端已剪开扩大的橡皮奶头,置于婴儿口内,并以胶布或系带妥善固定。

(2)鼻后孔闭锁成形术是其根本性的有效方法。选择手术的时机、路径及方法,应视患者的年龄、闭锁的病因、性质以及全身状况等而定。就时机而言,以往意见不一。一般有宜早手术和暂缓手术两种意见,大多是针对先天性者的。尤其对新生儿先天性双侧闭锁者,多数赞成宜早施术。主张尽早手术者认为,长期张口呼吸势必会影响患者体质和颌面骨的发育,而主张晚手术者主要是顾忌手术与麻醉的风险,如果患儿出生后无明显呼吸困难和发绀,多建议推迟手术至 2 岁左右进行。

路径及方法:20 世纪 90 年代以前多采用传统术式,如鼻腔径路、硬腭径路、鼻中隔径路及上颌窦径路 4 种。但传统经鼻手术视野狭窄,手术带有一定的盲目性,不易彻底切除闭锁隔,术后再发狭窄、闭锁的概率较大。经硬腭径路需去除大部分硬腭,影响腭骨发育,且手术时间长,出血多,并有可能造成腭瘘,术后面部疼痛之虞;经上颌窦径路和鼻中隔径路有可能影响鼻中隔和上颌的发育。Stankiewicz 1990 年首次将鼻内镜应用于治疗先天性后鼻孔闭锁,随着鼻内镜手术的广泛应用和日趋成熟,鼻内镜下的各种手术术式越来越多,传统术式已为鼻内镜术式所代替,极少施用,在此不予赘述。

鼻内镜下后鼻孔成形术具有手术损伤小、视野清晰、出血少、术后恢复快、成功率高、并发症少等优点。鼻内镜术式主要有以下几种。

1)经鼻鼻内镜常规术式:利用鼻内镜常规设备(包括电钻、电动吸切器)来重建后鼻孔通路。具体方法如下:平卧,肩下垫枕,头后仰位,头略偏向右侧。气管内插管全麻。

应用鼻减充血剂收缩鼻腔黏膜及鼻甲。在鼻咽部放置纱布团，作为定位标志，使用 4mm 或 2mm 零度鼻内镜，用射频针在鼻中隔后部、闭锁板前方做切口，然后向上、向下扩大切口，外侧至鼻腔外侧壁，两侧均做切口，将黏膜掀起，在鼻中隔后部，用加长电钻或刮匙去除闭锁骨板，钻孔尽可能在闭锁骨板的内下部，此处骨质最薄，也最安全。如仅为膜性闭锁或骨板很薄也可用电动吸切器切除闭锁的骨板或膜。切除范围向外侧扩大至腭骨垂直板和翼内板，向下达腭骨水平板，向内达鼻中隔，向上至蝶窦。扩大闭锁板的骨孔时，注意不要损伤鼻咽侧的黏骨膜、咽鼓管、颅底、蝶腭神经血管束、蝶窦等重要结构。术毕鼻腔放置 4mm 内径的聚乙烯扩张管，通过新成形的后鼻孔，但不接触咽壁，以免进食反流及不适。将扩张管固定在鼻中隔或上唇部。术后全身应用足量有效的抗生素 1 周，预防感染。对婴幼儿应严密观察，加强护理，如给氧、吸“痰”、除痂等。术后早期，对留置于新生儿鼻中的扩张管，须予以特别重视，保持通畅，严防脱落，以保障有效的“用鼻”呼吸。床边宜预备等同型号的硅胶扩张管，以防管腔堵塞或扩张管脱落后，患儿发生窒息。术后 48 小时抽除术中所填压的凡士林纱条，每日换药。局部治疗：如给予 1%~3% 链霉素液滴鼻、应用润滑油、雾化吸入疗法，防止鼻腔干燥。6~8 周后拔除扩张管。

2）经鼻鼻内镜 CO_2 激光重建后鼻孔：在鼻内镜直视下，以镰状刀切开后鼻孔闭锁处，对膜性闭锁可采用 CO_2 激光气化，具有出血少、组织损伤轻及术后瘢痕少等优点。如为骨性闭锁可配合 4mm 电钻钻孔，其余处理同上。

3）经鼻鼻内镜 KTP 激光重建后鼻孔：CO_2 激光矫正后鼻孔闭锁精确而且因软组织及骨组织汽化而无出血。然而，对于早产儿，他们的鼻孔太小，CO_2 激光束无法插入或无法在显微镜下获得足够的视野瞄准。近年来有文献描述了对后鼻孔闭锁修复的 KTP 或钬激光的创新性的使用。这些激光通过一个 0.6mm 的光导纤维传递，已用于重建后鼻孔闭锁。手术采取经口插管全身麻醉，鼻内镜下用 KTP 激光在后鼻孔闭锁或狭窄区切出合适大小的孔径来重建后鼻孔通路。KTP 激光的波长特点使术者能在切开膜性和骨性闭锁区的同时有效止血。手术中鼻咽部放置湿棉垫以吸收激光穿透产生的能量，保护鼻咽黏膜。术后鼻内放置硅胶固定模，以重建气道及防止后鼻孔狭窄。固定模的大小视患者情况而定，新生儿通常放置直径 4mm、较年长儿为 7~8mm 的固定模。术后定期清洁和调节模的位置，必要时更换固定模以适应患儿的生长发育。鼻内镜下 KTP 激光治疗先天性后鼻孔闭锁安全有效。

第四节　鼻窦发育异常与畸形

鼻窦发育异常与畸形是指由于先天或后天的各种原因导致鼻窦发育出现某种或某些变异或异常，且因此出现不适症状或有病理表现者。此外，外伤、肿瘤压迫或侵蚀等机械性损伤有时也可导致鼻窦畸形。本节就鼻窦发育变异或异常，并结合临床诊断、治疗有关问题予以阐述。

一、概述

1.鼻窦发育异常　鼻窦发育通常认为是通过骨吸收气化形成。鼻窦起源于软骨性鼻囊,鼻窦的发生是鼻腔黏膜向软骨性鼻囊内生长的结果。导致鼻窦发育异常的原因、机制主要为以下几方面。

(1)先天性胚胎发育障碍:表现为单个或多个鼻窦未发育或缺失,甚至单侧或双侧全组鼻窦完全缺失。可伴有患侧缺鼻畸形,或颌面部的其他先天性畸形。

(2)后天性因素:可能与内分泌紊乱、炎性感染、局部外伤、营养障碍、气候环境及生活条件等因素,导致松质骨吸收不良或其影响发育有关。多数学者认为甲状腺、肾上腺皮质、垂体、性腺等功能障碍,将影响鼻窦发育,如巨人症的患者鼻窦发育过度,而佝偻病和侏儒症的鼻窦则发育不良。炎症学说者认为鼻窦的气化过程与乳突气化类似,婴儿鼻腔炎症可影响鼻窦的气化。此外还有黏液囊肿自发性引流后改变、形成了单向活瓣、产气微生物作用等。

2.鼻窦变异与畸形　不同个体的鼻窦,其处于颅骨中的位置,窦腔的形状、容积、分隔等方面差异颇大;即使同一个体两侧鼻窦的状况也不完全相同。没有与鼻窦变异相关的临床表现时,应归为生理性变异;只有当鼻窦变异导致临床症状或病理表现时才能诊断鼻窦畸形。鼻窦通常出现的变异主要有 3 种。

(1)鼻窦仅部分发育、完全未发育或缺失。

(2)鼻窦过度发育,扩张至通常情况所不能到达的颅面骨区域。

(3)鼻窦的正常间隔阙如或出现异常间隔。

二、上颌窦发育异常与畸形

1.上颌窦发育不全或缺失　上颌窦缺失者极为少见,可伴有钩突发育不全或同侧缺鼻畸形,同时面颊部深凹或两侧不相称:或两侧均显陷入,形成所谓“凹脸”。1989 年 Geraghty 等提出上颌窦发育不全的诊断标准:①眼眶垂直径增大;②眶下神经血管管道外移;③犬齿窝抬高;④眶下裂增大;⑤翼腭裂增大。

遇此情况手术时易误入鼻腔或不易进入窦腔,应近眶下凿开其前壁进入。由于上颌窦发育不全者,眼眶容积增大,眶底较低,手术中必须小心防止损伤眶底。

上颌窦发育不全的类型见表 8-1。

表 8-1　上颌窦发育不全的类型

类型		发育状况	发生率/%
Ⅰ型	轻度发育不全	钩突发育正常 筛漏斗发育良好	1.4
Ⅱ型	明显发育不全	钩突发育正常或不全 同侧眼眶扩大	1.2
Ⅲ型	重度发育不全	上颌窦呈裂隙状伴或不伴软组织密度混浊钩突阙如 同侧眼眶扩大	1.6

2.上颌骨过度发育　上颌窦发育与上颌骨和上颌牙齿的发育密切相关。窦腔过度发育时可向四周扩张;向各个方向扩张可致窦壁菲薄,甚至缺损;各窦腔或隐窝发育过度,

可致面颊部膨隆;窦腔口狭窄导致引流不畅可致囊肿。

3.上颌窦间隔异常　上颌窦内存在间隔形成两个或多个窦腔。异常间隔者中,约半数为垂直间隔,又分为冠状间隔和矢状间隔,此外还有水平间隔、斜行间隔及不完全间隔。

(1)垂直间隔:①冠状间隔将上颌窦分为前后两腔,两窦腔可均开口于中鼻道,或后方窦腔开口于上鼻道;②矢状间隔分上颌窦为内外两腔,外腔密闭,内腔通入中鼻道;③内外腔之间也偶有小孔相通。

(2)水平间隔:分上颌窦为上下不通两腔,上腔引流入上鼻道,下腔引流入中鼻道,或两腔皆开口于中鼻道。

(3)斜行间隔:分上颌窦为前下与后上两腔。

(4)不完全间隔:形成骨嵴,分成互相交通的两个以上的窦腔。眶下管过度发育突入上颌窦内,隆起形成矢状隔嵴,手术时应避免伤及眶下神经和血管。

多窦腔畸形常使上颌窦疾病的诊断、治疗发生困难,如穿刺冲洗或进行手术时,仅进入一腔,易忽视另一腔的病变,CT诊断与临床治疗均应引起重视。

三、筛窦发育异常与畸形

筛窦发育的变异较大,可由4~30个气房构成(成人筛窦每侧含4~17个气房;发育良好的筛窦可达18~30个气房),气房数目因人而异,但一般不超出筛骨范围。当筛窦过度发育扩张到临近骨质时,气房骨壁变薄,甚至缺失,窦腔黏膜可直接与眶内、脑膜、海绵窦、视神经等接触,视神经也可被广泛气化的后组筛房包绕。认识筛窦变异意义在于指导临床手术,以免发生严重并发症。

1.筛窦发育不全或缺失　筛窦缺失极为少见,但后组筛窦有时缺失,约占2%。可能是前组筛窦过度发育或蝶窦气化良好,向前扩张与前组筛窦相连,致后组筛窦发育受阻。

2.筛窦过度发育　筛窦过度发育变异最常见。过度发育的筛房向四周扩张,可以向筛外侵及。分述如下。

(1)前后组筛窦向额骨眶上板扩张,形成眶上气房,可突入额窦。前组筛窦气房向额窦扩张,形成筛额气房,上方与额窦壁相邻,炎症时类似额窦炎,临床上难以鉴别。突向额窦底部形成额泡,在额窦手术时可能进入此气房。

(2)鼻丘气化时则可形成鼻丘气房,可向泪骨、上颌骨、额骨、鼻骨等方向气化。鼻丘气房过度发育或发生炎症时可阻塞额窦引流,引起额窦炎;或阻塞鼻泪管,引起溢泪;向后发展,可挤压筛泡导致筛漏斗狭窄,引起前组鼻窦炎。据报道,有额窦炎组的鼻丘气房的最大纵向垂直径明显大于无额窦炎组,说明鼻丘气房的气化发育是临床上额窦炎发病的主要解剖因素之一。鼻丘气房过度发育向上可达中鼻甲前上与颅底附着部,开放时可伤及颅底,或损伤中鼻甲前上附着缘致术后中鼻甲外移与额隐窝粘连。

(3)筛窦向眶下板气化,形成筛泡以下沿上颌窦顶壁、眶纸板下部的气房,称为Haller气房。发生炎症时临床表现与上颌窦炎相似。Haller气房影响上颌窦引流,是引起上颌窦炎或术后复发的重要原因。在鼻窦手术时需先清理此筛房的病变,彻底开放Haller气房是保证上颌窦中鼻道开窗不再发生阻塞的重要因素。

(4)开口于漏斗的筛窦气房又名 Boyer 气房。筛泡过度气化、钩突气化及其发生炎症病变可以阻塞中鼻道,影响中鼻道的引流,处理鼻道窦口复合体时必须清除。

(5)前后筛窦发育不一致时,筛板前后高低不一,形成"双层筛板",或筛窦向鸡冠气化,鼻内筛窦手术时,易误伤颅底或发生脑脊液漏。炎症病变时可以解决引流为主,避免以求彻底而发生颅内并发症。

(6)前后筛房气化进入上鼻甲、中鼻甲或下鼻甲前端,形成泡性鼻甲,以中鼻甲常见。如引流受阻塞可成为囊肿。韩德民等在 1000 例鼻内镜手术和 975 例 CT 片中发现中鼻甲气化为 40%。Bolger 将中鼻甲气化分为三型:①板状型:气腔位于中鼻甲垂直板内;②泡状型:为中鼻甲下部气化;③广泛型:中鼻甲垂直部和下部均形成气腔。

中鼻甲气化影响鼻窦引流,是引起鼻窦炎的重要解剖学因素。

(7)后组筛房可向外上气化,居于蝶窦前上方或外侧,形成蝶上筛房或蝶旁筛房,如与视神经管紧邻甚至包绕视神经管或延伸至视神经管上方并出现视神经结节时称为 Onodi气房。感染时易误为蝶窦病变。手术中应注意避免损伤视神经。

(8)此外,后组筛房可向翼板、颚骨眶突、蝶骨翼突、前床突等气化。一侧筛窦可气化伸入鼻中隔上部,甚至经此扩展到对侧,手术时可经此进入对侧鼻腔。

四、额窦发育异常与畸形

额窦变异较为常见,表现为窦腔发育不全或缺失、两侧窦腔容积不等甚至相差悬殊、过度发育、间隔异常等。

1.额窦发育不全或缺失　额窦发育不全者为 2%~20%,窦腔可小如蚕豆,容积小于 1mL,常位于眼眶的内上角。小额窦也可呈裂隙状位于额骨深处。一侧或双侧额窦完全不发育者,或仅有厚实的额骨,称为额窦缺失。

2.额窦过度发育　额窦过度发育容积可达 40mL 以上,过度气化的额窦,向上可达额骨鳞部较远处;可经眶上或眶顶之后向两侧扩张,少数可至蝶骨大小翼或额骨颧突;向深部可达筛骨、蝶窦前壁和鸡冠;向前下可至鼻骨上部或上颌骨额突。临床上脑发育不全或脑萎缩者,同侧或双侧额窦往往代偿性增大,以填补颅内空隙。伴额窦过度发育者手术时,应注意以下几点。

(1)窦腔各壁常有骨嵴突起,其间形成不规则的小窝,有时可呈封闭的气房状。术中须将其用刮匙刮除或凿平,以利于术后引流。

(2)窦腔的后壁或下壁变得极为菲薄甚至缺损,窦壁黏膜与脑膜或眶内组织直接接触,术中剥离黏膜时易误入颅内或眶内;窦内的感染也易向颅内或眶内扩散。

(3)若额窦气化扩张至鸡冠,嗅球可呈嗅嵴状隆起于窦内,手术中应注意避免损伤。

(4)额窦气化向筛骨扩张时,可有一骨管横行于额窦内,该骨管有筛前神经和血管穿行。手术时不可损伤该骨管。

此外,额窦异常扩大可致突眼和两侧不对称畸形,诊断时需与囊肿、骨髓炎、肿瘤等鉴别。

3.额窦间隔变异　额窦中隔偏斜可使两侧窦腔不对称，严重者两侧窦腔容积有4~5倍差异，但额窦中隔的根部很少发生偏斜，且额窦开口多位于前壁的最下部位，手术时宜于此处进入窦腔。若健康的大窦在额部占据整个额区，而有病变的小窦位于深面，手术时，需经过大的窦腔方可进入小窦。

额窦腔内可出现半骨隔或骨隔。半骨隔多发生于窦腔的上部，为额窦腔过度扩张时，因板障较为坚实而不能被完全吸收所致。骨隔可呈矢状、冠状或水平位，分隔窦腔成左右、上下或前后部分。也有学者认为多窦腔额窦畸形实为筛窦异常发育，突入额骨的鳞部所致。

五、蝶窦发育异常与畸形

1.蝶窦发育不全或缺失　蝶窦一侧或两侧不发育属少见，据卜国铉统计观察为1%。为筛房过度发育或对侧蝶窦气化超过中线妨碍窦腔发育所致。

2.蝶窦过度发育　蝶窦过度发育，其扩张可达蝶骨各部，甚至上颌骨、额骨、腭骨、筛骨、鼻中隔等。蝶窦过度发育与颅前、中、后窝更加接近，并与海绵窦、颈内动脉、视神经、蝶腭神经节以及经眶上裂的关系更加密切。蝶窦发生病变，可出现各种并发症或综合征，分述如下。

（1）蝶窦常向蝶骨各部扩张，尤易使大小翼气化，也可向下扩张到翼板，向上伸入前后床突，向前伸入蝶嘴。此时，蝶窦与视神经、颈内动脉、海绵窦、眶上裂的第Ⅲ、Ⅳ、Ⅴ、Ⅵ对脑神经、翼管神经等更为接近。故蝶窦发生病变时，可并发单眼或双眼失明、海绵窦综合征、眶尖综合征、展神经麻痹、蝶腭神经节综合征、垂体综合征等。蝶窦过度发育以致窦腔骨壁菲薄甚至阙如，颈内动脉可膨突于窦腔内，行蝶窦手术时应注意避免损伤。

（2）蝶腔扩张入翼板、腭骨眶突，形成翼窝或腭窝；同时有蝶骨大翼气化的侧窝，其底为翼腭窝顶，前壁为翼腭窝后壁，与蝶腭神经节接近。病变时可致蝶腭神经节综合征。

（3）蝶窦腔可向后下伸入枕骨基部与枕骨大孔接近，气化广泛者，窦腔与脑桥、延髓基底动脉、侧窦及岩下窦相邻。经蝶窦手术时，应注意避免损伤其后的脑干、静脉窦等。

（4）蝶窦腔向前扩张入眶上板，与眶上板的额窦相邻；如扩张入筛骨，与前组筛房接近，可抑制后组筛房的发育。

（5）蝶窦腔向前下扩张入犁骨、腭骨垂直板及筛骨形成腭窝或筛窝，并可经腭骨的眶突和翼板，向前与上颌窦后壁相邻。蝶窦与上颌窦之间骨壁有时缺损，两者可交通。

3.蝶窦间隔变异　包括蝶窦间隔缺失、偏斜及出现异常的多间隔等。蝶窦中隔缺失时形成一个大的窦腔，有学者认为是一侧窦腔过度发育，致另一侧未发育。中隔偏斜可致两侧窦腔相差3~4倍。变异的垂直或水平间隔，可将蝶窦分为前后或上下两腔；多间隔可分隔蝶窦成多窦腔。蝶窦发育的分型见表8-2。

表 8-2　蝶窦发育的分型

类型	蝶窦发育状况	发生率/%
未发育型	蝶窦未气化无窦腔,鞍底全为松质骨	1
甲介型	蝶窦略有气化,发育很小	2
鞍前型	蝶窦发育较小,鞍底大部分为松质骨	3
半鞍型	蝶窦发育尚可,鞍底后半部为松质骨	8
全鞍型	发育良好,鞍底与窦腔仅薄骨板相隔	55
枕鞍型	过度发育,已扩张至枕骨	21
额面分隔型	窦内有一额面分隔,将窦腔分为前后两个腔	9
冠面分隔型	窦内有一冠面分隔,将窦腔分为上下两部分	1

六、展望

因鼻窦畸形引起不适症状或病理表现者,经手术治疗,畸形可得到矫正,症状可缓解或消失。因此明确鼻窦变异,有助于指导临床实践,以免在诊断、治疗中发生误诊、漏诊或导致严重的手术并发症。导致鼻窦发育异常或畸形的机制尚不完全清楚,尚待更深入的鼻腔一鼻窦显微解剖及组织病理学研究。鼻科学向电镜、免疫电镜、原位杂交和分子病理学水平发展,可进一步明确鼻窦发生发育、正常解剖,以及鼻窦变异与炎症、囊肿、肿瘤等病变的关系,为临床提供指导。

第九章　鼻窦炎性疾病

鼻窦炎是耳鼻咽喉科最为常见的疾病之一,尤其是慢性鼻窦炎的临床症状严重影响患者的生存质量,其对于耳、鼻、咽喉、气管、支气管、肺及消化道的生理功能均可产生不良影响,形成病灶后使颅、眼等器官受到损害。随着鼻窦炎特别是慢性鼻窦炎的诊断和治疗技术的飞速发展,以微创和保留黏膜功能为主的鼻内镜外科技术的建立及围术期处理原则的规范,鼻窦炎的治愈率达到90%以上。

鼻窦炎通常指鼻窦黏膜的化脓性炎症,是鼻科常见疾病,可分为急性和慢性,以慢性多见。急性鼻窦炎多发生在单个鼻窦,以筛窦、上颌窦多发。慢性者可累及多个鼻窦,称为多鼻窦炎。如果累及一侧或双侧所有鼻窦,称为全鼻窦炎。

鼻窦炎是临床多发病、常见病,据1999年的统计,全球发病率为15%,按照这一比例推算,我国患有鼻窦炎的患者在2亿人以上。

鼻窦炎的发生与鼻窦的固有解剖特点有关:如窦口小,容易阻塞;鼻窦黏膜与鼻腔黏膜相连续,感染容易互相累及;各窦口相互毗邻,单窦发病易累及其他窦;各窦腔和窦口的位置特殊等。引起鼻窦炎的病因很多,如急性鼻炎、急性传染病、细菌感染、变态反应、鼻窦解剖、邻近感染扩散、外界感染致病(如游泳、跳水等)及全身性致病因素等。近年来的观点认为,鼻窦炎的产生与机体健康状况关系密切;窦口引流和通气障碍是引起鼻窦炎发生的最重要机制。

第一节　儿童鼻窦炎

儿童鼻窦炎是儿童较为常见的疾病。其病因、症状、诊断和治疗与成人者不尽相同。各窦的发病率与其发育先后不同有关。上颌窦和筛窦较早发育,故常先受感染,额窦和蝶窦一般在2~3岁后才开始发育,故受累较迟。

一、病因

与儿童的鼻窦解剖学、生理学密切相关,且随儿童的身体发育状态及其特有的疾病、生活习惯和行为等而变化。儿童鼻窦炎的病因有如下特点:①鼻窦窦口相对较大,鼻腔感染易经窦口侵入鼻窦;鼻腔和鼻道狭窄,鼻窦发育不全,鼻窦黏膜嫩弱,淋巴管和血管丰富,一旦感染致黏膜肿胀较剧和分泌物较多,且极易阻塞鼻道和窦口引起鼻窦引流及通气障碍;②机体抵抗力和对外界的适应能力均较差,易患感冒、上呼吸道感染和急性传染病(如麻疹、百日咳、猩红热和流行性感冒等),故常继发鼻窦炎;③腺样体肥大阻塞后鼻孔,影响鼻及鼻窦通气引流;后鼻孔闭锁和腭裂等先天性疾病影响正常鼻呼吸;④免疫性疾病或特应性体质,如纤维囊性病、原发性或获得性纤毛运动障碍、哮喘、变应性鼻炎等;⑤在不清洁水中游泳或跳水;⑥易发生鼻腔异物、鼻外伤而继发感染。

儿童鼻窦炎最常见的致病菌是肺炎球菌、链球菌和葡萄球菌。

二、病理

急性者表现为鼻窦内黏膜充血、肿胀和炎性细胞渗出，分泌物为黏液性或浆液性，窦口阻塞后分泌物潴留可转为脓性。慢性者窦内黏膜可表现为水肿型、滤泡型或肥厚型病变，纤维型病变一般少见于儿童。

三、诊断

在诊断儿童鼻窦炎的过程中，要树立全局观念。鼻窦炎的诊断主要包括5个方面：①确定是否存在鼻窦炎；②确定急性、慢性；③确定病因；④确定病程分级；⑤其他疾病的确诊，如糖尿病、支气管扩张、肿瘤等。儿童鼻窦炎不是一个孤立的疾病，可伴随其他疾病出现于儿童人群中，常伴有腺样体肥大、变应性疾病、慢性中耳炎和哮喘等。

临床医师还应结合儿童鼻窦的发育特点以及某些少见因素：过敏、免疫缺陷、囊性纤维化、原发性纤毛不动综合征（PCD）、胃食管反流（GER）、阿司匹林耐受不良和HIV等，最终做出诊断。

1.急性和慢性鼻-鼻窦炎

（1）根据症状持续时间分为急性鼻-鼻窦炎和慢性鼻-鼻窦炎：①急性鼻-鼻窦炎：症状持续时间小于12周，症状可以完全缓解；②慢性鼻-鼻窦炎：鼻腔和鼻窦的慢性炎症，鼻部症状持续超过12周，症状未完全缓解，甚至加重。

（2）过去将急性鼻-鼻窦炎归为普通感冒，现在也将两者作了划分，意义在于两者的治疗方案不同：①普通感冒或病毒性鼻-鼻窦炎：症状的持续时间应该小于10天；②急性非病毒性鼻-鼻窦炎：症状在起病5天后加重，或者症状持续超过10天，但小于12周。

（3）临床上有3种表现常常提示存在鼻窦炎：①感冒持续10天以上；②感冒比以前严重；③感冒好转几天再次加重。

2.儿童慢性鼻-鼻窦炎的诊断　慢性鼻-鼻窦炎在临床上可以分为慢性鼻-鼻窦炎（不伴鼻息肉）、慢性鼻-鼻窦炎（伴有鼻息肉）。其诊断的依据如下。

（1）症状：主要症状包括鼻塞，黏性、脓性鼻涕；次要症状包括头面部胀痛，嗅觉减退或丧失。诊断是以上述两种或两种以上相关症状为依据，其中主要症状必须具备其一。

值得注意的是儿童的症状与成人有区别，特别是年龄比较小的儿童，无法准确叙述自己的感受，而此时，应该重视家长或主要看护人的介绍。儿童鼻窦炎在急慢性两种类型中，70%~100%的患者表现有鼻塞和张口呼吸，71%~80%患者表现为流涕，其次是咳嗽（50%~80%），有40%~68%的患者有耳部问题，如反复发作的慢性化脓性中耳炎。①鼻塞：鼻塞为主要症状，患儿不会主诉鼻腔通气不好时，家长会发现患儿张口呼吸，或气粗，或夜间睡眠打鼾；②流涕：儿童鼻窦炎患儿可以为脓涕，或为黏稠白色分泌物。如果分泌物积聚在鼻腔，或者在鼻腔，尤其是鼻腔前部结痂，可以表现为鼻塞；③咳嗽：咳嗽是儿童鼻窦炎的一个临床症状，主要是分泌物倒流，刺激下呼吸道引起，或因伴黏膜变态反应引起；④听力下降：因鼻腔黏膜炎症累及咽鼓管咽口，或腺样体肥大，阻塞咽鼓管口，导致中耳负压，鼓膜内陷，或引起分泌性中耳炎，导致听力下降；⑤行为变化：包括儿童注意力下降，学习成绩下降，易烦躁，年龄较小儿童可以表现为易激惹等，是儿童鼻窦炎的体征之一。病史中，有时儿童可能仅表现为行为上的变化。

（2）专科检查：包括前鼻镜检查和鼻内镜检查，或采用纤维鼻咽喉镜进行检查。检查过程中，需要考虑儿童的耐受性或依从性，避免检查过程中，因患儿配合不好引发器械导致的鼻腔损伤。检查内容的主要关注点：①鼻腔黏膜状态：充血、肿胀或水肿，或黏膜干燥、出血等；②鼻腔分泌物定位：分泌物的性状、位置和量，有助于判断鼻窦炎的严重程度或性质；③鼻腔新生物：鼻腔是否有息肉或其他新生物，鼻腔后部是否伴有腺样体肿大；④咽部检查：儿童扁桃体是否增生肥大，或伴有感染，以及咽后壁是否伴增生淋巴组织或有分泌物自鼻咽部倒流至口咽等；⑤耳部检查：鼓膜是否完整或内陷，或有穿孔等。伴发分泌性中耳炎的患儿鼓膜可以呈内陷、橘黄色，有积液征。

（3）辅助检查

1）鼻通气功能检查：通过检测患者鼻气道阻塞程度、具体狭窄的部位等，来判定病情的严重程度，常用的有鼻测压计和鼻声反射测量计：①鼻测压计：用于测定经鼻呼吸时气流在鼻腔的阻力大小。正常成人鼻阻力为196～294Pa。当鼻腔有阻塞性病变，如炎症、异物或者肿瘤等时，鼻阻力即会明显升高，而萎缩性鼻炎的鼻阻力明显下降；②鼻声反射计：可以定量鼻咽腔容积、鼻腔最小横断面积，从而对鼻咽腔部位的阻塞程度做出客观评估。正常鼻声反射测量曲线在鼻内孔、下鼻甲前缘有两处明显下降，之后便呈逐渐增高趋势。鼻腔段曲线显著升高见于萎缩性鼻炎或者鼻中隔穿孔等疾病；显著下降见于鼻腔阻塞性疾病。

2）鼻腔自洁功能检查：检测鼻黏膜纤毛传输功能，排除纤毛功能障碍。常用的方法是糖精试验：将直径为0.5mm的糖精颗粒置于下鼻甲上，让受检者每隔15秒吞咽1次，当咽部感受到甜味时报告检查者记录受试时间，使用细棉卷子测量前鼻孔至咽后壁的距离，可以计算出糖精的移动速度。正常成人为3.85～13.2mm/s，平均7.82mm/s。

3）嗅觉功能检查：①嗅瓶实验：采用5种不同气味的溶液（蒜、醋、香精、乙醇和煤油），让受检者进行辨别。辨出2种以下者评价为嗅觉减退；②嗅阈检查：以多数人可以嗅到的最低嗅剂浓度为嗅觉单位，按1～10个单位配成不同浓度。按照Druek要求的7种类型的嗅剂，共配成70瓶。检查患者对该7种嗅剂的最低辨别阈，标出嗅谱图。当患者对某一嗅剂出现感觉缺失，则在嗅谱图上标出一条黑色失嗅带；③嗅觉诱发电位：使用气味剂或电泳脉冲刺激嗅黏膜，应用计算机叠加技术在头皮特定部位记录特异性嗅觉脑电位。该检查作为一项客观而灵敏的电生理指标，对嗅觉及其相关疾病的诊断具有重要的临床价值，有很大的临床应用前景。

4）皮肤变应原皮试和血清特异性IgE检测：用于了解患者是否存在过敏体质，明确病因是否与过敏有关。

5）听力学检查：检测患儿的听力水平和声阻抗，明确慢性鼻窦炎，包括可能伴发的腺样体肥大，是否累及中耳影响患儿的听力，间接了解患儿鼻咽部的炎症情况，协助明确病因，进行合理治疗。

6）免疫功能检测：10岁以下的儿童多免疫功能不够健全，对排除腺样体肥大、过敏、纤毛不动和结构异常等其他病因,经长期保守治疗效果不好的患儿,考虑存在免疫缺陷的可能,必要时可进行免疫功能检查,血清 IgA、IgM、IgG 及 IgG 亚群,即 IgG 1~4 亚型水平较低也可能导致儿童难治性鼻窦炎。

7)细菌学检查:一般的急慢性鼻-鼻窦炎不需要进行微生物学评估,该检验需要用于:①感染较为严重;②急性感染药物治疗 48~72 小时后未见好转;③免疫系统功能缺陷患儿;④出现眶内、颅内并发症。

(4)影像学检查:鼻窦炎发病 2 周时间内,在影像学检查上表现不明显,因此,普通感冒、急性上呼吸道感染和急性鼻-鼻窦炎,如无怀疑其他疾患,可直接进行药物治疗观察病情发展,一般不需要进行影像学检查。

X 线检查不能够准确地定位鼻腔和鼻窦内病变的部位,尤其是比较重要而且精细的结构,如窦口鼻道复合体等部位,而且图像不够清晰,容易造成误诊,因此,临床上已经少用。

目前多使用鼻窦 CT 扫描来了解鼻腔和鼻窦的病变,明确是否存在黏膜炎症,或骨结构异常等。使用 CT 对鼻窦炎病情严重程度进行分型(Lund-Mackey 分级)在临床上已经作为一种基本的评估方法进行使用,主要用于了解具有临床症状的慢性鼻-鼻窦炎患者的病情。但是,临床上经 CT 检查发现约 60%的正常儿童存在鼻腔或鼻窦黏膜水肿的表现,因此,CT 不能够用来作为诊断慢性鼻窦炎的金标准,应该结合病史、临床表现、专科检查和必要的辅助检查共同确定诊断。

过多放射线对机体有损害作用,尤其是儿童慢性鼻窦炎患者,进行必要的 CT 检测时适当增加层厚,有选择地针对鼻窦重要区域进行扫描,可以减少辐射量。

四、鉴别诊断

1.先天性疾病

(1)后鼻孔狭窄或单侧后鼻孔闭锁:多认为是胚胎发育第 6 周颊鼻膜持续存在造成,约 2/3 为单侧;右侧更常见,90%为骨性闭锁,临床表现为双侧或单侧鼻腔脓涕、鼻塞,多在婴幼儿时期就诊经纤维内镜检查发现。

(2)鼻腔脑膨出:由胚胎第 3 周盲孔闭合不全引起,多为单侧,阻塞鼻腔引起鼻塞、脓涕,影像学检查对发现和鉴别该病非常重要。

(3)不动纤毛综合征:由呼吸道黏膜上皮的纤毛动力蛋白臂缺失导致的功能异常,可以是家族性,临床表现为鼻窦炎、内脏反位和支气管扩张,可伴有不育,确诊需要组织活检检查纤毛活动度和超微结构。

(4)Young 综合征:一种常染色体隐性遗传病,是男性梗阻性不育的原因之一,主要病理改变是双侧附睾头部增大或者呈囊性,附睾体中的黏稠液体中无精子。患者年幼时多有咳嗽、多痰、脓涕、鼻塞和头痛等呼吸道感染和鼻窦炎病史,成年后也间断发作,呼吸道黏膜组织学无异常。

2.创伤

(1)鼻骨骨折:可以出现鼻窦炎的症状,多为青枝骨折,通过询问病史和专科检查加以明确。

(2)鼻腔异物:多表现为单侧带有恶臭的脓涕,易误诊为鼻-鼻窦炎,需要进行纤维内镜详细检查加以鉴别。

3.炎症

(1)腺样体肥大:临床表现为双侧鼻塞、黏脓鼻涕、睡眠张口呼吸和打鼾,或伴有听力下降、硬腭高拱及鸟嘴征等腺样体面容等,鼻内镜或纤维内镜检查可以确诊。

(2)上颌窦或蝶窦后鼻孔息肉:多单侧出现,表现为脓涕、鼻塞、咳嗽和头痛等,通过鼻内镜或者CT检查加以鉴别。

上述内容常伴发鼻窦炎,或为鼻窦炎之病因。

4.肿瘤

(1)鼻咽纤维血管瘤:多单侧出现,临床表现为鼻塞、脓涕症状,鼻内镜检查或CT检查可见鼻腔内红色、表面光滑、质韧或较硬新生物,多源于翼腭窝,增强CT可见新生物血供非常丰富,周围骨质,尤其是翼突根内侧受压变形或吸收。

(2)鼻咽畸胎瘤、横纹肌肉瘤和淋巴瘤等:临床表现可有鼻塞、脓涕,经鼻内镜或者CT检查可以发现新生物,或黏膜局部坏死性肉芽肿,可以加以鉴别。

五、治疗

1.药物治疗　儿童鼻窦炎越来越受到重视,从病因、病理、症状等各方面来说,儿童鼻窦炎与成人相比具有其不同的特点,因此治疗也有不同。

(1)病理生理学及治疗依据:目前对儿童鼻窦炎的病因学认识在不断深入,儿童鼻窦炎的发生有多种致病因素,其中包括鼻窦及周围组织器官感染、窦口鼻道复合体阻塞、黏膜纤毛结构和功能障碍、免疫功能紊乱、全身因素及遗传等。感染与变态反应造成的黏膜水肿是鼻窦炎的主要原因,黏膜水肿可以导致狭窄的窦口和引流通道迅速受阻,局部组织缺氧,纤毛活动减弱,为病原菌定植提供了基本环境,促进了黏膜炎症的恶性循环。儿童的窦口和漏斗较小,相对较轻的水肿即可造成显著阻塞,而且儿童免疫系统不成熟,这些因素均可导致频繁的感染。在诸多因素相互影响相互作用下,造成儿童鼻窦炎的恶性循环并逐渐形成慢性迁延,从而给根治疾病造成较大困难。因此,只有针对这些致病因素进行综合治疗,才可以有效地治疗儿童鼻窦炎。

儿童鼻窦炎的治疗策略是以药物治疗为主。治疗儿童急性鼻窦炎,主要目的是迅速消灭鼻-鼻窦中的细菌,预防迁延成慢性鼻窦炎及并发症发生。慢性鼻窦炎药物治疗的目标是控制感染、改善通气和恢复鼻-鼻窦生理功能,抗感染、抗水肿为治疗儿童鼻窦炎的关键环节,还包括抗过敏、促进黏液纤毛传输以及改变机体免疫缺陷等方面。儿童鼻腔和鼻窦黏膜对炎症的反应程度比成人明显,对适当的药物治疗反应迅速,药物治疗常收到良好的效果。

(2)常用治疗药物:抗生素和局部类固醇激素可以同时抗感染和变态反应,为目前治疗儿童慢性鼻窦炎的首选药物。小剂量、长疗程大环内酯类抗生素由于其抗感染作用在慢性鼻窦炎的治疗中值得推荐。其他如鼻内用糖皮质激素、黏液促排剂、鼻腔冲洗、抗胃食管反流和中药治疗等目前也为大多数医师接受和推荐。

1）抗生素：在感染因素中，细菌感染是首要因素。因此选择合适的抗生素是一切治疗措施的基础。目前，引发鼻窦炎的细菌中，耐药菌越来越多。最近的研究显示，美国约有 25%的肺炎链球菌对青霉素产生耐药性，同样，对大环内酯类和磺胺类药物的耐药性也很普遍。因此选择对耐药菌起抗菌作用的抗生素进行治疗至关重要。我国儿童鼻窦炎致病菌流行病学调查与抗生素耐药性的研究表明，肺炎链球菌、流感嗜血杆菌、金黄色葡萄球菌、凝固酶阴性葡萄球菌、厌氧菌、卡他莫拉菌是儿童急、慢性鼻窦炎的主要致病菌。对于儿童急性鼻窦炎，阿莫西林/克拉维酸钾是目前最好的既能用于流感嗜血杆菌也能用于肺炎链球菌的抗生素，头孢类以二代及三代较好，这两类抗生素在临床使用最广泛。对于慢性鼻窦炎，由于耐药菌株增多，且多为产 β-内酰胺酶菌株，因此应选择对β-内酰胺酶稳定的药物治疗，必要时还应根据细菌培养及药敏试验结果，选用合适抗生素，必要时也需应用抗厌氧菌药物。

急性鼻窦炎和复发性急性鼻窦炎一般使用抗生素治疗 2 周，或在脓性引流消退后继续用药1 周。对于一些曾多次用抗生素治疗仍持续有症状的慢性鼻窦炎患者，最好在停用抗生素 1 周后借助鼻内镜取样作细菌培养和药敏试验有助于抗生素的选用。

2）大环内酯类：近年来有较多临床和动物实验证实，大环内酯类抗生素治疗慢性鼻窦炎和鼻息肉是有效的，如症状减轻，黏液传输速率得到改善，鼻分泌物减少，影像学检查得到改善等。长期、低剂量大环内酯类抗生素，对手术治疗效果不理想或不能以糖皮质激素治愈的慢性鼻窦炎有较好的疗效，在不同研究中其有效率为 60%~80%。其作用机制目前普遍认为多与抗菌作用关系不大而与其抗感染作用有关。大环内酯类药物的抗感染作用已经被认识多年，其抗感染机制包括两个方面：①直接作用于重要的炎性细胞因子和炎性物质，减少一系列炎症细胞因子和炎性物质的释放、活化和表达，由此抑制炎性病变的发生和发展；②破坏和抑制细菌生物膜的生成。持续性脓性分泌物而细菌培养阴性、无变态反应和局部类固醇疗效差的患者通常对大环内酯类药物的治疗反应较好。具有抗感染性的仅限于十四元环的大环内酯类如红霉素、罗红霉素、克拉霉素等和十五元环的大环内酯类如阿奇霉素。

罗红霉素和克拉霉素是第二代大环内酯类抗生素，具有良好的药代动力学特性、半衰期延长、服用量减少和不良反应小等特点。儿童用量采用常规抗菌剂量的 1/2，罗红霉素 2.5~5mg/（kg · d），克拉霉素 10~15mg/（kg · d），疗程需要持续 12 周以上。大多数治疗策略为用药 3~6 个月后停药，观察病情变化。部分患者停止治疗后，症状改善仍可持续较长时间，而部分患者病情可在停药 1 个月后复发。如果病情复发可重新开始治疗；如患者的首次治疗反应较好，复发后重新治疗同样有效。

罗红霉素、克拉霉素和阿奇霉素的药物不良反应均以消化道反应多见。罗红霉素药物不良反应发生率相对较低，大多为消化道反应；克拉霉素药物不良反应发生率相对较高，主要是消化道反应，少见过敏性反应。另外，克拉霉素和阿奇霉素具有组织蓄积作用，因此长期应用该类药物，应重视其对肝功能和中枢神经系统的不良反应，尤其是听神经功能的损害。对于 12 岁以下的儿童用药应该慎重。目前所采用的该类药物的剂量不能完全排除抑菌效应,因此长期口服应用可能造成消化道菌群的失调。配合使用调节消化道菌群的制剂是必要的。

3)糖皮质激素

①鼻用糖皮质激素:鼻-鼻窦黏膜变应性和免疫异常是慢性鼻窦炎发生和发展的另一重要因素。鉴于局部糖皮质激素强大的抗感染、抗水肿作用及在炎症各个阶段都发挥效应,已成为鼻腔和鼻窦黏膜炎症的第一线药物,局部糖皮质激素联合抗生素同时使用,可缩短病程和延长第二次发作周期。有学者报道标准治疗剂量的鼻用皮质类固醇激素对儿童骨密度无明显影响。并且有学者通过全面系统收集全世界有关鼻腔局部应用皮质类固醇药物的安全性随机对照试验进行评价后认为,儿童鼻腔局部长期应用类固醇是安全的,与安慰剂比较无统计差异。

鼻用糖皮质激素的使用方法为儿童每天 1 次,每个鼻孔各 1 喷,以早晨用药为宜,某些患者需每天 2 次,每鼻孔各 1 喷,每天最大剂量为每鼻孔不超过 2 喷,应采用能够使症状得到有效控制的最小剂量。急性鼻窦炎治疗时间为 4~8 周,对慢性鼻窦炎的治疗至少应该维持 3 个月以上。局部糖皮质激素治疗无法缓解症状的可能原因是依从性差、使用不当、药物不能充分到达病变部位(鼻甲肥大、息肉、感染、结痂),对此类患者应给予具体的咨询和指导。

在临床研究中报道的局部不良反应包括鼻出血、咽炎、鼻灼热感及鼻部刺激感。鼻出血一般具有自限性,同时程度较轻。少见有速发或迟发的过敏性反应,包括荨麻疹、皮疹、皮炎、血管性神经水肿和瘙痒。极少数患者在鼻腔内给予类固醇后出现黏膜溃疡和鼻中隔穿孔。对于长期使用局部糖皮质激素的患者应定期检查鼻腔,给患者示范正确的喷雾技巧减少鼻中隔穿孔等并发症。

②雾化吸入糖皮质激素:由于某些患者鼻喷雾剂药物不能充分到达病变部位,对于鼻腔鼻窦黏膜急性炎症或较重水肿的患者可以采用雾化吸入方法。雾化吸入型糖皮质激素,具有高亲脂性、适当的水溶性和对局部受体高亲和力的特点,使其在气道局部的抗感染作用强而持久,同时其全身作用极低。吸入后能迅速为黏膜所吸收,减轻鼻腔黏膜水肿、渗出,有利于鼻腔通气和引流。

③全身糖皮质激素:对于严重、复发性鼻息肉,合并严重哮喘、变应性鼻炎或阿司匹林不耐受的患儿可以短期口服糖皮质激素。有文献报道,短期全身应用糖皮质激素对鼻息肉的所有症状都有效果,甚至与鼻息肉切除术的效果一致。因此,有人将全身应用糖皮质激素称为药物性息肉切除术。对于严重的难治性鼻窦炎、鼻息肉,如果先给予全身糖皮质激素治疗,使息肉快速缩小,可以使局部应用糖皮质激素更好地发挥作用。

长期口服糖皮质激素可引起多种不良反应如糖耐量下降、骨质疏松症、血压升高、白内障、免疫抑制,尤其是儿童可造成生长发育迟缓,所以全身给予糖皮质激素治疗时应慎重,需注意全身使用激素的禁忌证,密切观察用药过程中可能发生的不良反应,并应密切随访。

推荐使用半衰期较短的糖皮质激素,如泼尼松、泼尼松龙或甲基泼尼松龙等。可采用每天清晨顿服给药的方式,以减少外源性激素对脑,垂体-肾上腺轴的抑制作用。常用泼尼松(或泼尼松龙),推荐剂量为0.5mg/(kg·d),早晨空腹顿服,每天1次,疗程5~10天,最长14天。

4)黏液促排剂:鼻黏液纤毛消除功能对保证鼻窦引流和排除鼻腔异物有明显作用,在鼻炎、鼻窦炎发病中有重要意义,慢性鼻窦炎一个最重要的病理改变是纤毛运动功能的损害。该类药物罕见胃部不适或者过敏反应,使用安全,一般使用时间4周以上。

5)减充血剂:减充血剂是α肾上腺素能受体激动剂,可对鼻甲中的容量血管产生收缩作用,通过减少鼻黏膜中的血流而缓解鼻塞症状。由于其对鼻黏膜形态与功能的损伤,导致药物性鼻炎,目前对局部减充血剂的使用已经进行了限制。

不推荐使用,急性期鼻塞严重者可以短时间(7天以内)低浓度使用,以利于通气和引流,以低浓度麻黄碱(0.5%)或盐酸羟甲唑啉为主,应杜绝使用萘甲唑啉。

6)抗组胺药:抗组胺药是治疗变应性鼻炎的一线药物,临床常用的口服H_1受体拮抗剂大致分为三代:第一代又称传统抗组胺药如氯苯那敏、苯海拉明等,中枢镇静作用显著,现在已很少应用。临床常用第二代又称非镇静抗组胺药。

鼻用抗组胺药在国外的应用历史已有10余年,通常起效快速(15~30分钟内),鼻用剂型的疗效一般略好于口服剂型。有Meta分析研究显示,鼻用抗组胺药在缓解鼻部症状方面不及鼻用皮质类固醇,两者在缓解眼部症状方面无显著差异。

7)白三烯受体拮抗剂:由于白三烯可导致支气管强烈收缩,在哮喘的发病机制中起重要作用,因此,抗白三烯治疗在哮喘治疗中的地位非常重要,可有效地缓解哮喘症状,并发挥抗感染作用。有研究表明,白三烯D_4可能导致鼻黏膜血管扩张,可能是导致变应性鼻炎患者出现鼻塞症状的原因之一。抗白三烯治疗对鼻-鼻窦炎患者的主要意义是改善鼻腔通气状况,且有抗感染作用。

白三烯受体拮抗剂可减轻哮喘症状、改善肺功能、减少哮喘的恶化。作为联合治疗中的一种药物,本品可减少中-重度哮喘患者每天吸入糖皮质激素的剂量,并可提高吸入糖皮质激素治疗的临床疗效。适用于慢性鼻窦炎合并哮喘及变应性鼻炎的患儿的治疗。

8)抗胃食管反流药物:有研究认为胃食管反流也是复发性上呼吸道感染和慢性鼻窦炎的一个可能原因。国外有学者对28例儿童慢性鼻窦炎的药物治疗计划中加入抗反流治疗,其中25名避免了手术。因此对于伴随有胃食管反流的患儿采用抗反流治疗有助于儿童慢性鼻窦炎的治疗。

药物治疗主要是用抑酸剂和促动力剂。抑酸剂中质子泵抑制剂最为常用,其中奥美拉唑在国内外有长期的临床安全使用经验,在儿科可作为首选。国外可用到3mg/(kg·d),国内建议1mg/(kg·d),最大不要超过2mg/(kg·d)。组胺受体阻滞药的使用要注意年龄。促动力剂可供儿科选择的主要有多潘立酮,儿童用量每天3~4次,每次0.3mg/kg。

9)辅助治疗——鼻腔冲洗:鼻腔冲洗具有机械的清除作用,去处鼻腔黏膜表面的病原微生物以及产生的各类化学物质,从疾病的起源上阻断疾病发生和发展。此外鼻腔冲洗还可以降低胶体层的黏液,稀化黏液,增加纤毛的摆动频率,加快黏液层向鼻咽部的移动,提高黏膜纤毛摆动功能,减轻黏膜水肿。

在过去的几年里涌现出各种不同的鼻腔冲洗设备,从简单的鼻腔冲洗液灌洗到正压式鼻腔冲洗,各种不同的冲洗设备冲洗效果也会有所不同。有学者对鼻腔灌洗、鼻腔喷洗和鼻腔雾化式冲洗3种不同方法对鼻腔的冲洗效果进行评价,发现鼻腔灌洗法在冲洗液弥散度上要优于其他两种方法。但鼻腔灌洗的冲洗水流大,会有呛水的感觉,在儿童中应用会有一定的难度。

雾化式鼻腔冲洗器,采用雾化脉冲式原理,将冲洗液雾化成柔和的小水珠并以脉冲的形式冲入鼻腔。这种鼻腔冲洗方法将药液雾化为小颗粒,弥散范围更广,冲洗药液更易扩散至鼻腔深部及裂隙,直接作用于鼻腔黏膜,起效迅速,药物利用度提高,水流轻柔,喷雾均匀、柔和,舒适,无局部刺激,儿童易于接受,依从性好,儿童在使用过程中感到舒服而能主动、规律地进行治疗。

鼻腔盐水冲洗液的浓度目前临床上有一些不同的观点,更多的观点支持高渗盐水的冲洗效果,但高渗盐水也会出现一些不良反应,如冲洗后鼻腔黏膜有干燥感等情况。

(3)充分药物治疗方案选择和评估:所谓充分药物治疗是指以治愈为目的的药物治疗,其核心是联合药物和足够长时间的治疗,且在充分药物治疗之前不应做CT检查和手术干预。有资料显示40%的儿童急性鼻窦炎可以不治而愈,大多数慢性鼻窦炎对恰当的药物和保守治疗比较敏感而可以治愈。而且儿童慢性鼻窦炎在成年后可能有自然痊愈倾向,这在某些未经治疗的儿童慢性鼻窦炎、成人后CT图像显示正常得到依据。上述观点为儿童慢性鼻窦炎阶梯性治疗方案奠定了理论基础。

儿童慢性鼻窦炎的治疗方案首选为充分的联合药物治疗。联合使用抗生素、局部类固醇激素等各种旨在抑制慢性鼻-鼻窦疾病临床症状的药物,剂量和时间要足够,抗生素首选第2、3代头孢类药物和阿莫西林/克拉维酸钾,局部类固醇激素至少2个月以上。局部类固醇激素对缩短病程、延长再次发作时间的效果是肯定的。对严重的鼻阻塞者,可适当间断使用低浓度鼻黏膜血管收缩剂。通过皮肤试验,可对变态反应做出诊断,并给予抗变态反应治疗。也可附加鼻腔冲洗、药物雾化吸入等治疗。抗胃食管反流的使用也应考虑在治疗计划之内。参考EPOS2007,我们设计了儿童鼻窦炎的药物治疗流程。

药物治疗是否有效,需要进行系统的评估,近期疗效评估时间为3个月,远期疗效评估时间为1年。评估方法采用主观评估和客观评估,包括症状评分、鼻内镜检查和鼻窦CT扫描;还可以进行生活质量评估,考虑到儿童的理解和表达能力,需要综合考虑患儿和家长的意见进行评估。

经充分药物治疗后,症状无改善或改善不满意时,考虑药物治疗无效,方可采用辅助性手术的方法。

2.手术治疗　儿童鼻窦炎手术适应证,则是经过恰当和适时的药物治疗(不少于12周)后症状不缓解,才考虑经鼻内镜手术治疗。针对儿童鼻窦炎的手术,并非仅限于鼻窦,在易患因素中已经阐述扁桃体和腺样体对鼻窦炎发病的影响,所以,儿童鼻窦炎的手术方式或内容也存在一个阶梯的选择,主要的类型见表9-1。对伴有腺样体和(或)扁桃体肥大的患儿,如果药物治疗不缓解,首先应该考虑扁桃体或腺样体切除,即阶梯选择的第一级。只有在第一级治疗无效后,无扁桃体及腺样体肥大,或合并比较严重鼻窦病变,才考虑采用第二或第三级手术方式。

表 9-1　儿童慢性鼻窦炎手术类型

第一级	第二级	第三级
扁桃体切除 腺样体切除(引发鼻塞、流涕、打鼾等症状) 上颌窦穿刺灌洗 下鼻道上颌窦开窗术	中鼻道上颌窦开窗术 前后筛窦开放	蝶窦开放 额窦开放 鼻中隔手术

习惯于成人鼻内镜手术的医师，在给儿童实施手术时应记住儿童的鼻窦比较小，其深度和腔隙小，毗邻结构关系也不同于成人。手术操作必须轻柔，组织处理仔细，以大幅度减少手术创伤，减少术后水肿，粘连和肉芽组织的形成，降低并发症，手术效果会更好。实施手术的同时，应随时参阅术前 CT 扫描。

(1)麻醉：儿童鼻内镜手术采用全身麻醉。麻醉吸入剂的选择应由小儿麻醉师决定，特别是吸入剂的类型会影响用于血管收缩的肾上腺素的聚集。

(2)血管收缩剂：儿童鼻腔黏膜脆弱，可选择刺激性小的盐酸羟甲唑啉，同时选择棉片用于鼻腔黏膜表面麻醉。全身麻醉后，手术部位局部注射 1% 或 2% 利多卡因 +1∶100 000肾上腺素。

(3)手术器械：目前许多厂家都研制了细小手术器械，针对儿童手术可选择适当的器械。年龄较大儿童一般用普通器械可完成手术。几乎所有儿童在术中都用 0°，4mm 硬性鼻内镜观察，甚至 14 个月的幼儿也适用，极少数病例需要用 0°，2.7mm 的内镜。

(4)操作方法：儿童手术方法与成人基本相同。手术的目的是通过开放狭窄或阻塞的鼻窦开口，去除筛窦病变，若其他鼻窦有病灶，则开放额窦、上颌窦及蝶窦自然口，重建正常的鼻窦黏液纤毛清除功能。

手术中的注意事项：①手术范围：在去除病变的基础上，尽可能保留鼻腔鼻窦结构，明确为全部鼻窦炎，且药物治疗无效，如果决定手术开放鼻窦，通常不应只是前筛的处理，而应该开放所有受累鼻窦；如果仅仅处理前筛，手术后鼻腔黏膜肿胀、增生，包括骨质的增生，以及瘢痕闭锁等，常常继发更为严重的鼻窦炎症；②中鼻甲处理：肥大中鼻甲或泡性中鼻甲阻塞或遮蔽手术视野，可行中鼻甲部分切除术，以充分暴露手术视野和促进鼻窦的通气引流。对于儿童鼻窦炎手术中的中鼻甲处理，在某种程度上较成人要更为积极，因为手术后的儿童黏膜反应较成人敏感，其术后反应包括黏膜水肿和骨质增生，手术后本来就比较狭窄的中鼻道由于中鼻甲水肿和增生，极易发生手术后鼻腔粘连，导致手术失败，且在出现粘连后，不可能像常人一样方便处理，所以，必要时作中鼻甲的矫形，拓宽中鼻道，以及在手术后中鼻道放置硅胶管，中鼻道的塑性才比较稳定，保持足够宽敞引流通道，从而减少局部粘连发生的概率；③儿童应尽量避免下鼻道开窗，减少和避免对颌面发育的不良影响；④手术操作较成人精细，避免黏膜过多副损伤，防止术后发生粘连；⑤鼻中隔偏曲必要时，可行局限性鼻中隔切除矫形手术，对年龄较小儿童，可用骨折的方法矫正鼻中隔。

手术结束时，在手术区域涂布抗生素、类固醇激素软膏，或选择可吸收填塞材料填塞,一般不需要过多填塞。

(5)术后处理和随访:手术后处理和随访与术中去除病灶对于鼻内镜手术的成功具有同等重要的作用。

术后患儿药物治疗的地位和手术一样重要。儿童鼻窦炎手术后术腔的变化比成人要迅速,水肿、增生或分泌物增多等,需要药物治疗,而非不断地局部处理。药物治疗的主要原则和手术前一样。

1)鼻用激素:手术后的第2周开始应用,持续时间应该在3~6个月。

2)抗生素:选择广谱抗生素,通常持续2周即可。

3)鼻腔盐水冲洗:选择等渗或高渗盐水清洗鼻腔非常重要,如果不超过3%的浓度,在一定程度上有减轻黏膜水肿和促进纤毛功能作用。

4)黏液促排挤:手术后使用黏液促排挤有利于黏液纤毛清除系统功能的恢复,小儿可以选择口服标准桃金娘油胶囊或仙璐贝等。

5)减充血剂:尽管强调减充血剂不能连续使用超过7天,但必要的应用可以在手术后有效缓解术后反应,维持鼻腔通气引流。因此,小儿可以选择用羟甲唑啉。

6)随访处理方法和要点:鼻内镜手术最初的数周内,原则上应每周复查1次,间隔时间随恢复过程而逐渐延长。鼻内镜检查和鼻腔清洁处理是手术后随访的基本处理内容,原则上应在全麻或安定镇痛麻醉下进行。在镜下清除凝血块、干痂、肉芽组织或粘连及检查上颌窦。鼻腔填塞的硅胶管通常可以放置2~4周后再取出。检查和处理结束时和手术结束时一样,术腔涂布抗生素一类固醇激素软膏。

7)儿童内镜鼻窦手术结果和疗效:儿童内镜鼻窦手术的疗效已十分肯定。文献报告有效率为75%~90%。针对变态反应、腺样体及扁桃体增生、前期手术史、家庭吸烟环境、鼻息肉大小、术前CT扫描病变范围评分、血液嗜酸性粒细胞及鼻黏膜嗜酸性粒细胞浸润情况等,与预后相关性作分析。研究发现,在上述多种因素中,家庭吸烟、鼻息肉大小及CT扫描病变评分等,是影响手术疗效的重要预后相关因素。经过长期随访观察发现,经过合理和恰当的药物治疗,许多儿童慢性鼻窦炎是可以治愈的。Verwoerd-Verhoef等(2003)的动物实验表明,如果保留鼻部的软骨、鼻腔侧壁,包括筛窦的手术,不会影响鼻部包括上颌骨的发育。也有人报告,在接受鼻窦手术后,儿童的腭骨及颅面的发育会受到不同程度的影响,故目前总体上对儿童慢性鼻窦炎多主张保守治疗。在经过系统的药物治疗无效后(需医师和家长共同确认),才采取内镜鼻窦手术治疗,而不论药物治疗还是手术治疗,目前更加关注鼻窦炎疾病本身所带来的对儿童的生活质量的影响,治疗前后应做生活质量的评估。

(6)手术并发症:儿童鼻窦炎鼻内镜手术并发症的发生类型和特点与成人并无明显差异,但就儿童来说,手术并发症最常见的手术后窦口闭锁和鼻腔粘连,这两个方面是儿童鼻窦手术失败或手术效果不好的重要原因。主要面临的问题包括:①鼻腔鼻窦的结构狭窄,骨和黏膜易受激惹,术后黏膜水肿和骨质增生较成人明显;②术后鼻腔清洁处理较成人依从性差很多,由于清理不及时或不合理,常导致术腔阻塞,易出现继发感染或术腔瘢痕粘连闭锁;③儿童天然免疫发育尚不全,抵御感染的能力不足,手术的器械损伤黏膜后,天然免疫防御系统也受到破坏,增加了感染的机会,导致术后黏膜炎症的迁延不愈。儿童鼻窦手术并发症及相关处理主要关注以下几个方面。

1)眼眶并发症:①眶纸板损伤:在眼眶并发症中,眶纸板损伤最多见,但并非眶纸板损伤就意味着并发症。眶纸板损伤后的辨别尤显重要,发现后可以终止操作,用吸收性明胶海绵保护,待手术结束后,局部经填塞即可。如果,眶脂肪疝出较多,不主张切除,可以考虑借助鼻中隔垂直板进行眶壁整复。如果在手术出血较多的情况下发现眶纸板损伤,则按下面方法处理。②眶内血肿:多发生在术中出血多且有眶纸板损伤的时候。筛前动脉损伤后缩进眼眶导致的眶内血肿少见。遇见前一种情况,需要疏松填塞或不填塞,否则,由于填塞过紧,血液循破裂的眶壁进入眶内,导致可能积血或血肿。一旦发现眶内血肿发生,应立即行眶壁切开减压。③眼肌损伤:内直肌损伤最为多见,近期文献报告多因使用动力系统不当导致,关键是对动力系统性能不了解和未遵守使用原则,以及不熟悉解剖。④眶蜂窝织炎:少见,常为眼眶损伤后继发。因此,眼眶损伤后的预防感染十分重要,包括减少填塞和及时清理干痂,同时,预防性应用抗生素。⑤视神经损伤:包括直接和间接损伤。由于眶内血肿、电凝刺激及血管收缩剂等导致视神经损伤,为间接损失,往往是可逆的;视神经被器械直接咬伤,或断裂,则为不可逆视力丧失。

2)颅内并发症:①脑脊液鼻漏:多见于筛顶,尤其是额隐窝和蝶筛交界处的颅底硬脑膜的损伤。关键在于及时发现,发现后,按照脑脊液鼻漏的修补方法,通常容易修补成功,尤其是新鲜创面。避免颅底损伤的关键是熟悉解剖和操作原则。②颅内出血或颅内感染:继发颅底损伤,少见。

3)出血并发症:①血管性:主要是筛前动脉和蝶腭动脉及其分支,后者更多见,常在中鼻道上颌窦开窗时引起。双击电凝可以即刻处理,轻者可填塞止血。②非血管性:临床要关注非血管性出血,与黏膜炎症和系统疾病等有关,因此,手术前要充分了解出凝血功能和抗感染治疗。缺乏充分的手术前治疗,常导致术中出血和手术困难,也是出现其他严重并发症重要原因之一。

4)术后并发症:主要为鼻腔粘连和窦口闭锁,是儿童鼻窦手术后面临的最棘手的问题之一,其中最常见的是中鼻甲-鼻腔外侧壁及下鼻甲-鼻中隔的粘连。主要的预防和处理措施包括:①积极处理中鼻甲:前述中鼻甲的手术后反应是黏膜水肿和骨质增生,使本来狭小的中鼻道极易发生粘连。可以通过塑形中鼻甲,包括部分切除,可以拓宽中鼻道。②选择适当填塞物:手术结束后,中鼻甲和鼻腔外侧壁隔离或局部框架的塑形是必要的,可以选择硅胶管或膨胀海绵置于中鼻道入口,特别是硅胶管,可以放置2~4周,取出时,中鼻道已经固定。如果术后出现粘连,则在分离粘连后,放置膨胀海绵隔离5~7天,可以得到塑形中鼻道的作用。下鼻甲-鼻中隔粘连可以按照同样的原则处理。③窦口闭锁的处理:防止窦口闭锁的处理始于手术中,即倡导使用咬切钳开放窦口,避免黏膜撕脱,可以在最大限度上避免黏膜瘢痕增生。其次是根据病变特点,决定开放窦口的大小,如复发或伴骨质增生的情况,通常需要较大开窗口。

5)全身并发症:儿童手术后的全身并发症极少报告。主要是感染中毒性休克、哮喘发作和恶性高热等。由麻醉导致的意外则更为少见。

六、并发症

抗生素的广泛应用已使并发症明显减少，但儿童因身体未发育完善和抵抗力低，发生并发症的倾向仍高于成人，尤其是年幼患儿。常见并发症有中耳炎、下呼吸道感染（即鼻窦性支气管炎），甚者还可发生上颌骨骨髓炎、眼眶蜂窝织炎、脑膜炎、海绵窦血栓性静脉炎和视神经炎等严重并发症。因此，对年幼患儿除详细检查鼻腔和鼻窦外，尚应注意听力、肺部、眼睑、眼球活动、视力以及中枢神经系统功能等情况，以便及早发现并发症并予以治疗。

七、预防

及时治疗和纠正可能引起本病的各种致病因素，加强营养和锻炼身体，谨防感冒。

第二节　儿童鼻息肉

鼻息肉是鼻、鼻窦黏膜慢性炎症性疾病，以极度水肿的鼻黏膜在中鼻道形成息肉为临床特征。发病率为1%~4%，但在支气管哮喘、阿司匹林耐受不良、变应性真菌性鼻窦炎及囊性纤维化患者中，发病率可在15%以上。发病多在中年以上，男性多于女性。病因不明，有明显复发倾向。儿童鼻息肉发病率低，病因、发病机制、临床表现及治疗与成人有相同之处，也存在差别。

一、病因与发病机制

儿童鼻息肉病因与发病机制不清，相关疾病包括几种。

1.遗传　儿童鼻息肉患者染色体组型研究结果显示有多发染色体数量异常，而成人患者多同时有染色体数量和结构的异常，提示儿童鼻息肉可能代表鼻息肉的一个特殊亚群，其特点就是只有染色体数量改变。染色体组型的差异也反映了儿童鼻息肉和成人鼻息肉具有不同的病理生理机制。此外，某些原发性鼻息肉患儿有鼻息肉家族史，也提示和遗传有关。

2.慢性炎症　慢性鼻窦炎是儿童常见疾病，它的病理生理学基础是阻塞，尤其是窦口鼻道的阻塞，儿童窦口鼻道复合体相对狭窄，黏膜相对肥厚，一旦出现各种诱发因素容易出现阻塞。加之儿童鼻咽部淋巴组织增生，腺样体肥大等，容易导致鼻腔后部阻塞和引流障碍，从而导致炎症的发生，但儿童慢性鼻窦炎伴发鼻息肉不常见。

3.先天性异常

（1）囊性纤维化：囊性纤维化是常染色体退行性变疾病，发病原因是囊性纤维化跨膜调节基因突变，上皮细胞表面离子转运调节异常导致外分泌腺功能异常，引起黏膜表面黏液分泌物稠厚，局部防御机制减弱导致黏膜慢性炎症形成。研究显示，囊性纤维化患者74%~100%患慢性鼻、鼻窦炎症，6%~44%患鼻息肉。儿童囊性纤维化患者首先表现为慢性鼻窦炎鼻息肉。息肉形成的原因不清，有研究显示息肉发生率和突变基因型没有相关性，也有研究发现某些特定基因变化的息肉发生率高。

(2)不动纤毛综合征及 Kartagener 综合征:先天异常导致黏液纤毛运动障碍从而导致鼻窦和中鼻道反复感染引起黏膜肿胀息肉形成。

(3)Dubowitz 综合征:很少见,是一种常染色体退行性变,特征是子宫发育迟缓,身材矮小,小头畸形,明显面部畸形以及精神运动发育迟缓,可以伴发鼻息肉。

4.过敏性疾病

(1)过敏性真菌性鼻窦炎:由 IgE 介导的鼻、鼻窦黏膜对真菌抗原的一种过敏性炎症反应,属于非侵袭性真菌性鼻窦炎的一种,其诊断标准其中一条即出现鼻息肉。儿童鼻息肉患者多有特应性特质,多伴发过敏性真菌性鼻窦炎。确切诊断需要组织病理学检查,表现为鼻窦黏膜嗜酸性粒细胞浸润,过敏性黏液以及黏液真菌涂片阳性但不侵入黏膜。

(2)哮喘及过敏性鼻炎:变态反应在鼻息肉形成过程中的作用仍存争议,研究发现鼻黏膜局部发生 IgE 介导的变态反应,释放大量组胺、白三烯和炎性细胞趋化因子,造成局部血管扩张、渗出增加、组织水肿、嗜酸性粒细胞浸润,容易引起息肉的形成。研究显示鼻息肉患儿多同时伴发哮喘。

(3)阿司匹林耐受不良:原因不明的呼吸道高反应性疾病,表现为服用阿司匹林等非甾体抗炎药后诱发鼻炎、哮喘发作,数年后可出现鼻息肉。

5.免疫异常　儿童免疫系统发育不成熟,可以导致复发或慢性感染。

(1)高免疫球蛋白 E 综合征:是一种原发性免疫缺陷性疾病,特征是复发性葡萄球菌脓肿,复发性囊肿形成型肺炎以及血清 IgE 水平高于 2000IU/mL。患儿患此综合征可以出现鼻息肉。

(2)IgG 亚群免疫缺陷及 IgA 免疫缺陷:多与难治性鼻窦炎和复发性鼻息肉相关。

6.解剖异常　引起中鼻道引流障碍的解剖异常,例如鼻中隔偏曲,中鼻甲反张等,可导致局部黏膜炎症从而息肉发生,也有研究显示两者相关性不大。

二、病理

组织学分 3 型。

1.嗜酸性粒细胞性息肉　又称过敏性息肉,最常见。特征是呼吸上皮间质水肿,杯状细胞增生,大量嗜酸性粒细胞浸润,基底膜增厚,轻度透明样变,分隔上皮和间质。儿童鼻息肉中嗜酸性粒细胞息肉所占比例和成人(成人嗜酸性粒细胞息肉占所有息肉的 80%~90%)不同,可能的原因是上呼吸道感染,囊性纤维化以及 Kartagener 综合征等导致鼻黏膜慢性炎症,这种情况在儿童更常见,由此推测儿童息肉可能只是其他疾病的一个症状。

2.炎症性息肉　又称纤维炎症型息肉,特征是没有间质水肿和杯状细胞增生。上皮通常表现为鳞状上皮或立方上皮化生。浸润炎症细胞以淋巴细胞为主,间有嗜酸性粒细胞。间质含有大量成纤维细胞。大多数纤维炎症息肉中,浆液黏液腺体有轻度增生。这种类型约占 10%。

3.息肉伴间质异型性　很少见,间质细胞呈星形伴有细胞核过度染色,也可能呈现更加不规则形状。

三、临床表现

1.鼻息肉多发生于双侧,单侧少见。主要症状为随着息肉增大而逐渐加重的持续性鼻塞。因息肉上少有血管分布,故血管收缩剂滴鼻无明显效果。严重者呈鼻塞性鼻音,睡眠时打鼾。息肉蒂长者可感觉到鼻腔内有物体随呼吸上下移动。后鼻孔息肉可致呼气时经鼻呼气困难。

2.常伴有嗅觉障碍。

3.鼻腔分泌物增多,可为浆液性、黏液性,伴发感染可为脓性。

4.如伴发变态反应性炎症时可有喷嚏、清涕等。

5.鼻塞所致张口呼吸可继发慢性咽炎;息肉阻塞咽鼓管可引起耳闷、听力下降甚至分泌性中耳炎;若鼻窦受累,可有头晕及面部胀痛;鼻分泌物倒流可以引起反复咳嗽,甚至气管和肺部炎症。

6.巨大息肉可以导致外鼻变形,鼻梁增宽扁平,两侧鼻背隆起形成"蛙形鼻"。长期张口呼吸可以导致面骨发育障碍,产生"腺样体面容",表现为上颌骨变长,硬腭高拱,牙列不齐,上切牙外露,唇厚等。

7.少数生长快、体积巨大息肉可挤压破坏周围组织造成眼肌麻痹、眼球突出等。

四、临床检查

1.检查　前鼻镜和鼻内镜检查可发现一个或多个圆形、表面光滑、质软、可移动、灰白或淡红色荔枝状半透明肿物,触之柔软,不易出血,根蒂多在中鼻道,多发息肉根基较广。息肉小者需用血管收缩剂收缩鼻甲或用鼻内镜才能发现。息肉向前可发展至前鼻孔,因前端长期受空气、尘埃的刺激而呈淡红色。息肉向后发展可至鼻咽部。鼻腔内可见浆液性或黏稠脓性分泌物。

2.辅助检查　儿童鼻息肉患者多伴有其他基础疾病,因此辅助检查不仅要针对鼻息肉,还要关注基础疾病。

(1)影像学检查:X线多显示筛窦均匀一致的云雾样浑浊,可见黏膜增厚影,如伴有或继发鼻窦感染可显示鼻窦内密度增高影。鼻窦CT扫描可清晰反映鼻部解剖变异、软组织情况和周边骨质情况,但是不作为儿童鼻息肉的常规检查,只用于手术患者。

(2)免疫球蛋白水平检查:儿童鼻息肉患者常伴有免疫功能异常,尤其是体液免疫,常表现为IgG亚群的缺失。

(3)汗液检查:儿童鼻息肉患者多数同时患有囊性纤维化,表现为汗液中氯、钠含量升高,可达正常的3~4倍。

(4)过敏相关检查:儿童鼻息肉患者多伴有过敏性真菌性鼻窦炎或哮喘。皮肤点刺实验、血清IgE检查等可有阳性发现。

(5)基因检查:可发现多发基因数量异常或阳性家族史。

五、特殊类型

上颌窦后鼻孔息肉:好发于青少年,病因不清,与感染及过敏关系密切,囊性纤维化是儿童患者的危险因素。通常表现为单侧鼻塞,偶有黏液样分泌物。原发于上颌窦,然后以细长茎蒂经自然孔或上颌窦副孔出上颌窦后垂入后鼻孔,上颌窦病变多为黏膜潴留囊肿。前鼻镜检查可以发现鼻腔或中鼻道息肉样肿块,大的息肉可以延伸至鼻咽部,可以通过后鼻镜检查发现,有时候息肉可以很大,阻塞整个鼻咽部,甚至延伸至软腭以下,张口即可以看到。鼻咽侧位 X 线片显示软腭鼻面软组织密度影。鼻窦 CT 扫描显示上颌窦为软组织密度影,可以表现为密度均匀边缘整齐的类圆形软组织影,经中鼻道与鼻腔或中鼻道软组织连续;无骨质破坏或膨胀。病理检查发现组织内有较多的黏液腺泡或大的囊肿,仅有少量浆细胞浸润。手术治疗为原则,术中切除息肉,清除在上颌窦的基底部黏膜。术后有一定的复发率。

六、诊断

儿童鼻息肉的诊断多根据临床表现,包括鼻塞、流涕、呼吸不畅、嗅觉障碍以及其他相关疾病。检查可见鼻腔尤其是中鼻道和筛区单发或多发圆形、表面光滑、灰白或淡红荔枝样肿物。鼻窦 CT 可以显示病变的部位和范围以及相应鼻窦受累情况,但是不作为常规诊断工具,多用于手术前评估。

七、鉴别诊断

根据患儿的症状、体征及检查诊断并不困难,但应注意与以下疾病相鉴别。

1.鼻内翻性乳头状瘤　好发于中老年男性,极少见于儿童。多表现为鼻塞、涕中带血或流血涕,病变好发于鼻腔外侧壁尤其是中鼻道,易累及上颌窦和筛窦。检查可见肿瘤外形如乳头状,表面粗糙不平,色灰白或淡红,触之质脆,易出血。确诊有赖于病理检查。

2.鼻咽纤维血管瘤　好发于青春期男性。主要表现为进行性加重的鼻塞和反复鼻出血。肿瘤原发于鼻咽部,基底广,不能活动,粉红色,触之较硬,易出血,局部呈侵袭性生长。影像学和病理学有助于诊断。

3.脑膜脑膨出　多发于新生儿或幼儿。鼻塞不明显,病史长且进展缓慢。肿块多位于鼻腔顶部、嗅裂或鼻中隔的后上部。肿物单发、无蒂,粉红色,表面光滑,触之柔软有弹性,可有搏动感。可伴有脑脊液漏或脑膜炎。影像学有助于诊断。切忌贸然活检,以免造成脑脊液鼻漏和颅内感染。

八、治疗

治疗原则是切除息肉,解除鼻塞,预防复发。因儿童鼻息肉与多种基础疾病相关,所以要注意相关因素的治疗。

1.基础疾病的治疗　如变应性真菌性鼻窦炎、免疫功能异常、慢性鼻窦炎等。

2.药物儿童鼻息肉主要采取药物治疗,包括以下几种。

(1)激素:鼻喷或口服激素均可减轻水肿,缩小息肉体积,控制局部炎症。但口服激素对儿童生长发育的影响仍存争议,以局部应用为主。

(2)抗生素:可以控制炎症以及并发或继发的感染。

(3)减充血剂:用于严重鼻塞患儿,选择儿童用盐酸羟甲唑啉,但不宜长期使用,原则上连续使用不超过7天。

(4)抗组胺药物:多用于有过敏性体质患儿,尤其是伴发过敏性鼻炎、哮喘或过敏性真菌性鼻窦炎者。

(5)黏液促排剂:可以稀释黏液,促进排出。

3.手术治疗　对于药物治疗失败,体积较大或多发的阻塞性息肉,或有慢性持续性鼻窦感染及症状例如鼻塞、慢性流涕、张口呼吸等的患儿需要手术治疗。术式以单纯息肉切除术为首要选择,注意保护周围的黏膜,不要过多开放鼻窦。基础疾病未解决,息肉复发率高。

4.免疫调节治疗　适用于有免疫功能异常或有缺陷的患儿。

5.基因治疗　原发性鼻息肉或基因检查有异常患儿可以采取基因治疗。基因治疗的效果尚有待进一步探讨,因为包括鼻息肉在内的疾病都是多基因性的。

第三节　急性鼻窦炎

急性鼻窦炎是鼻窦黏膜的急性化脓性感染,常继发于急性鼻炎。

一、病因

1.全身因素　如过度疲劳、营养不良、维生素缺乏、变应性体质等,全身性疾病如贫血、糖尿病,感染性疾病如流行性感冒、麻疹、猩红热、白喉、结核等,以及居住环境不良等,皆可导致机体抵抗力下降而发病。

2.局部因素

(1)鼻腔疾病:①急、慢性鼻炎是急性鼻窦炎的常见病因之一,鼻腔黏膜与鼻窦黏膜互相连续,鼻腔的炎症容易侵入鼻窦;②鼻腔其他疾病,如鼻中隔偏曲、鼻甲肥大、黏膜肥厚、鼻腔的肿瘤、鼻腔异物以及鼻的变态反应等,都可堵塞鼻道和窦口,影响鼻窦通气引流。

(2)直接感染:①游泳、潜水方法不当,污水携致病菌进入鼻窦发病;②飞机在迅速下降时,窦内骤变负压,鼻腔内炎性分泌物或污物被吸入窦内,引起"非阻塞性航空性鼻窦炎";③鼻窦外伤后引起骨折、异物存留或血块感染等可直接引起鼻窦炎。

(3)鼻腔内填塞物留置时间过久,因局部刺激、继发感染和(或)妨碍窦口的通气引流而致鼻窦炎。

(4)邻近器官源性:如面部蜂窝织炎、颌骨骨髓炎、龋齿、腺样体肥大及扁桃体炎等邻近器官的感染均可引起鼻窦炎。

3.致病菌　急性鼻窦炎通常是多种致病菌的混合感染,鼻窦炎的病情与致病菌的种类和毒力密切相关。最常见的致病菌是化脓性球菌属,如肺炎链球菌、溶血性链球菌、葡萄球菌、卡他球菌等;其次为杆菌属,如肺炎杆菌、流感嗜血杆菌、变形杆菌、大肠埃希菌及铜绿假单胞菌等。近年来，由于抗生素的广泛应用，真菌感染导致的鼻窦炎有逐渐增多的趋势。

二、病理

急性鼻窦炎的黏膜病理变化与急性鼻炎相似，主要可分为3期。

1.黏膜卡他期（急性卡他性鼻窦炎）　为鼻窦炎的起始阶段，窦内黏膜短暂缺血，随后血管扩张、充血，黏膜肿胀，上皮固有层水肿，通透性增强，浆液性、黏液性分泌亢进，纤毛运动变缓，由于黏膜肿胀使窦口缩小甚至完全消失。上皮层下有多核白细胞和淋巴细胞浸润，尤其多见于扩张血管附近。

2.黏膜化脓期（急性化脓性鼻窦炎）　为鼻窦炎的进展阶段，黏膜水肿和血管扩张进一步加重，多形核白细胞浸润更显著，毛细血管出血，上皮细胞与纤毛发生坏死、脱落，分泌物呈脓性，窦腔内积脓。

3.在急性炎症的极期或其后的阶段　炎症可侵及骨质或经血道扩散至骨髓、眼眶或颅内，如发生窦壁骨炎、骨髓炎、眶内感染或颅内感染，一般多见于儿童。上述病理过程并非一定发生，由于人们文化素质和经济承受能力的不断提高，早期就诊和优质抗生素的普遍应用，多数病情可在鼻窦炎早期得到控制或治愈，发生并发症的机会越来越少。

三、临床表现

1.全身症状　可有畏寒、发热、食欲减退、周身不适、精神萎靡等症状。如继发于上呼吸道感染和急性鼻炎，则上述症状在原发病症状的基础上加重。儿童症状较成人重，可出现咳嗽、呕吐、腹泻等呼吸道和消化道症状。

2.局部症状　局部主要有鼻部、咽、喉、耳及头部症状。

（1）鼻塞：因鼻腔黏膜充血、肿胀，分泌物积蓄于鼻腔，导致单侧或双侧间歇性或持续性鼻塞，常有鼻塞性鼻音。

（2）流涕：流黏性或脓性涕，量多而不易擤尽，一些患者会出现涕中带血。牙源性上颌窦炎者有恶臭脓涕。后组鼻窦炎患者的鼻涕向后流入咽喉部，易引起咽痒、咳嗽、咳痰及恶心。

（3）嗅觉障碍：可因鼻塞或分泌物阻塞嗅沟出现暂时性嗅觉减退或丧失。牙源性上颌窦炎和少数蝶窦炎还可能引起主观恶嗅觉。

（4）局部疼痛和头痛：分泌物的积聚、细菌毒素、黏膜肿胀刺激压迫神经末梢引起疼痛，有一定的时限性、周期性和定点性，急性鼻窦炎最常见的疼痛症状可表现为神经痛、弥散性疼痛或局限性疼痛。在急性鼻窦炎初期，多表现为昼夜弥散性持续性头痛，越过极期后头痛迅速减轻，时间缩短，并局限于一定部位。通常前组鼻窦炎疼痛多在头颅表面、额部和颌面部；后组鼻窦炎疼痛多位于头颅深部、颅底或枕部，在咳嗽、低头时加重。

（5）耳部症状：少数患者可出现耳鸣、眩晕或听力减退等症状，见于少数急性蝶窦炎者。

3.检查

（1）一般检查：一些患者，尤其是儿童，在鼻窦表面皮肤和软组织可出现红肿、局部压痛和叩击痛:急性额窦炎时,额部和上睑红肿,额窦前壁或底部有压痛和叩击痛;急性上颌窦炎时,颊部或下睑红肿,轻叩磨牙或划压牙冠时,可产生特殊的酸痛感;急性筛窦炎时,内眦部可出现红肿。

(2)鼻腔、咽喉部检查:鼻黏膜充血、肿胀,中鼻甲和中鼻道黏膜充血或水肿;前组鼻窦炎可见中鼻道积脓,后组鼻窦炎则表现为嗅沟积脓。如鼻腔有大量分泌物,应吸除干净并用1%麻黄碱收缩鼻腔后再检查其来源。咽、喉部黏膜常可充血、肿胀,儿童急性鼻窦炎者尤为明显。

(3)鼻内镜检查:是目前临床常规检查方法。用1%麻黄碱和1%丁卡因棉片对鼻腔进行收缩和麻醉后,清除鼻腔鼻涕,使用各种角度的鼻内镜检查鼻腔、中鼻道、嗅沟、蝶筛隐窝,观察黏膜的色泽,是否有肿胀、黏膜息肉样变性、窦口阻塞、窦口分泌物引流。

(4)穿刺冲洗法:急性上颌窦炎时,全身症状已消退并在抗生素的控制下,可行穿刺冲洗法,观察有无脓液,若有应做细菌培养和药敏试验,这是以往较常用的诊断和治疗方法,但近来已经很少使用。

(5)鼻窦X线或CT检查:X线检查可见鼻窦密度增高,如有积脓则窦内密度增高或出现液平面,但颅骨影的重叠使小的病变显示不清,可出现较多的假阳性和假阴性。高分辨率CT使鼻窦炎的诊断变得更为方便和直接,可以清楚地显示鼻窦内的炎性改变。正常的鼻窦黏膜在CT扫描时不显影,窦腔内一旦出现软组织密度影,通常为黏膜肥厚或病变组织。

四、诊断

详细询问病史:如发病时的状况,有无诱因,鼻塞的特点,鼻涕的量、性状,是否带血等;是否有头痛,头痛的部位、性质和特点。在详细了解病史之后,行鼻内镜检查和鼻窦X线检查多可确诊。如需要详细了解病变部位和累及的范围,或者对症状较重的患者,可做鼻窦CT检查。

五、并发症

鼻窦炎性脓涕向后流入咽部可引起咽和扁桃体炎症,致病菌可向下侵入引起咽喉炎、气管炎和支气管炎,也常常是支气管哮喘的发病因素之一。抵抗力或免疫力低下者还可引起肺炎;反复发作的鼻窦炎还可引起中耳炎,自从抗生素问世以来,鼻窦炎的严重并发症,如鼻源性眶内并发症、鼻源性颅内并发症已很少出现,但一旦出现则后果严重,应警惕。

六、治疗

1.治疗原则　积极消除致病因素,清除鼻腔、鼻窦分泌物,促进鼻腔和鼻窦的通气和引流,控制感染,防止并发症或病变迁延成慢性鼻窦炎。

2.全身治疗

(1)一般治疗:如有发热、全身不适应注意休息,多饮水或进高营养流质饮食;避免用力擤鼻;对症处理,如头痛或局部疼痛剧烈时,可使用镇痛药等。

(2)抗感染治疗:使用抗生素的原则是有效、足量、足够时间。目的是控制感染,防止并发症发生和转为慢性鼻窦炎。首选头孢类抗生素,如患者对青霉素过敏或细菌对此类抗生素具耐药性,可改用喹诺酮类。细菌培养和药敏试验可帮助选择敏感的抗生素。

(3)中药治疗:祖国传统医学对鼻窦炎有一定的疗效,中药主要成分多为苍耳子、辛夷、菊花、茜草、双花、防风、薄荷、柴胡等。国内疗效比较好的中成药如辛夷颗粒、鼻渊舒、中联鼻炎片等,皆有辅助治疗的功效。

3.局部治疗

(1)鼻内用药:主要使用鼻内类固醇药物。在这里应该重点提出,鼻内血管收缩药物不宜长期连续使用,尤其是青少年和儿童。已有很多证据表明,鼻腔血管收缩药(如盐酸萘甲唑啉、麻黄碱类)会造成鼻腔黏膜鳞状上皮化生,严重破坏鼻黏膜的纤毛活性和输送功能。成年后难以治愈的肥厚性鼻炎、慢性鼻窦炎、长期伴有脓性鼻涕的鼻黏膜炎均与儿童时期滥用鼻腔血管收缩药有直接关联。临床使用鼻腔内血管收缩药应该只限于鼻腔检查或手术时的临时用药。

局部类固醇药物治疗呼吸道炎性疾病已经有四十多年的历史,基础与临床研究均证实了其有效性、安全性、无耐药性和无依赖性,尤其可在炎症的不同阶段发挥抑制炎症反应的作用。它能降低血管通透性,减低腺体对胆碱能刺激的反应,并有干预花生四烯酸代谢的作用,从而减少了介质的产生和释放。它能阻止激活的 T 淋巴细胞增殖和 Th2 细胞因子(IL-4、IL-5)的合成,降低了多种细胞(上皮细胞、巨噬细胞和成纤维细胞等)产生细胞因子的速度,抑制嗜酸性粒细胞和嗜碱性粒细胞向炎症局部的移行和趋化,也能稳定黏膜上皮屏障和血管内皮屏障,降低刺激受体的敏感性,从而得到良好的治疗效果。因此局部类固醇药物可以抑制病原微生物在鼻黏膜的植入与定植,有效地抗感染、抗水肿,局部不良反应非常少见且轻微,对下丘脑-垂体-肾上腺素轴功能无抑制作用,成为当代治疗鼻腔、鼻窦黏膜炎症的主流药物。

(2)物理治疗:鼻腔冲洗、局部热敷、超声雾化、蒸汽吸入、红外线照射、超短波电疗、电透热法等物理疗法,对改善局部血液循环,促进炎症消退或减轻症状均有帮助。

(3)上颌窦穿刺:上颌窦穿刺冲洗可以作为诊断和治疗手段,急性鼻源性上颌窦炎无并发症者,可行上颌窦穿刺冲洗法,有时 1 次冲洗即愈,不愈者每周 1~2 次,直至痊愈。冲洗后可以向窦内注入抗生素或类固醇激素。

(4)额窦环钻术:急性额窦炎保守治疗欠佳且病情加重时,为了避免额骨骨髓炎和颅内并发症时进行额窦环钻术,排除脓液,置管引流直至症状完全缓解。这是一种传统的治疗方法,现在已经很少使用,可做经鼻内镜额窦开放术。

4.其他治疗　为防止鼻窦炎再发,导致鼻窦炎发作的一些相关因素可以在鼻窦炎治愈后酌情处理,如切除经常发病的扁桃体和炎症的增殖体;另外,应改善机体抵抗力,调节内分泌失调,改善工作环境等。

第四节　慢性鼻窦炎

慢性鼻窦炎是鼻窦黏膜的慢性化脓性炎症，常常继发于急性鼻窦炎，炎症可仅在单侧或单窦出现，但双侧和多窦均发病则更为常见，称为多鼻窦炎或全鼻窦炎。

一、病因

病因和致病菌与急性化脓性鼻窦炎相似，急性鼻窦炎反复发作或急性鼻窦炎、鼻炎治疗不当，引起急性鼻窦炎的局部或全身的因素持续存在，都可引起慢性鼻窦炎。本病也可慢性起病（如牙源性上颌窦炎）。目前认为引起慢性鼻窦炎的主要发病因素有细菌感染、变态反应、鼻腔或鼻窦的解剖变异。

二、病理

慢性鼻窦炎病理类型的划分有多种观点，但一般认为鼻窦黏膜水肿、纤毛脱落、上皮化生、黏膜内淋巴细胞和浆细胞浸润及腺体阻塞是慢性鼻窦炎的主要病理变化，可分为3型：①黏膜肥厚或息肉样变性型：血管增生，黏膜水肿并增厚，渐成息肉样变；②纤维型：纤维增生明显，常有动脉内膜炎及动脉管阻塞；③混合型：黏膜肥厚与纤维增生同时发生，黏膜呈结节状或乳头状。

三、临床表现

1.全身症状　常见的有头晕、易疲倦、精神抑郁、萎靡不振、食欲缺乏、失眠、记忆力减退、注意力不集中、工作效率降低等症状，少数病例可出现持续低热。这些症状是窦内脓液积蓄成为脓毒性病灶所导致的，分泌物自后鼻孔下流，可引起咽、喉、气管、支气管或肺部炎症，也可引起消化道症状。症状较重时可严重影响生活质量。

2.局部症状　主要有鼻部症状、局部疼痛和头痛及其他症状。

（1）鼻部症状：包括流脓涕、鼻塞及嗅觉障碍等症状。

1）流脓涕：多为黏脓性或脓性涕，白色或黄色，量的多少不一，与患者体位有关，并具有定时、定向性。前组鼻窦炎的脓涕，易从前鼻孔擤出；后组鼻窦炎的脓涕，易经后鼻孔流向鼻咽部，若脓涕有腐臭气味，多为牙源性上颌窦炎。如果窦口阻塞或纤毛活性和输送功能受损，可发生窦内长期积脓。

2）鼻塞：也为慢性鼻窦炎的主要症状，鼻甲黏膜慢性充血、肿胀、息肉样变，鼻息肉形成，分泌物过多或过稠，鼻腔解剖变异等，均可成为鼻塞原因。

3）嗅觉障碍：嗅觉障碍的主要原因有嗅区黏膜炎性病变，鼻黏膜炎性肿胀和息肉样变，脓涕阻塞嗅沟等，多表现为嗅觉减退、迟钝、失嗅等，多为暂时性症状，少数也可由于嗅神经末梢炎症导致永久性失嗅。

（2）头痛：部分患者有头痛，常表现为头部沉重压迫感、钝痛或闷胀痛，头痛的时间、性质及部位与急性鼻窦炎近似，但较急性鼻窦炎稍轻。头痛的轻重程度可随鼻通气引流、用药与否而改变，也可由于窦口阻塞，引起真空性头痛。当休息、用药或以物理治疗等方法使鼻腔通气引流改善时则头痛减轻或消失。

(3)视功能障碍：较少见，主要表现为视力减退或丧失，是由于炎症累及视神经导致球后视神经炎所致，真菌性蝶窦炎多见。有时也可表现为其他症状，如复视和眶尖综合征等。

四、检查和诊断

1.病史　首先必须详细询问病史，并结合临床症状及体征进行综合分析。是否有急性鼻窦炎发作史；是否有头痛，头痛的性质、时间、与鼻塞的关系；鼻涕的性质、量、有无臭味、是否有血性涕等；鼻塞的特性，如间歇性或持续性鼻塞，单侧或双侧鼻塞等，这些对本病的诊断至关重要。

2.鼻腔检查　用1%麻黄碱棉片收缩鼻黏膜，在鼻内镜下仔细检查鼻腔各部，可见鼻黏膜慢性充血、肿胀或肥厚，中鼻甲肥大或息肉样变，中鼻道变窄、窦口鼻道复合体区黏膜水肿或有息肉生成。前组鼻窦炎者脓液多见于中鼻道，后组鼻窦炎者脓液多见于嗅沟。

3.口腔和咽部检查　如为牙源性上颌窦炎时，在同侧上颌第二前磨牙或第一、第二磨牙可查出病变。后组鼻窦炎者咽后壁可见到脓液或干痂附着。

4.影像学检查　随着影像技术的发展，常规X线已逐渐被CT取代，鼻窦CT扫描能够显示鼻窦病变范围和程度，尤其是在显示骨质与软组织关系方面具有优势。CT扫描可分成冠状位和轴位，阅片上可以得到如下信息：①病变范围和程度决定手术的术式、麻醉方式；②判断是否有需要在术中处理的解剖变异，如鼻中隔偏曲、中鼻甲肥大或息肉样变性、泡性中鼻甲、中鼻甲反向弯曲、钩突肥大等；③判定鼻窦病变是否具有骨破坏倾向。

5.鼻窦穿刺冲洗　对于上颌窦炎有价值，通过穿刺冲洗来了解窦内脓液的性质、量、有无臭味等，并可进行细菌培养和药敏试验，据此判断病变程度和制订治疗方案。

五、鉴别诊断

慢性鼻窦炎主要应与鼻窦的良、恶性肿瘤鉴别。鼻腔、鼻窦内翻性乳头状瘤常常被误诊为慢性鼻窦炎伴鼻息肉，其肿块呈灰红色或灰白色，触之易出血，CT可见骨质破坏，组织病理学检查可以确诊。某些鼻窦恶性肿瘤的早期症状和体征甚至CT扫描结果都与鼻窦炎类似，如不能早期发现，将影响远期生存率。其主要手段是对恶性肿瘤有足够的警惕性，遇有较长时间血性鼻涕、面部蚁走感、颜面部变形、硬腭突起或视觉方面等改变，要及时做CT检查。慢性鼻窦炎与下列同类疾病区分，则有助于治疗。

1.真菌性鼻窦炎　真菌性鼻窦炎的主要临床表现为涕中带血或褐色干酪样物；CT扫描可见单窦发病，最常见于上颌窦，其次为蝶窦和筛窦，额窦罕见，病灶中有絮状钙化斑；鼻分泌物或上颌窦内干酪样物涂片或培养见到杆状有分叉的菌丝即可确诊(详见本章第四节)。

2.鼻息肉病　一种与变态反应因素直接相关的、以鼻腔鼻窦黏膜整体息肉样改变为特征的黏膜病。

六、治疗

1.保守治疗

(1)全身药物治疗:当慢性鼻窦炎出现急性发作征象或有化脓性并发症的时候才给予全身应用抗生素,疗程不超过2周,也可辅以中成药。可以口服黏液促排药,稀化黏液并改善纤毛活性,推荐小剂量长期口服大环内酯类药物,疗程不少于12周,对伴有变态反应症状的患者可以服用抗组胺药。

(2)局部类固醇激素:可收缩肿胀的黏膜,抗感染、抗水肿,利于鼻窦通气和引流。

(3)上颌窦穿刺冲洗术:多次反复穿刺冲洗(每周1~2次),使上颌窦腔内的分泌物排除,窦口通畅,鼻通气改善,鼻涕减少,比其他保守疗法优越,必要时可穿刺置管以方便冲洗。窦内还可灌入抗生素、酶类及激素等药物进行联合治疗。

(4)负压置换法:用负压吸引法使鼻腔和鼻窦内压力交替改变从而吸出脓性分泌物,同时药液进入鼻窦。可用于慢性额窦炎、筛窦炎、蝶窦炎,尤其是对儿童和后组鼻窦炎效果较好。

(5)物理治疗:如透热疗法,中、短波或超短波治疗,也可用散焦氦-氖激光器照射窦腔,作用为生物刺激效应,能促进病变的组织修复再生。可用生理盐水或高渗盐水进行鼻腔冲洗。

2.手术治疗　上述保守治疗无效者可采用手术方法,并进一步加强围术期处理。手术治疗以20世纪70年代以来创建的经鼻内镜鼻窦手术为主。手术的基本理念是清除以中鼻道为中心的附近区域(窦口鼻道复合体)病变,特别是前组筛窦的病变,以重建鼻腔和鼻窦的通气和引流功能为前提来恢复鼻窦黏膜的正常形态和功能。无须行广泛的鼻窦黏膜切除,即通过小范围或局限性手术解除广泛的鼻窦病变。由于这种手术方式较传统手术方式具有视角宽阔、视野清晰、操作精细、手术程序简化以及创伤小和免除颅鼻面部切口等优点,而且手术治愈率高,因此这种技术得以广泛应用。

韩德民教授(1999)对经鼻内镜外科技术作了精确的论述:就慢性鼻窦炎、鼻息肉的治疗而言,鼻内镜外科技术的概念或内涵应该是:在鼻内镜直视观察下,清除病灶,改善和重建鼻腔、鼻窦引流通道并尽可能保留鼻腔、鼻窦的基本结构,以达到治愈的外科目的。其内容包括:①电视监视下鼻内镜手术;②清除鼻腔、鼻窦病灶,恢复或重建鼻窦引流通道;③黏膜保留与结构重建;④术后随访与综合治疗。鼻内镜外科技术概念系统阐述了术中清除病灶,改善和重建鼻腔、鼻窦通气引流功能并尽可能保留基本结构,其作为手术基本原则贯穿于手术操作和处理整个过程。由此可见,慢性鼻窦炎的治疗是一个以经鼻内镜鼻窦手术为主体内容的综合性治疗过程,它包括手术前的药物治疗、正确手术方式的选择,以及手术后3~6个月连续的术腔处理、全身和局部的合理用药。

第十章　变应性鼻炎

变应性鼻炎,又称为过敏性鼻炎、变态反应性鼻炎,是一种吸入外界变应原而导致的鼻黏膜发生以Ⅰ型变态反应为主的非感染性炎症,临床上以鼻痒、打喷嚏、流清涕等为主要症状的常见变态反应性疾病。由于变应原呈季节性增减或持续存在,本病的发病呈季节性(称花粉症)或常年性。

据美国的流行病学调查显示,美国每年有5000万患者,其中成人的患病率为10%~22%;儿童为10%~42%,该病为美国第5种最常见的慢性疾病。日本的发病率也高达10%~20%,可见变应性鼻炎是一种最常见的变态反应性疾病。我国尚无有关此病完整的流行病学调查,据北京协和医院调查,发病率为6.7%,最近有资料估计国内每年约有2000万人患本病。国外一系列调查研究结果还揭示鼻变态反应的发生、发展与社会开放程度和经济发展水平密切相关,近年来,我国经济发展很快,变应性鼻炎的患病率也呈明显增多趋势,由于该病可以并发一系列周围器官如鼻窦、咽鼓管及嗅区等部位的功能紊乱而危害人体健康,应引起重视。

本病属于中医学鼻鼽、鼽嚏的范畴。中医认为本病多由禀赋异常,脏腑功能失调(主要是肺、脾、肾三脏虚损),加上风寒、异气之邪侵袭而致。

第一节　变应性鼻炎的病因与发病机制

一、病因病理

1.中医　历代医家根据自己对《内经》的理解和临床经验,逐渐提出对"鼻鼽"病因病机的认识。

(1)肺气虚寒:这是隋唐时期对"鼻鼽"的主要认识。隋·《诸病源候论·卷二十九·鼻病候》认为清涕量多的病因病机在肺:"肺气通于鼻,其脏有冷,冷随气入乘于鼻,故使津涕不能自收"。《千金要方·卷第六上》记载了"鼻塞脑冷清涕出方";《外台秘要·卷第二十二》也有类似方剂,但两书记载的都是外治用方。

(2)脾气虚弱:《圣济总录·卷第一百八十》治疗小儿多涕,用人参汤、前胡汤、甘菊花汤,三方中均有人参,说明当时已开始重视肺脾气虚这一病机。不过,古代医家直言脾气虚弱是导致"鼻鼽"的这一病机者甚少。唯有《普济方·卷二十二·脾脏门·兼理脾胃附论》中,用吴茱萸丸,功能大理脾胃,用以治疗鼻流清涕、嚏不止。

(3)肾虚气衰:古代医家对"鼻鼽"的病机学说中,除了"脑寒",可以说肾主髓海,病机与肾间接相关以外,大多未提出肾与"鼻鼽"的直接关系。唯有《普济方·卷二十二·脾脏门·兼理脾胃附论》提到补肾的重要性:"水旺则金旺,子能令母实,肺者肾之母"。对"嚏"与肾虚的关系,在《内经》有多处提及。如《素问·宣明五气篇》说:"肾为欠为嚏”。《素问·刺禁论》说:“刺中肾,六日死,其动为嚏。”此外,《素问·阴阳应象大论》说:“年六十,阴痿,气大衰,九窍不利,下虚上实,涕泣俱出矣。”提出了肾虚鼻涕失制的病机。既然《内经》还有“孰嚏”名称,可以认为当时的医家对肾和“鼻鼽”的关系是有一定认识的。

(4)风寒在表:《景岳全书·卷二十七·鼻证》说:“凡由风寒而鼻塞者,以寒闭腠理,则经络壅塞而多鼽嚏,此证多在太阳经。”《张氏医通·卷八·七窍门下·鼻》提到风寒证候。

(5)肺经郁热:金·刘完素在《素问玄机原病式·六气为病·热类》中为鼻鼽作了注解:“鼽者,鼻出清涕也”,但他又认为“肺热甚则出涕或言鼽为肺寒者,误也”。此语反映了刘氏“火热论派”的特点。至于“鼻鼽”属热的机制,刘氏认为“寒伤皮毛,则腠理闭密,阳气怫郁,不能通畅,则为热也”,这一机制可以认为是“鼻鼽”中郁热证候的病机。《素问玄机原病式·六气为病·火类》还解释喷嚏的含义:“嚏:鼻中因痒,而气喷作于声也。”不过,刘氏认为喷嚏也多为火热证:“鼻为肺窍,痒为火化。心火邪热,干于阳明,发于鼻而痒,则嚏也。”刘氏还提出:“或故以物扰之,痒而嚏者,扰痒火故也。”

李时珍《本草纲目·主治第四卷·百病主治药·鼻》提出“寒包热”:“鼻渊,流浊涕,是脑受风热;鼻鼽,流清涕,是脑受风寒,包热在内。”这一论述实质上与刘河间的观点相似。

《证治准绳·杂病·第八册·七窍门下·鼻》对上述寒证与热证两种类型“鼻鼽”作了归纳:“鼻鼽,谓鼻出清涕也。”《内经》“运气鼻鼽有二:一曰火攻肺虚鼻鼽……治以诸寒是也。二曰金助肺实鼻鼽……治以温剂是也。”《张氏医通·卷八·七窍门下·鼻》则将“鼻鼽”分为外寒内热证、风寒、寒证、鼽衄(血与涕俱出)证、鼻塞脑冷证、鼻鼽兼鼻息肉证六种类型。这是对鼻鼽病机的另一种整理归纳,其中“风寒证”是较少有人提出的一种观点。

2.西医

(1)花粉症:俗称枯草热,绝大多数由吸入花粉所诱发。诱发花粉症的花粉多属风媒花,其特征是花形细小、色不鲜艳、味不芳香,少数有臭味,属非观赏花。花粉颗粒一般直径为20~30μm,易在空气中飘散。我国花粉症的患病率和发病率尚无确切统计数字。通过全国各地的调查证实蒿属花粉为华北、东北和西北地区花粉症的主要致敏原;苋科花粉为广州地区主要致敏花粉;上海地区主要致敏花粉为大麻、豚草。应用免疫学的方法检测出几种主要的致敏花粉间无完全交叉变应原性,但在不同的花粉间存在不完全交叉变应原性,其中以蒿属花粉变应原性最复杂,与多种花粉变应原之间有部分交叉变应原性,为分析花粉变应原皮肤试验结果和免疫治疗正确选择花粉变应原种类提供了重要参考资料。

(2)真菌:真菌致敏可诱发变应性鼻炎,主要致敏真菌为青霉属、曲霉属、交链孢霉属等,免疫学分析证实其与几种主要致敏花粉如蒿、藜、玉米、槭等之间并无交叉变应原性。变应性真菌性鼻窦炎已引起学者们的重视,它是不同于真菌致敏变应性鼻炎和鼻窦真菌病的一个疾病实体。

(3)食物致敏:临床上还发现有些食物可诱发变应性鼻炎,曾有报道如谷类、蛋类、牛奶、肉类、鱼、土豆、西红柿、巧克力和豆类等,其中蛋类和牛奶过敏多发生于儿童,尤其婴幼儿。这种由食物诱发的变应性鼻炎,其症状可发生于食用这些食物后数天或数周内;同时伴有血清特异性 IgE 抗体滴度升高,而且对这种食物浸液的皮肤试验也呈阳性反应。

(4)职业因素:对职业因素导致的变应性鼻炎应引起高度重视。近年来,特别是沿海地区,建立大量、各种各样的工厂,在工作环境中持续或间断地接触某些变应原,尤其在使用空调、暖器的工厂或车间或办公室内,空气流通差,容易促成一些具有变应原特性的微生物如真菌、原虫和昆虫等生长,因而容易发病。

二、发病机制

变应性鼻炎的患病率呈上升趋势,在世界范围内的患病率为 10%~25%,在我国大中城市的患病率也在 8%~20%,并且呈现上升趋势。了解变应性鼻炎的发病机制有助于采用合理的治疗手段。

1.免疫学机制　呼吸道在解剖结构上是一个连续的整体,随着呼吸运动,整个呼吸道可以接受相同的外界微生物以及各种化学物质的刺激,虽然上呼吸道能够过滤掉大部分吸入颗粒物或者微生物,但是仍然有少部分进入下呼吸道,用放射性标记方法经动物试验显示,有 83%的颗粒物沉积在上呼吸道,只有 17%的颗粒物进入下呼吸道,在正常的黏液纤毛系统的清除下,沉积到黏液毯中的大部分颗粒物及微生物被排出体外,少数致病微生物可以被呼吸道黏膜的天然免疫系统主要是巨噬细胞等吞噬处理,另有少量微生物可以被黏膜表面的抗体(以分泌性 IgA 为主)和补体系统中和破坏。在正常个体中,非致病性物如尘螨、花粉等,可以诱导机体产生免疫耐受;而在特应性个体,在接触上述非致病性颗粒物以及真菌等微生物后,经过特异性免疫机制,发展为过敏性疾病。

(1)变应性鼻炎的特异性免疫反应:IgE 介导的Ⅰ型超敏反应属于特异性免疫,是变应性鼻炎和哮喘的主要免疫机制,这一过程包括速发相反应和迟发相反应。当花粉、尘螨等变应原接触鼻腔黏膜和结膜后,被黏膜表面的抗原提呈细胞(antigen-presenting cells,APCs),主要是树突状细胞(dendritic cells,DCs)和巨噬细胞吞噬后分解成小片段,一般是 8 个氨基酸的长度,在局部淋巴结 APCs 通过Ⅱ型主要组织相容性复合物(major histocompatability complex Ⅱ,MHC-Ⅱ)将抗原片段提呈给 $CD4^+$原始 T 细胞,诱导抗原特异性的 T 细胞克隆扩增,分化成 2 型辅助性 T 细胞(Th2 细胞),Th2 细胞产生白介素-4(interleukin-4,IL-4),IL-13 诱导 B 淋巴细胞分化成浆细胞合成变应原特异性 IgE,IL-5 诱导嗜酸性粒细胞分化成熟。变应原特异性 IgE 随着血循环结合到组织中的肥大细胞和循环中的嗜碱性粒细胞表面的 IgE 高亲和力受体表面,当机体再次接触变应原后,变应原结合到肥大细胞表面相邻的特异性 IgE 受体短臂,导致肥大细胞和嗜碱性粒细胞脱颗粒,释放颗粒中预先合成的组胺、类胰蛋白酶(肥大细胞特异性)、胃促胰酶(仅结缔组织肥大细胞有)、激肽酶、肝素及 IL-8(中性粒细胞趋化因子)等炎症介质、蛋白酶和细胞因子,同时环氧合酶和 5-脂氧合酶作用于肥大细胞和嗜碱性粒细胞膜生成前列腺素-D_2(prostaglandin D_2,PGD_2)、白三烯 C4(leukotriene C4,LTC4)、LTD4、LTE4 和血小板活化因子

(platelet-activating factor,PAF)等炎症介质和细胞因子。炎症介质能够刺激神经末梢、血管和黏膜下腺体,引起速发相反应,在上呼吸道表现为鼻痒、喷嚏、清水样涕,在下呼吸道表现为支气管痉挛。组胺主要在上呼吸道发挥作用,在下呼吸道的作用不甚明显。组胺可以结合到鼻黏膜感觉神经末梢以及血管的受体,产生喷嚏、发痒以及腺体分泌增加,血管扩张和血浆渗出。组胺被上皮细胞和血管内皮细胞的N甲基转移酶降解。目前已知4种组胺受体(H_1~H_4),在鼻黏膜的血管神经等结构细胞表达较多的H_1受体,表明H_1受体发挥主要作用。白三烯在上下呼吸道都发挥重要作用,对速发相和迟发相反应均有促进作用,在自发性和诱发性鼻炎和哮喘中,都能检测到白三烯增加,并且伴随着炎症反应和症状,肥大细胞、嗜碱性粒细胞、嗜酸性粒细胞、单核细胞和巨噬细胞都能产生白三烯。白三烯能够增加黏液分泌,引起黏膜水肿,趋化嗜酸性粒细胞,诱导支气管收缩的能力是组胺和乙酰胆碱的3000~10 000倍,抑制催化白三烯合成反应的5-脂氧合酶时,能够缓解鼻炎和哮喘的症状,迟发相反应发生在速发相反应4~8小时后。在速发相反应释放的炎症介质刺激下,血管内皮细胞表达血管内皮细胞黏附分子、选择素等黏附分子,在趋化因子作用下,循环中的$CD4^+T$淋巴细胞、嗜酸性粒细胞向上下呼吸道浸润,在上呼吸道表现为鼻塞、嗅觉减退、黏液分泌增加以及对变应原和非特异性刺激的高反应性,在下呼吸道,迟发相反应也主要表现为气道阻塞和气道高反应性。变应性鼻炎动物实验表明,迟发相反应中主要是嗜碱性粒细胞而非肥大细胞参与。

(2)参与变应性鼻炎发病的炎症和免疫细胞

1)肥大细胞:肥大细胞在过敏性炎症中发挥关键作用,除了上述经典的变应原IgE介导的变应原激活途径之外,其他刺激因素如冷空气、渗透压的改变(见于运动诱发的哮喘)也可以直接活化肥大细胞,产生症状。IL-9和干细胞因子(stem-cell factor,SCF)可以维持黏膜表面的肥大细胞,其中SCF通过与肥大细胞表面的酪氨酸激酶受体(tyrosine kinase receptor c-Kit)发挥作用,基于此,一些c-Kit抑制剂可以用于治疗肥大细胞介导的炎症。

2)嗜酸性粒细胞:研究表明,嗜酸性粒细胞能够生成多达25种细胞因子。一方面通过产生释放IL-3、IL-5、GM-CSF促进造血祖细胞分化成熟、抑制自身凋亡,IL-4调节B细胞合成IgE、转化生长因子-β(transforming growth factor-β,TGF-β)促进成纤维细胞合成胶原,神经生长因子与呼吸道神经纤维相互作用,TNF-α和IL-4活化血管内皮细胞与RANTES等趋化因子促进更多的炎性细胞浸润;另一方面,产生各种细胞毒性蛋白、氧化物颗粒、神经肽、细胞因子和脂类介质,如嗜酸性阳离子蛋白、主要碱性蛋白和嗜酸性过氧化物酶等,引起肥大细胞释放组胺,同时损伤呼吸道黏膜上皮;氧化物颗粒能够促进平滑肌收缩伴随呼吸道组织损伤;P物质和血管活性肠肽等神经肽引起平滑肌收缩、黏膜水肿、血管扩张和肥大细胞脱颗粒;LTC4在上下呼吸道炎症中发挥重要的作用。嗜酸性粒细胞还可以充当APCs,此外也可以产生Th1和Th2细胞因子。

3)Th2细胞:T细胞在调节过敏性炎症方面发挥主要作用,其中Th2细胞发挥重要作用,Th2细胞产生IL-4、5、9、13等细胞因子,DCs通过产生趋化因子CCL17和CCL22募集Th2细胞到炎症局部组织,另外,嗜碱性粒细胞除了表达FcεR1,还可以表达MHC-Ⅱ

和共刺激分子 CD80/CD86，也发挥抗原识别和提呈作用，同时还可通过产生 IL-4 促进 Th0 细胞向 Th2 细胞分化其他 T 细胞也发挥一定作用。例如 Th1 细胞和 $CD8^+$细胞可以产生 Th2 细胞因子，Th9 细胞（产生 IL-9）的分化依赖于 TGF-β，同时受 IL-25 的调控 Th17 细胞通常在炎症哮喘中和中性粒细胞炎症有关。Th22 细胞（产生 IL-22）在过敏性炎症中发挥作用。

4）调节性 T 细胞（T regulatory cells，Tregs）：包括天然型 Tregs（$Foxp3^+CD4^+CD25^+$）和诱导 J 型 Tregs，Tregs 对于 Th1 和 Th2 反应都有抑制作用。通过基因敲除去掉小鼠 Foxp3 基因，导致 $Foxp3^+CD4^+CD25^+$Tregs 丧失，产生严重的全身多系统炎症，包括严重的呼吸道炎症和特应性皮炎、嗜酸性粒细胞增多症、IgE 明显升高，以及 IFN-γ 等 Th1 和 IL-4、IL-5 等 Th2 细胞因子明显高于野生型小鼠，同时 IL-10 也明显高于野生型小鼠，在人类被称为免疫失调性多内分泌病和肠病、X 连锁综合征。Tregs 可能通过产生 IL-10 或者诱导 IL-10产生，通过细胞接触方式发挥抑制作用。过敏性疾病患者的 Tregs 功能可能受到损害，而激素治疗、变应原特异性免疫治疗和细菌产物治疗过敏性炎症与 Tregs 的功能增强有关。

5）B 淋巴细胞和 IgE：B 淋巴细胞主要在引流淋巴结合成 IgE，呼吸道黏膜局部也能分离出 B 淋巴细胞，IgE 的合成主要受 IL-4 和 IL-13 的调节，同时 IL-9 也有放大功能，B 细胞也具有 APCs 的功能，动物实验发现，表达 MHC-Ⅱ的 B 细胞也可以驱动 Th2 细胞的分化，而且 B 细胞可能也通过分泌 IL-10 来发挥调节功能。一种称为 B 细胞活化因子的肿瘤坏死因子可以促进 B 细胞的存活。

研究也发现，在上下呼吸道黏膜的 B 淋巴细胞也可以产生 IgE mRNA，此外通过体外模型刺激变应性鼻炎的鼻黏膜也可以发现 IgE mRNA 的数量升高提示变应原刺激鼻黏膜可以在局部合成 IgE，后者可以结合到局部的肥大细胞表面的 IgE 高亲和力受体

（3）细胞因子、转录因子和趋化因子网络：IL-4、IL-5、IL-9 和 IL-13 等 Th2 细胞因子是调节过敏性炎症的主要细胞因子，除了 Th2 细胞分泌之外，其他诸如肥大细胞、嗜碱性粒细胞、嗜酸性粒细胞和结构细胞也可以分泌上述细胞因子。因此，一些针对这些细胞因子或细胞因子受体的单克隆抗体也被用来尝试治疗过敏性炎症，尽管在治疗哮喘方面尚未显示确切疗效。针对 IL-5 的单克隆抗体可以减少外周血和诱导痰中的嗜酸性粒细胞，但是其改善哮喘的临床疗效有限。Th2 细胞因子受转录因子 GATA-3 调控，而 Th1 细胞因子受转录因子 T-bet 调控，GATA-3 同时还可以抑制 T-bet。胸腺基质淋巴细胞生成素（thymic stromal lymphopoietin，TSLP）是 IL-7 类细胞因子上游的细胞因子，主要由呼吸道和鼻黏膜上皮细胞和皮肤角质细胞产生，能够诱导不成熟的髓样 DCs 成熟，进而由 TSLP 活化的 DCs 促进原始 $CD4^+$T 细胞分化为 Th2 细胞。此外 TSLP 还可以通过抑制 Th1 细胞来间接促进 Th2 反应。

趋化因子在最后阶段的炎症反应中发挥重要作用，例如 CCL11、CCL24、CCL28、CCL5 和 CCL13 是嗜酸性粒细胞的趋化因子，其受体是 CCR3，还有 CCR4 受体作为主要表达于 Th2 细胞的受体，都作为可能的阻断过敏性炎症的靶点。

2.神经机制　鼻炎的症状都在一定程度上和神经调节有关，在鼻腔黏膜分布有作为

传入神经的感觉神经，以及传出神经的副交感神经和交感神经。充分了解鼻黏膜的神经分布和神经反射有助于认识神经系统在鼻炎发病机制中的作用以及采取相应的干预措施。

(1)感觉神经和神经源性炎症：鼻腔的感觉神经包括嗅觉神经、三叉神经的眼支(筛前和筛后神经)以及上颌支。非嗅觉的感觉神经包括有髓和无髓神经纤维。无髓纤维属于慢传导性，大多数为感受痛觉的C类纤维；而有髓纤维相对较粗，传导速度更快，其功能还不甚清楚，其中一些最细的属于Aδ类的有髓纤维可能也具有感受痛觉的功能这些纤维可以传导初始的锐性疼痛(初始痛)，继之以持续时间更长的钝痛(继发疼痛)。动物模型发现鼻腔的Aδ类纤维具有感受机械和化学刺激的功能。而比Aδ纤维相对更粗的有髓纤维可能是非痛觉感受的。上述非嗅觉的感觉神经的胞体位于三叉神经节，向中枢投射至三叉神经脑干负责痛觉信息处理的核团。

C类纤维末梢受到刺激后可以释放速激肽，如P物质、神经激肽A、降钙素基因相关肽及胃泌素相关肽等。这些神经肽可以引起血管扩张和通透性增加，称为“神经源性炎症”。除了上述作用之外，神经肽还可以活化腺体，促进包括淋巴细胞、嗜酸性粒细胞、肥大细胞以及巨噬细胞的分化和活化。呼吸道和鼻腔的感觉神经肽构成呼吸道的天然免疫系统。

目前的一些证据证实了神经源性炎症在人类的作用。例如用辣椒辣素预处理皮肤后可以预防变应原诱发的皮肤红晕反应，而辣椒辣素可以消除感觉神经释放的神经肽成分。另外，研究发现人的鼻黏膜存在神经肽，同时也在鼻分泌物中检测到变应原和高渗盐水诱发的神经肽；此外在鼻黏膜腺体和上皮检测到神经激肽1受体(配体为P物质和神经激肽A)以及在鼻黏膜血管检测到神经激肽2受体(配体仅为神经激肽A)。一方面，采用高剂量的辣椒辣素激发鼻黏膜可以引起血浆渗出和炎性细胞流出，使用高渗盐水可以诱发P物质释放以及鼻黏膜分泌反应，但是没有发现血浆渗出。另一方面，产生C类纤维胞体的神经肽也可以颗粒的形式向中枢传递，导致“中枢致敏”现象，后者可能和C类纤维的活化有关。

(2)副交感神经系统：支配鼻腔、鼻咽部前部以及筛窦的副交感纤维起源于脑干面神经核和上泌涎核，节前纤维经岩浅大神经和翼管神经到达蝶腭神经节内交换神经元。节后纤维随着鼻后神经分布到鼻腔黏膜，支配浆液、黏液腺体、动脉、静脉和动静脉吻合。节前副交感神经释放乙酰胆碱以及其他神经递质，作用于节后神经的烟碱受体，节后纤维释放乙酰胆碱，作用于分布在腺体、动脉、静脉和上皮细胞的毒蕈碱受体M1~M5，已知M1和M2受体分布于鼻黏膜腺体、动脉、静脉和上皮，M4受体分布于动脉，M5受体分布于腺体和动脉，其中分布最广的M3受体分布于腺体、动脉和静脉。除了乙酰胆碱，节后纤维还可以产生神经肽，诸如血管活性肠肽(vasoactive intestinal peptide，VIP)以及肽组氨酸蛋氨酸和肽组氨酸缬氨酸。VIP可以作用于鼻黏膜下腺体、上皮细胞和小动脉，促使腺体分泌，血管扩张以及充血。在人类的鼻黏膜的胆碱能神经、肾上腺素能神经以及感觉神经还发现分泌神经素，具有多种白细胞运输效应和血管生成作用，变应原和组胺激发可以促进分泌神经素的释放。除了神经肽，节后纤维还有NO合成酶，提示NO以及其他神经肽共同引起非肾上腺素非胆碱能的血管效应。副交感神经系统导致的腺体分泌富含糖蛋白、乳铁蛋白、溶菌酶、分泌型白细胞蛋白酶抑制剂、中性内肽酶和分泌型 IgA,提示鼻黏膜神经系统也参与天然和获得性免疫。由于这种副交感分泌效应对阿托品高度敏感,因此可以模拟使用副交感类药物,对于阿托品抵抗的血管扩张,可能是直接刺激鼻黏膜的副交感神经导致的,例如 VIP 可能就是导致阿托品抵抗的成分。

(3)交感神经系统:鼻交感神经系统起源于脊髓的胸腰段,加入迷走神经干,到达颈上神经结节换元,节后纤维组成岩深神经加入到岩浅大神经组成翼管神经。来自于颈动脉丛的一些交感纤维也可以通过三叉神经分支到达鼻黏膜。交感纤维主要分布于鼻黏膜的动脉、小动脉和静脉。交感神经兴奋可以导致血管收缩和鼻腔通气增加,也可以引起浆液细胞分泌增加。交感神经的效应主要是通过去甲肾上腺素(norepinephrine,NE)刺激肾上腺素能受体产生的,通过刺激阻力血管和静脉窦的平滑肌的 α_1 和 α_2 受体导致血管收缩,减少血流量和血液灌注。β_1 和 β_2 肾上腺素能神经受体也存在于鼻黏膜的血管,目前的证据提示 β 受体受刺激后引起阻力血管扩张和血流量增加。还有研究发现 β 受体激动剂可以导致水样鼻分泌物,提示 β 肾上腺素能受体可以影响腺体活性。此外,发现神经肽 Y(neuropetide Y,NPY)和去甲肾上腺素共同表达于人类鼻黏膜微动脉和动静脉吻合的交感神经元中,外源性的 NPY 和 NE 一样,可以导致血管收缩。NPY 比羟甲唑啉在减轻变应原导致的鼻塞和减少鼻黏液分泌物方面作用更强。同时,NPY 也可能促进白细胞的血管黏附。

3.变应性鼻炎组织重塑

(1)呼吸道的胚胎学和组织学:上下呼吸道在胚胎发育中的时间都始于妊娠第 4 周,持续至出生以后。鼻起源于鼻基板和鼻突,喉、气管、支气管和肺由喉气管沟发育而来。鼻的上皮来源于外胚层,气管树的上皮来源于内胚层。除了鼻前庭由角化和非角化复层鳞状上皮覆盖以外,上下呼吸道的其余部分均由呼吸上皮覆盖,由含有杯状细胞的假复层纤毛柱状上皮组成。自上而下,柱状细胞的高度、纤毛和杯状细胞的数量逐渐减少。不同点在于鼻黏膜固有层以大量的静脉窦为特征,鼻咽部和喉部有骨骼肌,而气管和支气管则含有大量的平滑肌。上下呼吸道结构的相似性和差异是呼吸道不同部位炎症相似性和差别的结构基础。

(2)变应性鼻炎组织重塑:在哮喘患者的下呼吸道黏膜中存在明显的重塑现象,并且随着疾病的严重而愈加明显,表现为上皮中杯状细胞增生、基底膜纤维化、大量黏液分泌、平滑肌细胞增生肥大、血管增多。利用光学和电子显微镜观察发现变应性鼻炎上皮细胞有损伤和紧密连接的破坏。花粉季节之外,季节性鼻炎患者的鼻黏膜上皮细胞比正常个体增厚。花粉季节中变应性鼻炎患者的鼻黏膜上皮中杯状细胞显著增生,全年中都可见上皮化生和纤毛细胞退化。但是在另一项研究中,在花粉季节前和季节中没有发现杯状细胞的显著变化。

常年性鼻炎患者的鼻黏膜上皮比正常个体增厚,尘螨过敏患者的鼻黏膜前端可见上皮损伤和非纤毛细胞,但是在后端少见。鼻炎患者上皮细胞的改变没有哮喘患者支气管上皮细胞的改变那样广泛。在常年性鼻炎患者的鼻黏膜标本中还发现上皮细胞化生。

长期使用鼻用类固醇能减少上皮化生。

有研究发现变应性鼻炎患者鼻黏膜上皮下基膜三种胶原的定位没有显著变化,但是观察到Ⅰ型和Ⅲ型胶原的广泛表达。基膜带的厚度与Ⅰ型和Ⅲ型胶原抗体的阳性区域相对应,变应性鼻炎患者要比非过敏性个体更强。另有研究未发现胶原总量在过敏性和非过敏性个体有明显差异。因此变应性鼻炎鼻黏膜网状基膜有增厚表现,由胶原沉积导致,但是不如哮喘患者的支气管黏膜明显。

基质金属蛋白酶是参与细胞外基质转归的主要的蛋白水解酶,MMP-9 在常年性变应性鼻炎中未见表达增加,但是变应原刺激后 3~10 小时,观察到嗜酸性粒细胞阳离子蛋白和 MMP-9 的同步增加。在常年性鼻炎患者的鼻黏膜中观察到大量的 TIMP-1 和 TIMP-2 mRNA 和蛋白的表达。同时也在常年性变应性鼻炎患者的鼻黏膜发现 MMP-9 抑制剂的表达上调。变应性鼻炎动物模型也发现 MMP-8 和纤维化生长因子表达明显上调。

有研究观察到变应性鼻炎鼻黏膜中存在血管生成的增加,表现为血管内皮生长因子和血小板源性内皮细胞生长因子的过度表达。

4.变应性鼻炎症状的产生机制　喷嚏反射的传入神经是三叉神经,传出神经主要是面神经,鼻黏膜释放的组胺刺激感觉神经末梢,神经冲动传入中枢的“喷嚏中枢”,激活运动神经元,一方面通过面神经控制面部肌肉收缩,同时引起闭眼以及胸廓肌肉收缩。这一机制被某些中枢神经系统受损后导致无法产生喷嚏反射的疾病所证实(如系统性红斑狼疮病变累及喷嚏中枢)。

鼻黏膜的静脉窦扩张在鼻塞方面发挥主要作用;此外,毛细血管后静脉在血管渗漏方面发挥重要作用。静脉窦主要见于下鼻甲和鼻中隔,这个区域的静脉窦扩张导致比较明显的鼻塞感,这也是拟交感类血管收缩剂发挥作用的原因。此外,由于炎性渗出导致的组织水肿也是产生鼻塞的原因之一。

鼻黏膜的上皮杯状细胞、黏膜下腺体以及鼻黏膜血管的通透性增加共同产生鼻分泌物。杯状细胞产生黏液,腺体细胞包括黏液腺体和浆液腺体。鼻黏膜的黏液毯由黏液层和浆液层构成,除了杯状细胞和腺体分泌之外,还有泪液以及微生物和呼出气体中的水分。变应原、冷空气、组胺、神经肽以及乙酰胆碱等都可以直接或者间接刺激腺体分泌增加。

研究变应性鼻炎的炎症免疫学和神经调节机制,有助于针对变应性鼻炎症状产生的不同环节给予相应的治疗。

第二节　变应性鼻炎的临床表现

一、临床症状与体征

发病时鼻痒,连续打喷嚏(可连续多次甚而数十次),阵发性流大量水样清涕,一般有过敏体质的个体再次接触变应原后 30 秒左右,最先出现鼻痒和打喷嚏,5~10 分钟后逐渐减轻或消失;流涕和鼻塞发生的时间一般稍晚并可以持续 1 小时左右。有时尚伴有眼结膜、上腭部甚至外耳道的奇痒等特征。

花粉症患者的鼻部症状不仅频发于日间,而且也可以发生在夜间,这种患者最突出的症状是鼻塞,其次是流鼻涕,打喷嚏的情况较不明显,这可能就是迟发相反应的缘故。

患者,尤其是儿童,在发作期经常呈张口呼吸的面容且可见鼻梁部皮肤的横纹和鼻翼部肥大,这是由于经常鼻痒而搓揉所致。

患者发病后常伴有鼻黏膜的高敏状态,在发病季节期间对污染的空气、任何强烈的气味,甚至气候的变化都可诱发症状的反复发作,有些患者长期不愈,常发展成对多种抗原与刺激因素过敏而呈终年鼻塞、流涕的状态。

二、常见并发症

变应性鼻炎可以单独或协同其他致病因素导致周围组织或器官的病变,如鼻黏膜及上皮层的结构改变,导致鼻甲肿大,多数患者出现嗅觉减退。最常见的有以下几种。

1.变应性鼻窦炎　变应性鼻窦炎是鼻窦的变态反应炎症,一般伴发于变应性鼻炎,但也可单独发生。其病理改变与变应性鼻炎基本相同,也属Ⅰ型变态反应,主要是鼻黏膜肿胀、分泌增多和分泌活动亢进、黏膜内嗜酸性粒细胞浸润等。临床表现主要是经常性鼻塞,儿童患者可呈现变应性仪容,这是由于长期张口呼吸而出现表情呆板、面色苍白、鼻尖上翘、鼻背皱纹增多等;鼻漏也是其主要特征,表现为鼻分泌物量多,呈浆液性或浆液黏液性,含有大量嗜酸性粒细胞。X 线鼻窦照相是诊断的主要依据。

2.鼻息肉　鼻息肉是慢性鼻黏膜组织炎症的产物,其形成原因很复杂,嗜酸性粒细胞在鼻息肉的病理生理学过程中发挥着重要作用。近年研究认为神经肽类与多种细胞因子,如 IL-1、TGF-α、GM-CSF、IL-3、IL-5、IFN、IL-4、血小板活化因子等均在鼻息肉中存在并影响鼻息肉的发生及病理变化。临床上鼻息肉也是哮喘、肺囊性纤维样变和阿司匹林过敏等的常见并发症之一。中鼻甲、中鼻道、筛窦、上颌窦等部位是鼻息肉好发部位,临床主要症状是鼻塞,堵塞程度视息肉大小而异。打喷嚏不是突出的症状,鼻分泌物可能增多。鼻镜检查可见一侧或双侧鼻腔内有白色或粉红色葡萄状、无痛感的肿物。

3.中耳炎　由于解剖上中耳黏膜与鼻腔黏膜借咽鼓管相连续,它和鼻黏膜一样可以对变应原发生变态反应,只是接触变应原的机会很少而已。有一点可以肯定,鼻变态反应发生时可以造成咽鼓管功能障碍,管腔狭窄或阻塞,使中耳腔形成负压,最终导致非化脓性中耳炎。

4.其他　患有变应性鼻炎的儿童经常会发生反复鼻出血,这可能是变态反应造成的凝血功能异常,加上打喷嚏所造成的局部血管压力增高所致。少数患者可并发哮喘。

第三节　变应性鼻炎的辅助检查

一、专科检查

1.直管式或光导纤维式鼻及鼻窦内镜检查　直管式或光导纤维式鼻及鼻窦内镜检查

可以帮助完整地检查包括鼻腔后部、各鼻道和鼻窦的状况。前鼻镜检查可先从鼻分泌物的质量如浆液、黏液或脓性开始，接着检查鼻黏膜和解剖状况。在急性变应性鼻炎发作期，通常可以观察到鼻黏膜特别是下鼻甲充血、肿胀及伴有大量的水样分泌物。对慢性变应性鼻炎，鼻黏膜常表现为苍白伴单侧或双侧肿胀，尤其下鼻甲肿胀甚至与鼻中隔相接，严重时也有发生鼻息肉或中鼻甲息肉样变等。值得重视的是用鼻咽镜观察鼻咽部及后鼻孔情况，除外是否有腺样体增殖、肿物或脓涕等，了解患者有无鼻中隔后部肥厚，下鼻甲后端有无肿大、肿胀桑葚样变，中鼻甲后端有无鼻息肉样肥大，中鼻道有无息肉或脓涕等。

2.鼻流量计和鼻测压计检查　条件许可的话，还可应用鼻流量计和鼻测压计等来客观地检查鼻腔的通畅程度。目前临床上常用的有前鼻孔测压法、后鼻孔测压法、声学鼻测量法和吸入性鼻流量计等，它们在临床应用上各有优点，其选择的标准视检查的目的而定。

二、实验室检查

1.血常规检查　变态反应性鼻炎急性发作期常伴有细菌感染，血常规检查可见白细胞数升高。

2.X 线鼻窦照相　可协助诊断是否并发变应性鼻窦炎。

三、变态反应学检查

1.皮肤试验　皮肤试验，简称皮试。采用不同浓度的变应原浸液作皮肤试验仍然是临床上最常用的变态反应学检查方法。通常使用皮肤点刺法。变应性鼻炎患者对相应的变应原皮肤试验常呈阳性速发型反应(反应常在 10~15 分钟发生)。

2.体外测定变应原　目前认为单纯测量血清总 IgE 水平只能作为参考，不能作为诊断依据。测定患者血清特异性 IgE 抗体对诊断变应性鼻炎意义较大，尤其对不适宜作皮试的患者。测定血清特异性 IgE 与皮肤试验结果的符合率较高。目前常用放射性变应原吸附测定法测定血清特异性 IgE 抗体，瑞典 Pharmacia 公司推出一套新型的测定血清总 IgE 浓度和特异性 IgE 抗体的综合检测系统(简称 CAP 系统)。其主要优点是方法简便，同时可以测定多种特异性 IgE 抗体，有较高的敏感性和可信性。

3.鼻内激发试验　鼻内激发试验即将可疑的变应原直接传送到鼻黏膜，这是反映鼻黏膜对某种物质的最有效方法，已被广泛地应用于直接检查鼻黏膜对变应原、变态反应性炎性介质和药物治疗等的反应，但是目前对这种方法的应用范围尚有争议，主要原因是尚缺乏统一规范的方法，因此临床使用效果和可能产生的不良反应也因操作方法的不同而有所差异。

4.特殊检查　直接研究鼻黏膜组织结构和鼻分泌物成分在变态反应发生的不同时期的变化，是变态反应性鼻炎的一个重点研究项目。

(1)鼻分泌物 IgE 抗体测定：该项检查对诊断变应性鼻炎的意义较大，但要准确测定鼻分泌物的 IgE 抗体含量较为困难。近年国外发明了鼻腔微型吸引器，这种方法最大优点是可以定量研究各种介质(或其他物质)在鼻分泌物中的浓度和变化。

(2)鼻分泌物细胞学检查：可作为鉴别诊断的参考。鼻黏膜涂片的方法的临床价值不大，采用刮片法对临床细胞学的诊断意义较大。涂片用 Wright 法、Giemsa 法染色均可达到要求。

(3)鼻黏膜活检：一般取活检的部位多在下鼻甲的前部。使用这种方法尤其适用于研究在变态反应性炎症反应中 T 淋巴细胞及其功能的改变、细胞因子的释放、粘附性分子的活化和嗜酸性粒细胞的局部浸润和活化等，同时还可以用于验证不同药物治疗对这些病理改变过程的效果等。但使用这种方法的缺点是对组织有创伤，而且不能在短时间内反复取样。

第四节 变应性鼻炎的诊断与鉴别诊断

一、西医

1.诊断 根据变应性鼻炎的症状特征、病史调查、专科检查和必要的变态反应学检查，临床上可做出诊断。

1993 年国际鼻炎诊治标准学术会议提出了一系列的诊断技术和方法，但实际工作中不可能全部实施，而应根据患者的具体情况和工作条件及目的而定。病史调查、耳鼻喉专科检查和变态反应学检查是诊断的重要步骤，诊断应包括：①是否为变态反应性鼻炎；②可能变应原种类。

详细、完整的病史调查是诊断变态反应性鼻炎首要的关键环节，它除了提供诊断的重要依据，还有可能提示可疑的变应原。病史调查的重点宜放在发病时间、地点、季节性和主要症状等，特别应注意的是，与症状有关的环境因素如住房、工作场地，以及室内外的任何可能有变应原存在的因素，都应当详细询问。最好是把有关调查的内容，以提问形式设计成调查表格，让患者逐项填写。

2.鉴别诊断 由于鼻塞、流涕是极常见的临床症状，因此本病还必须除外下列情况。

(1)鼻中隔歪曲或鼻甲肥大：这种情况多为单侧，患者常年鼻塞，但无鼻痒及明显季节性发作倾向，鼻内镜检查可明确诊断。

(2)药物性鼻炎：常见的有利福平及其多种制剂、神经节阻滞药、口服避孕药等，这些药物可引起类似变应性鼻炎的鼻塞和鼻分泌物增多。近年来，临床常可见过量使用萘甲唑啉(鼻眼净)而致的鼻塞，因为这种药具有很强的血管收缩作用，可改善鼻通气；但其可扩张血管的反跳作用而使鼻黏膜再度肿胀，鼻阻塞症状重又出现，使患者再次用药。

(3)症状性鼻塞：可见于感冒、妇女经前期、怀孕期和甲状腺功能低下等。

(4)嗜酸性粒细胞增多性非变应性鼻炎：其症状与体征与变应性鼻炎极相似，鼻分泌物中有多量嗜酸性粒细胞，常年有症状。但任何方面检查均不能证明其为 I 型变态反应，用一般治疗 I 型变态反应的方法均无效，唯一的例外是糖皮质激素为治疗本病的有效方法。

(5)血管运动性鼻炎：这是一种原因不明“发作性”鼻炎，患者鼻部症状常因气温改变、进食辛辣或吸入刺激性气味而突然发生，易与本病混淆，其鉴别要点为没有喷嚏、鼻痒、咽痛等症状，抗组胺及脱敏治疗无效。

3.临床分型　中华医学会耳鼻咽喉科学分会于1997年11月全国鼻科学学术会议修订了"变应性鼻炎诊断标准和疗效评定标准"，根据评分计数，把变态反应性鼻炎分为常年变态反应性鼻炎和花粉症。

(1)常年变应性鼻炎：症状分级评分标准见表10-1。

表10-1　症状分级评分标准

分级记分	喷嚏(一次连续个数)	喷嚏(每日擤鼻次数)	鼻塞	鼻痒
1分	3~9	≤4	偶有	间断
2分	10~14	5~9	介于两者之间	蚁行感，但可忍受
3分	≥15	≥10	几乎全天用口呼吸	蚁行感，难忍

1)记分条件：①常年性发病，具有打喷嚏(每次连续3个以上)、流清涕和鼻黏膜肿胀3个主要临床表现，1年内发病天数累计超过6个月，1天内发病时间累计超过0.5小时；②病程至少1年。

2)记分标准：有明确吸入物致敏原线索，有个人和(或)家族过敏性疾病史，发作期有典型的症状和体征，各记1分，共3分。变应原皮肤试验阳性反应，至少有1种为(++)或(++)以上；特异性IgE抗体检测阳性或变应原鼻激发试验阳性，且与皮肤试验及病史符合，各得2分，共4分。鼻分泌物涂片检查嗜酸性粒细胞阳性和(或)鼻黏膜刮片肥大细胞(嗜碱性粒细胞)阳性得1分。

得分6~8分诊断为常年性变应性鼻炎，3~5分为可疑变应性鼻炎，0~2分可能为非变应性鼻炎。

(2)花粉症：①季节性发病，每年发病季节基本一致，且与致敏花粉传粉期相符合；至少2年在同一季节发病；②发作期有典型的临床症状和体征；③发作期鼻分泌物[和(或)结膜刮片]嗜酸性粒细胞阳性，或鼻黏膜刮片肥大细胞(嗜碱性粒细胞)阳性；④花粉变应原皮肤试验呈阳性反应，至少一种为(++)或(++)以上，或变应原鼻激发试验阳性、眼结膜试验阳性。

4.疗效评定标准

(1)为了准确地、客观地评定疗效，应进行症状分级(表10-2)和体征分级。

表 10-2　症状分级

症状	分级		
			+
喷嚏(次数)	>15	10~14	<5
流涕(擤鼻次数)	>10	5~9	<4
鼻塞	几乎全天用口呼吸介入	和+之间	偶有鼻塞

体征分级:下鼻甲与鼻底、鼻中隔紧靠,见不到中鼻甲,或中鼻甲黏膜息肉样变、息肉形成,记录为 3 分,下鼻甲与鼻中隔(或鼻底)紧靠,下鼻甲与鼻底(或鼻中隔)之间尚有小缝隙,记录为 2 分;下鼻甲轻度肿胀,鼻中隔、中鼻甲尚可见,记录为 1 分。

(2)临床研究和总结资料时应设对照组。

(3)根据治疗前后症状和体征记分的总和,改善的百分率按下列公式评定常年性变应性鼻炎的疗效:

(治疗前总分-治疗后总分)/(治疗前总分)×100%

判断:≥51%为显效,50%~21%为有效,≤20%为无效。

(4)前瞻性研究时花粉症治疗前后症状和体征记分应与当地、当年空气中飘散的花粉数量和种类相比较。

疗效评定分为近期(脱敏治疗除外)和远期疗效,近期疗效在治疗结束时评定,远期疗效至少在治疗结束后 1 年评定。

减敏治疗疗效在持续治疗 2 年后评定(不含快速减敏治疗)。

二、中医辨证分型

1.肺卫不同,邪气外袭

(1)临床证候:阵发性突然鼻窍奇痒,喷嚏频频,继则流大量清涕,鼻塞不适,嗅觉减退,鼻窍黏膜多呈淡红或苍白,鼻下甲肿胀,患者平素恶风怕冷、易感冒,每遇风冷则发作,反复不愈。全身可见倦怠懒言,咽痒咳嗽痰稀,面色偏白,恶风自汗等症状,舌质淡红,苔薄白,脉虚弱。此证型多见于变应性鼻炎急性发作期。

(2)证候分析:禀赋异常(过敏性体质),肺气素虚,卫表不固,突受风寒或吸入异气(变应原),正邪相争于鼻窍,反应异常(变态反应性炎症)而致肺失宣降,故鼻塞、鼻窍奇痒、喷嚏频频等;肺气虚,津液失摄而外溢,故清涕淋漓。若不能避免异气(变应原),反复发作,损耗肺气,则致嗅觉减退,略受风寒或异气就喷嚏连作。水湿停聚鼻窍,则鼻窍黏膜苍白,鼻下甲肿胀,鼻塞不通。肺主气,外合皮毛,肺气虚弱则倦怠懒言,面色偏白,气短音低;气虚则卫表不固(免疫防御功能降低),腠理疏松,故恶风自汗,外邪易于袭入致肺气不宣而见咽痒、咳嗽痰稀。舌质淡红,苔薄白,脉虚弱皆为肺气虚的见证。

2.肺脾气虚,水湿泛鼻

(1)临床证候:鼻塞较重,继而喷嚏连连,鼻涕清稀或黏白,淋漓而下,嗅觉迟钝。双鼻下甲黏膜肿胀较甚,苍白或灰暗,或呈息肉样变。患者鼽嚏日久,反复发作,平素常感头重头昏,神疲气短,怕冷,四肢困倦,胃纳欠佳,大便或溏,舌质淡或淡胖,舌边或有齿印,苔白,脉濡弱。小儿鼻鼽,以此型多见。

(2)证候分析:患儿先天禀赋异常(遗传性过敏体质),又脏腑娇嫩,脾胃虚弱,运化失职,水湿停聚鼻窍,阻碍气道,则鼻塞较重,喷嚏连连,鼻涕清稀或黏白,淋漓而下;脾虚则气血生化不足,肺气无以充养而虚弱,鼻窍失养则嗅觉迟钝。肺脾气虚,御邪无力,则鼽嚏日久不愈,反复发作,故双鼻下甲黏膜肿胀较甚,苍白或灰暗,严重者呈息肉样变。脾气虚弱,健运失职,水湿停聚,上泛蒙蔽清窍,则头重头昏。脾阳不振,运化无权,气血生化乏源,则神疲气短,怕冷,四肢困倦,胃纳欠佳,大便溏薄。舌质淡或淡胖,舌边或有齿印,苔白,脉濡弱均是肺脾气虚的征象。此型多见于变应性鼻炎的慢性病程之中。

3.肾气亏虚,肺失温照

(1)临床证候:鼻鼽多为常年性。鼻痒不适,喷嚏频作,连连不已,清涕量多如注,早晚较甚。鼻黏膜苍白或紫暗、肿胀。鼻底有清涕。

根据全身症状表现,可分肾阳亏虚和肾阴不足两型。临床上以肾阳亏虚较为多见。肾阳亏虚者,平素颇为风冷,甚则枕后、颈项、肩背也觉畏冷,四肢不温,面色淡白或见腰酸膝软,遗精早泄,小便清长,夜尿多,舌质淡,脉沉细弱,尺脉为甚。若属肾阴不足,症见形体虚弱,面色潮红,头晕耳鸣,少寐健忘,腰膝疲软,或见手足心热,舌质稍红,少苔,脉细数。

(2)证候分析:先天禀赋薄弱,肾元素虚,卫外不固(免疫功能低下),或鼽嚏日久,病久及肾,肾气虚衰,摄纳无权,则致常年鼻鼽,喷嚏频频不止;肾虚,水无所主,上泛清窍,则使清涕量多如注。肾主督脉,藏命门之火,若肾阳亏虚,命门火衰,则致日常喜暖畏风怕冷,甚则枕后肩背等督脉循行之处发冷。肾虚则精不养神,故面色淡白,精神萎靡;腰为肾之府,肾虚则腰酸膝软;阳虚不能温养四肢,放四肢不温。肾气亏虚,封藏固摄无权,则遗精早泄,小便清长,夜尿多。舌质淡,脉沉细弱,尺脉为甚,均为肾阳亏虚征象。这可能由于长期的变态反应病变,影响神经-内分泌系统,而出现下丘脑-垂体-肾上腺皮质系统的功能紊乱有关。若久病耗伤真阴,肾阴亏虚,则致形体虚弱,头晕耳鸣,少寐健忘,硬膝疲软;肾阴亏虚,阴不制阳,则内热丛生,水亏火浮,而见面色潮红,或见手足心热。舌质稍红,少苔,脉细数均为肾阴虚的舌脉征象。

4.肺经伏热,上凌鼻窍

(1)临床证侯:本型临床上较少见,一般多见于鼻鼽初发,常在酷热暑天,或热气引诱而发。鼻塞,鼻窍奇痒,喷嚏频作,清涕直流,鼻黏膜肿胀,色红或暗红,或可见烦热,咳嗽,咽痒,口干,舌质红,苔白,脉弦或弦滑。

(2)证候分析:患者禀赋异常(过敏体质),素体阳盛,故易在酷热暑天,或热气(变应原)引诱,“内外合邪”导致鼻局部的变态反应,故肺经伏热,上凌鼻窍而致鼻塞,鼻窍奇痒,喷嚏频作,鼻黏膜肿胀,色红或暗红。肺失宣调,则津液停聚化而为涕,故清涕直流。肺经伏热,宣肃失职,故烦热,咳嗽,咽痒,口干。舌质红,苔白,脉弦或弦滑为肺经有热的征象。此型也多见于变应性鼻炎的急性发作期。

第五节　变应性鼻炎的中西医结合治疗

一、治疗原则

西医治疗原则包括避免接触变应原；药物治疗（非特异性治疗）和免疫治疗（特异性治疗）。对保守治疗无效的患者，也可根据具体情况采取手术治疗。

中医以“急则治标，缓则治本，或标本兼治”为原则。急则治标是针对急性发作患者采用中医药治疗方法以缓解症状，缓则治本是对缓解期或非发作期患者采用中医药治疗方法调节和（或）增强患者的免疫功能，以巩固疗效，预防复发，争取治愈。对病情较为复杂，常年反复发作的患者，可采用标本兼治的原则。

二、治疗方案

1.避免接触变应原是首选的防治方案。

2.对急性发作的患者，可采用西医的药物治疗或结合中医药的综合治疗方法。

3.对缓解期或非发作期患者，已查清变应原的患者，可采用免疫治疗或单纯采用中医药治疗，也可采用免疫治疗结合中医药的综合治疗。

4.对病情较为复杂、常年反复发作的患者，宜根据具体情况采用中西医结合治疗。

5.对采用上述治疗无效的患者，可根据具体情况采取手术治疗。

三、药物治疗

1.药物治疗方案　《变应性鼻炎及其对哮喘的影响（ARIA）》推荐的变应性鼻炎药物治疗方案的基本特征是阶梯性治疗方法，在治疗随访过程中，每 2 周～4 周根据疗效调整治疗方案，适当增减药物和剂量，这主要针对持续性变应性鼻炎患者（包括轻度持续性变应性鼻炎和中重度持续性变应性鼻炎）。对于间歇性变应性鼻炎患者，由于病程短暂，症状轻微，其治疗方案无阶梯性特征。

（1）轻度间歇性变应性鼻炎：可选用口服抗组胺药、鼻用抗组胺药、鼻用减充血剂、口服白三烯受体拮抗剂。其中，鼻用减充血剂的应用一般在 10 天以内，1 个月内重复治疗不超过2 次。

（2）中重度间歇性变应性鼻炎和轻度持续性变应性鼻炎：治疗方案相同，可选用口服抗组胺药、鼻用抗组胺药、鼻用减充血剂、鼻用皮质类固醇、口服白三烯受体拮抗剂、色酮类药物。治疗2～4 周后复诊，根据症状变化情况调整治疗方案。

（3）中重度持续性变应性鼻炎：首选鼻用皮质类固醇治疗，或口服抗组胺药物，或白三烯受体拮抗剂。治疗 2～4 周复诊，如症状无明显改善，应考虑以下因素的影响：①患者未遵循医嘱；②患者或医生应用药物剂量或次数不正确；③鼻塞妨碍药物向鼻内传输；④合并鼻息肉、鼻窦炎或鼻中隔偏曲；⑤患者持续暴露在含有大量抗原的环境中；⑥诊断有误。

在确定诊断无误后，可做如下调整：①增加鼻用皮质类固醇剂量；②异丙托溴铵治疗流涕;③使用鼻用减充血剂或短期口服皮质类固醇治疗严重鼻塞。当治疗显效时,应下调为轻度持续性变应性鼻炎的治疗方案,同时应考虑继续应用小剂量鼻用皮质类固醇维持疗效。整个用药时间应至少在3个月以上(或整个花粉传播季节)。

过敏性结膜炎的治疗:①眼用抗组胺药;②眼用色酮类药物;③生理盐水;④口服抗组胺药。在无眼科检查的前提下,不推荐使用眼用皮质类固醇。

2.抗组胺药物　组胺是变态反应中重要的递质,因此抑制组胺的作用就可以抑制变态反应。由于第一代抗组胺药不良反应大;目前临床上基本不用类似马来酸氯苯那敏、赛庚啶、酮替芬、异丙嗪等药物,此处不介绍这类药。以下介绍几种常见二代口服抗组胺药和局部喷鼻药。

(1)哌啶丁醇:又名特非那丁或敏迪,每片60mg,成人用量:每次1片,每天2次。儿童用量:每次每千克体重1mg。不良反应:偶尔有头痛、多汗、口干或轻微胃肠不适。与其他药物,如酮康唑、伊曲康唑等抗真菌药物和红霉素、螺旋霉素等合用时可能出现的不良反应:药物蓄积导致心功能障碍。

(2)阿司咪唑:又名息斯敏,每片10mg,成人用量:每次1片,每天1次。儿童用量:剂型为0.2%混悬剂,每瓶30mL,每千克体重0.2mg或每10kg体重1mL。此药每天服用1次就可控制过敏性鼻炎的临床症状,晨起空腹效果更好。不良反应:本药为H_1受体拮抗药,拮抗胃幽门部的H_1受体,加快胃排空,增加食欲,从而增加体重。由于这种药不易透过血脑屏障,因此不产生镇静作用。

(3)西替利嗪:每片10mg,成人用量:每次1片,每天1次。连续用药10天为1个疗程。不良反应:有轻微镇静作用。晚上睡前服用效果良好。

(4)氯雷他定:每片10mg,成人用量:每次1片,每天1次。2~12岁儿童:体重>30kg:每次1片,每天1次。体重≤30kg:每次半片,每天1次。该药是目前不良反应最少、效果最好、作用最持久的抗组胺药。口服后,鼻眼部症状及体征迅速缓解,对慢性荨麻疹、瘙痒性皮肤病及其他过敏性皮肤病的症状及体征均能缓解。与其他药物合用时的相互反应:服用本药时,如同时服酮康唑、大环内酯类抗生素(包括红霉素、阿奇霉素、罗红霉素等)、西咪替丁、茶碱等药物,会提高氯雷他定在血浆中的浓度,引起严重心脏并发症,应慎用。其他抑制肝脏代谢的药物也应慎用。

(5)开瑞能:每片含氯雷他定5mg,硫酸伪麻黄碱120mg。每次1片,每天2次。

(6)阿化斯汀:其特点为起效快,口服后25~30分钟即可缓解症状。其半衰期短为1.5小时。每片8mg,成人用量:每次1片,每天3次。不良反应轻而少。

(7)类喹他嗪或美喹他嗪:具有抑制肥大细胞脱颗粒和拮抗H_1受体的双重作用。每片5mg,成人用量:每次10mg,每天1次,一般晚上服药,或每天2次,早晚各5mg。儿童按每天每千克体重0.25mg服用。

(8)左旋卡巴斯汀:又名立复汀,为鼻腔喷雾剂,其药效强,相当于马来酸氯苯那敏的15000倍,起效迅速,5分钟内起效。作用时间长,药效维持16小时。可明显控制打喷嚏、流清水鼻涕、鼻痒的症状,对鼻塞也有抑制作用。除极少数患者用药后有鼻部刺激感外,没有明显的不良反应,不影响鼻黏膜纤毛运动。长期使用耐受性良好。每次每侧鼻孔2喷,每天2次。

(9)盐酸氮䓬斯汀:又名敏奇,10mg/10mL/瓶,每次每侧鼻孔1喷,每天2次。该药可用于12岁以上儿童,不通过血脑屏障,不引起困倦、嗜睡,是疗效好、不良反应小、价格比较便宜的局部鼻喷抗组胺药。其为医保用药,是目前临床常用药。

抗组胺药在体内排泄快,不易蓄积,因此毒性很低,一般来讲比较安全。但其不良反应也应引起注意,尤以第一代抗组胺药为著。常见不良反应有:①中枢抑制作用,服用后困倦、嗜睡作用。几乎所有第一代抗组胺药都有此不良反应;②消化道不良反应,服用后可导致口腔、咽喉、食管分泌物减少而引起口干。第一代抗组胺药较常见;③中枢兴奋作用,少数患者出现精神兴奋、失眠等;④其他不良反应,如心悸、视物模糊、出汗、排尿困难等。二代抗组胺药不良反应较少,其中主要克服了第一代抗组胺药物的中枢抑制作用,因为其大多不通过血脑屏障,与中枢神经系统的结合量少,故不引起明显的困倦嗜睡。其抗H_1受体的作用在选择性和效果上均强于第一代抗组胺药,故适用范围更广泛。此外,二代抗组胺药多数只需每天服1次,少数需服用2次,因此方便了患者。但要提醒一点,二代抗组胺药如特非那丁、阿司咪唑、氯雷他定等,如使用不当可引起严重的心脏并发症。尖端扭转型室性心律失常,严重者可致命。因为二代抗组胺药几乎都经肝细胞内的细胞色素酶P4503A代谢,该酶受到抑制时使抗组胺药在血中浓度增加,血中高浓度的抗组胺药阻断了心肌细胞膜上的钾离子通道,影响心肌的复极,致使心电图的QT间期延长。因此,肝脏有严重疾病导致肝细胞大量死亡的患者,或正在口服P4503A抑制药的患者要减少或不用此类抗组胺药。现在已知的P4503A抑制药有大环内酸类抗生素,如红霉素、罗红霉素等,和咪唑类抗真菌药,如酮康唑、伊曲康唑。

上述列举的9种口服或鼻喷抗组胺药,有着不同抗组胺药的H_1阻滞活性、抗变态反应效果不同,亲脂性和组织沉着部位不同,它们对鼻腔、眼结膜、皮肤和呼吸道等部位的抗组胺效果也不是都相同。同样,并非所有H_1抗组胺药在各类患者都有相同的作用。一个人对某种药没反应,可能对另一种药反应明显。因此,医生要灵活调整抗组胺药种类,患者自己购买抗组胺药物时也应注意这一问题,一种抗组胺药没有效果,另一种可能有效果,总能找到适合自己的药物。

3.肥大细胞膜稳定剂　变态反应中,重要的炎症介质组胺等合成后在肥大细胞内贮存,最后释放,肥大细胞膜稳定剂通过稳定肥大细胞膜而抑制其脱颗粒释放这些炎症递质,从而预防变态反应的发生。

(1)色甘酸钠胶囊,每次20mg,每天2~3次,口服。

(2)2%色甘酸钠滴鼻剂,每瓶10mL,每毫升含色甘酸钠20mg,成人每次5~6滴,每天5~6次;儿童每次2~3滴,每天3~4次。该药不良反应很小,但起效慢,多在用药1周后起效,所以作为预防用药比较合适。

(3)色甘酸钠鼻腔喷雾剂。每喷含色甘酸钠2.6mg,用法用量:成人及2岁以上儿童,每4~6小时1次,每次1喷,每天3~4次,日最大量不超过6次。接触过敏源(花粉、真菌、宠物及尘埃等)过程中要连续用药。预防过敏性鼻炎,最好在接触过敏源前1周开始用药。可与其他抗过敏药合用。国内已批准为非处方药物。由于其适用于2岁以上儿童和老年人及孕妇,并可与其他抗哮喘药物安全合用,是目前最安全的抗过敏药。

4.糖皮质激素类药物　这类药能从变态反应的各个环节抑制炎症递质的产生,从而抑制变态反应的发生,减轻变态反应的症状。下面是几种常用药物:

(1)布地奈德喷鼻剂:又名雷诺考特喷鼻剂,每支120喷,每喷64μg,每次每侧鼻腔2喷,根据病情每天用量为1~3次。国外儿童推荐剂量:鼻炎鼻用剂型,每天100~400μg。哮喘吸入剂型,每天100~800μg。此药不良反应小,效果好,是目前临床常用药。但国外有学者报道每日400μg,连续吸入4~6个月对儿童生长有影响。

(2)糠酸莫米松喷鼻剂:又名内舒拿喷鼻剂,每喷50μg(0.05%),每支140喷,成人每次每侧鼻腔2喷,每天1次。国外儿童推荐剂量:鼻炎鼻用剂型,3~11岁儿童:常用推荐量为每侧鼻孔1喷(每喷为50μg),每天1次(总量为100μg)。

(3)二丙酸倍氯米松喷鼻剂:每瓶200喷,每喷含丙酸倍氯米松50μg,为合成的糖皮质激素,适用于成人及6岁以上儿童。具有较强的抗感染作用,并迅速被降解为活性较差的代谢产物,显著地减少了全身反应的可能性。据一些专家观察,用药3周后常年性过敏性鼻炎的临床症状迅速减轻,季节性过敏性鼻炎的症状也明显减轻,只是没有常年性过敏性鼻炎效果显著。目前市场上常见的有进口的伯克纳,每支200喷/支,每侧鼻腔1次2喷,每喷50μg,每天2次。国外儿童推荐剂量:鼻炎鼻用剂型,每天100~400μg。哮喘吸入剂型,每天100~400μg。但有国外作者报道,每天336~400μg,连续用药半年至1年,对儿童生长有影响。虽然本药全身不良反应明显减轻,但是不能长期、过量用药,国内主张每天用药不超过200~400μg。需要指出的是,这种药明显起效需连续用药2周,因此起初用药需配合抗组胺药和减轻充血药。该药是目前临床常用药。

有学者研究了二丙酸倍氯米松的治疗效果,发现治疗后正常的纤毛和微绒毛柱状上皮逐渐修复,细胞间水肿和胞质空泡消失,表明固有层血管通透性和微循环恢复正常;上皮细胞外形和机械稳定性也恢复;杯状细胞的数量和活性降低,康复的黏液腺重新产生黏液;上皮内游走细胞消失;浆液腺数量和活性降低,黏液腺恢复,水样鼻溢液消失;血管充血减轻,内皮间间隙缩小,内皮超微结构和血管通透性恢复正常,使得细胞间水肿消退。肥大细胞脱颗粒减少,说明反应减轻;胞质沉淀物数量和电子密度降低,说明抗体产生减少。

(4)曲安奈德喷鼻剂:为长效激素。每支120喷,每喷50μg,每次每侧鼻腔2喷,每天1次。

(5)丙酸氟替卡松喷鼻剂:又名辅舒良喷鼻剂。每支120喷,每喷50μg,每次每侧鼻腔2喷,每天1次。国外儿童推荐剂量:鼻炎鼻用剂型,每天100~200μg。哮喘吸入剂型,每天100~200μg。适用于4岁以上儿童。

(6)糖皮质激素鼻腔喷雾剂的选择:以上是目前常见的糖皮质激素鼻腔喷雾剂。理想的鼻用糖皮质激素药物应具备下列条件:①受体亲和力高,效价强度高,药效好;②药物在呼吸道糖皮质激素受体分布区域分布合理,潴留时间长,也就是说药物在鼻黏膜药效维持时间长;③肝脏首过代谢灭活率高,全身清除快,全身残留药物少;治疗剂量下的全身生物利用度低,全身不良反应小;④半衰期短;⑤在口咽部和全身组织中分布少,滞留时间短;⑥代谢产物无活性等。上述 6 条中,①、②代表局部药效好,③④⑤⑥代表全身不良反应小。

目前,临床上用的第二代糖皮质激素类鼻腔喷雾剂均不能同时满足上述要求。因此,临床应用中要特别注意认真阅读药物说明书,严格按照推荐剂量用药,在控制症状的前提下,尽量将用量降至最低。当应用推荐剂量无法控制症状时,应考虑改用其他药物。由于糖皮质激素滴鼻药剂量难以掌握,因此临床不推荐使用。对日用量超过 400μg 的儿童患者和超过 800μg 的成人患者,要特别观察药物对全身的影响。儿童患者的疗程尽量控制在 6 周内。对长期使用鼻用糖皮质激素的儿童,应在治疗的第一年,每 4 个月评估生长状况 1 次,从第二年起,每 6 个月随访 1 次。最好每天早晨给药一次,对人体的正常生理节律无显,著影响。为减少经口咽部吞咽进入胃肠道的药量,吸入药物后可漱口。注意随访和进行相关科室的会诊,及早发现可能出现的全身和局部不良反应。

(7)糖皮质激素的作用机制:①通过调节基因的转录,增加抗感染基因的转录和减少炎性基因的转录而发挥抗感染作用;②通过抑制 Th2 细胞因子的产生而发挥抗感染作用;③对参与炎性反应的多种细胞功能产生直接的抑制作用,可有效减少鼻黏膜中抗原提呈细胞、肥大细胞、嗜碱粒细胞和嗜酸粒细胞等炎性细胞的数量,从而下调炎性反应水平。糖皮质激素还可抑制嗜酸性粒细胞的活性,并诱导其凋亡;④通过活化肾上腺素能受体 α_1、增加平滑肌附近去甲肾上腺素 α_1受体的浓度,抑制局部儿茶酚胺的分解等机制引起血管收缩;⑤减少肥大细胞炎症递质的释放,减少免疫球蛋白 E(IgE)的合成。

5.干扰素 ω-干扰素鼻腔喷雾剂、ω-干扰素、γ-干扰素、α-干扰素能加强 TH1 途径,抑制 TH2 途径,因此能抑制过敏性鼻炎症状。笔者曾用 ω-干扰素鼻腔喷雾剂给门诊患者治疗过敏性鼻炎,绝大多数患者反应效果很好,有的患者用激素和抗组胺药物都没有效果,用此药效果很好。

6.抗胆碱能药物 过敏性鼻炎时,鼻腔的副交感神经反应性过强,因此用抗胆碱能药物能有效抑制变态反应的临床症状,如大量水样分泌物、打喷嚏、鼻塞。临床上患者根据自己的临床症状轻重决定每天入的量和次数,以能控制临床症状为准,每天总量控制在 300μg 以内为安全。不良反应:治疗用量过大可引起咽干,除此之外,尚未发现其他不良反应,未发现由于长期用药而形成药物性鼻炎,也不影响嗅觉功能。

无论是过敏性鼻炎还是非过敏性鼻炎,尽管发病机制不同,但最后都使鼻腔副交感神经反应性过高,产生大量水样鼻涕。所以,不管是过敏性鼻炎、还是血管运动性鼻炎,用爱喘乐均能获得较好的疗效。

7.适当应用抗生素治疗过敏性鼻炎 患过敏性鼻炎时间较长时,有的合并细菌感染,鼻黏膜对炎症递质更敏感,更容易出现打喷嚏、流鼻涕等症状。所以,有的患者认为不用抗生素只用抗过敏药效果不好,试加了抗生素立刻见效。因此,当过敏性鼻炎分泌物变黏稠时,可能合并感染,要适当加用抗生素,阿莫西林、头孢氨苄、头孢克洛、红霉素等均可,如果青霉素不过敏,可选前 3 种药当中任何一种,儿童可根据说明书按千克体重用药,成人每次 0.25~0.5mg,每天 3 次。如青霉素过敏,可选红霉素,儿童根据说明书按千克体重用药,成人每次 0.25mg,每天 3 次。

四、特异性变应原皮下免疫治疗

特异性变应原免疫治疗(allergen-specific immunotherapy,SIT)主要用于治疗过敏性鼻炎、哮喘和昆虫(蜂毒)过敏症,也可应用于吸入性变应原导致的特应性皮炎,通过应用逐渐增加剂量的变应原产物,减轻或消除变应原引发的临床症状,实现临床和免疫耐受。适用于药物治疗或避免接触变应原无法取得满意疗效,或者药物治疗出现无法承受的不良反应以及希望减少用药剂量的长期治疗患者。SIT有时与脱敏治疗或减敏治疗混用,二者的区别在于:脱敏(或减敏)治疗与SIT的方法有相似之处,也是通过应用逐渐增加剂量的变应原产物,使效应细胞失去反应(脱敏)或降低其反应程度(减敏),但治疗过程并未改变免疫反应过程,因而无法产生持久的免疫耐受,例如对青霉素过敏患者的脱敏注射。而SIT过程中,机体通过免疫调节而改变免疫反应,包括对特异性B细胞和T细胞的调节、对炎性反应通路的调节、诱导免疫偏离或免疫耐受等,是目前唯一通过免疫调节机制治疗过敏性疾病的方法。

1.分类　SIT治疗途径包括皮下、舌下、口服、鼻用和吸入等,其中常用的治疗途径是皮下免疫治疗(subcutaneous immunotherapy,SCIT)和舌下免疫治疗,前者应用范围广泛,是免疫治疗的主要方式,后者具备良好的应用前景,但尚未普及。SCIT治疗时间一般在3年左右,分为剂量累加(提升)阶段和剂量维持两个阶段,保证疗效的主要吸入性变应原最佳维持剂量为5~20μg,但依据患者个体的反应性不同,最佳维持剂量可酌情调整。根据剂量累加阶段的不同,可将SCIT分为常规或加速免疫治疗,后者又有集群免疫治疗和冲击免疫治疗之分。常规SCIT在剂量累加阶段一般每周治疗1次,每次1针。集群SCIT是一种通过减少患者来诊次数、缩短剂量累加阶段而加速免疫治疗的方法,每周治疗1次,每次2~3针,通常经过4~8周可达到剂量维持阶段;冲击SCIT一般每1~3小时注射1针,甚至可每15~60分钟注射1针,在1~3天内达到维持剂量。现有最快的加速SCIT方案是在4小时内,给患者注射7次混合变应原,患者需预先服用多种药物,38%的患者出现全身不良反应。

2.集群SCIT的疗效　影响SCIT推广的两个关键因素是治疗的便捷性和安全性,前者是患者无法坚持治疗的主要原因,后者是过去25年间SCIT领域的核心问题之一。1986年,英国药物安全委员会特别就SCIT的安全性问题撰文,随后美国的3项大样本回顾性调查肯定了SCIT的安全性。SCIT必须在抢救设施完备的医疗中心进行,患者脱落的最常见的原因是治疗不够便捷快速,特别是在剂量累加阶段,患者需要多次就诊,如果治疗间隔延长,或在治疗间隔期间罹患急性感染等,则可能需要调整剂量而使剂量累加阶段延长。因此,如果能够缩短剂量累加阶段的时间而迅速进入剂量维持阶段,则会提高SCIT的便捷性,从而增加患者对治疗的依从性。

加速免疫治疗的方法由SCIT的开创者Freeman于1930年首先报道。1981年,首个采用集群SCIT方案治疗豚草AR的对照研究问世,由于注射间隔过长(3周)导致不良反应增加,因此限制了推广应用。近30年,系列有关集群SCIT治疗AR的研究显示其临床疗效可靠。Tabar等采用随机双盲安慰剂对照的方法,对比集群和常规SCIT治疗尘螨过敏 AR 和哮喘的疗效，前者显示疗效更快，集群 SCIT 缩短剂量累加时间达 46%。张罗等 2008 年报道 154 例成人和儿童过敏性鼻炎患者经过 1 年集群 SCIT 的疗效，其中合并轻度哮喘者 21 例，以治疗前后鼻部症状评分减少 30%以上为疗效评估标准，治疗有效率为 86%。AR 儿童（平均年龄 8.5 岁）经过 1 年集群 SCIT 也取得良好疗效，症状评分和药物评分均显著下降。张罗等对比集群和常规 SCIT 治疗尘螨 AR 中，剂量累加阶段分别为 6 周和 14 周，集群 SCIT 比常规 SCIT 缩短 57%，患者就诊次数减少 53%。同时，集群 SCIT 在 6 周时的症状评分明显优于常规 SCIT，表明前者显效更快，二者在 14 周和 52 周时疗效未见区别。此外，集群 SCIT 的临床疗效与免疫调节相关，采用猫毛变应原集群 SCIT 的双盲随机安慰剂对照研究显示，治疗 5 周时患者血清中的变应原特异性 IgG4 显著升高，且在治疗 1 年时仍维持高水平。集群 SCIT 无疑可缩短剂量累加阶段的时程长度，起效时间明显快于常规 SCIT，改善患者就诊的便捷性。因此，治疗的安全性就成为其能否推广的核心因素。

3.安全性

（1）总体情况：评价 SCIT 安全性的主要指标是治疗不良反应在患者群体和注射针数中的发生率，可分为局部反应和全身反应（systemic reactions，SR），前者指注射部位出现发红、瘙痒和肿胀；后者指发生在非注射部位其他特定器官的不良反应，分为速发型（注射后 30 分钟内发生）和迟发型（注射 30 分钟以上发生），速发型 SR 常见。1986 年，英国药物安全委员会报道 13 个生产变应原疫苗的机构在 10 余年时间内出现死亡病例 26 例，病死率为 1∶321 750～1∶8000，其中多数为哮喘患者（62%），AR 患者仅 1 例。美国进行的 3 项关于 SCIT 安全性回顾性调查显示，北美地区在 1945—2001 年共发生死亡病例 76 例，病死率约为 250 万分之一，平均每年死亡 3.4 人。2010 年，前瞻性研究显示美国在 2008 年发生 8502 例 SR，占注射针数的 0.1%，其中 74%为轻度症状（皮肤或上呼吸道症状），23%为中度症状（哮喘伴肺功能下降），3%为严重过敏反应（发生率 10 万分之一），无 1 例死亡病例出现，而 2001—2007 年有 6 例死亡病例，表明 SCJT 的安全性在逐步提高。

（2）集群 SCIT：影响 SCIT 安全性的因素可包括变应原的种类、剂量、来源一、注射方案、是否预先服用（预服）药物、所治疗疾病的表型、个体耐受性等多方面因素，因此难以直接比较不同注射方案的安全性。一般而言，集群 SCIT 在治疗尘螨或花粉导致的 AR 或哮喘方面，多数研究显示其安全性与常规 SCIT 无显著差别（表 10-3），个别报道集群 SCIT 的 SR 略高于常规 SCIT。Pfaar 等分析 2004—2010 年的 9 项研究，采用集群 SCIT 治疗螨虫或花粉 AR 患者 2990 例，SR 占注射针数的 0～3.5%。Cox 等分析了 30 年间（1986—2016）集群 SCIT 的 SR 占患者数的 0～79%。张罗等对比集群和常规 SIT 治疗螨虫 AR 患者，局部反应在剂量累加阶段的发生率分别为注射针数的 1.7%和 1.4%、患者人数的 13.3%和 11.4%；SR 在剂量累加阶段的发生率分别为注射针数的 1%和 0.9%、患者人数的 6.7%和 6.8%，均为 1 级或 2 级轻度反应，两种方法未见差异。Tabar 等采用随机双盲安慰剂对照研究结果同样显示，集群和常规 SCIT 治疗尘螨 AR 和哮喘，SR 均占注射针数的 0.15%，且为 1 级或 2 级轻度反应。Serrano 等在 1 项针对 1147 例患者的多中心回顾性研究中指出，集群 SCIT 的 SR 发生率未见高于常规方案。值得注意的是该组患者中,AR合并哮喘患者占多数(61%),单纯AR患者占37%,单纯哮喘患者仅占2%。患者对集群SCIT的耐受情况与下列因素有关:①预服抗组胺药物,②使用缓释剂型药物,③每次注射不超过4针,④集群数量为4~6次,⑤每周治疗1~2次。考虑到其便捷优势,集群SCIT在未来的临床实践中可能成为SCIT的重要方式。

表10-3 不同治疗方案全身反应的发生情况

治疗方案	患者人数中的比率		注射针数中的比率	
	有预服药物	无预服药物	有预服药物	无预服药物
常规SCIT	—	0.8%~47%(平均13%)	—	0.05%~3.2%
集群SCIT	0%~33%	3%~79%	—	0.6%
冲击SCIT	15%~38%	15%~100%	—	—

(3)预服药物:有关预服药物对SCIT作用的研究不多,且多观察对蜂毒冲击SCIT的影响,目前罕见双盲安慰剂对照研究观察预服药物对常规SCIT的作用。在一项多中心开放式常规SCIT治疗花粉或螨虫AR的研究中,注射前2小时口服非索非那定60mg的患者,在严重SR发生率、达到维持剂量的人数和时间等各项指标方面均明显优于未预服药物患者。集群SCIT的预服药物多用抗组胺药物,而冲击SCIT的预服药物包括(H_1和H_2)抗组胺药物和口服皮质类固醇(表10-4)。

表10-4 不同治疗方案的预服药物

治疗方案	预服药物
常规SCIT	无常规推荐
集群SCIT	提前2小时应用抗组胺药物
冲击SCIT	H_1抗组胺药物和皮质类固醇,可加用H_2抗组胺药物、白三烯受体拮抗剂、茶碱和酮替芬

关于应用预服药物的主要争论是药物可能掩盖轻微的SR,而在后续的治疗过程中会发生严重的SR,现有的观察结果并未对上述观点提供有力支持。在冲击SCIT中,预服药物可降低SR的发生率。双盲安慰剂对照研究证实,在蜂毒冲击SCIT前1~1.5小时前口服特非那丁片120mg,或联合应用雷尼替丁300mg(H_2抗组胺药物),可显著减少局部反应和SR;豚草AR患者预服9周单克隆抗IgE抗体后,接受1天的冲击SCIT治疗,发生严重过敏反应的概率较对照组患者下降5倍。而在集群SCIT中,预服药物也可能降低局部反应和SR的发生率。在一项花粉集群SCIT的研究中,注射首剂前2小时口服氯雷他定10mg与安慰剂比较,SR分别占患者的33%和79%。但也有研究显示,无预服药物的集群SCIT的安全性与常规SCIT相等,因此,对集群SCIT是否应用预服药物的问题尚无结论,需进一步深入研究。

4.注射方案

(1)参考方案:针对不同变应原、不同厂商生产的变应原产品的剂量尚未统一,其疗效和安全性均有差别,治疗方案也不尽相同,宜以确保治疗的安全性为前提,充分依据已有临床观察,根据患者的病情调整治疗方案。我国现有进口尘螨变应原SCIT产品2个,国产产品 1 个。安脱达进行临床研究较多，2006 年，钟南山院士带领的多中心团队报道采用随机双盲安慰剂对照常规方案治疗轻中度过敏性哮喘。2009 年，张罗等报道对比集群和常规方案治疗 AR，供临床推广参考。

一般而言，集群 SCIT 剂量累加阶段需 6~8 周，初始剂量为 10 标准化剂量单位（standardized quality units，SQ-U），每次注射 2~3 针，每针间隔 30 分钟，注射后至少留观 30 分钟。经过 6~8 周后，剂量达到 100 000SQ-U，约相当于屋尘螨变应原 9.8μg，累计注射针数为 14 针左右。剂量维持阶段每 4~8 周注射 1 次，剂量为 100 000SQ-U，每年注射 12 次左右。

（2）剂量调整：每次处方注射剂量时，除需根据治疗方案选择注射剂量外，还需根据 3 个方面的状况决定是否需要调整剂量、延迟或终止治疗，包括：①患者在过去 3 天的个体情况；②上次注射至今的时间间隔；③上次注射时是否出现局部反应和 SR。值得注意的是，不同厂商的产品和不同治疗方案的剂量调整策略可能有所不同，目前的方案主要针对常规 SCIT，集群 SCIT 应酌情处理。

出现以下情况时应推迟本次注射，①过去 3 天有呼吸道感染或其他严重疾病；②过去 3 天由于暴露于变应原而使过敏反应症状加重或抗过敏药物用量增加；③肺功能下降低于本人最佳值的 80%，哮喘患者应在每次注射前检测峰流速（peak expirator flow rate，PEF）。

因故延迟或延误注射导致注射间隔延长时，应考虑调整本次注射剂量（表 10-5）。在剂量累加阶段或剂量维持阶段出现速发型局部反应的剂量调整策略有所不同（表 10-6），但也有观点认为出现局部反应并不提示患者下次治疗容易出现局部反应或 SR，因此，在出现局部反应时不需调整剂量。对注射后 24 小时内出现患者不适的迟发型局部反应，处于剂量累加阶段的注射剂量不变，剂量维持阶段的注射剂量减少 20%。

表 10-5　注射间隔延长时的剂量调整策略

	注射间隔延长时间	剂量调整策略
剂量累加阶段	<2 周	维持原方案
	2~4 周	重复剂量不变
	4~6 周	剂量下调 1 步
	6~8 周	剂量下调 2 步
	≥8 周	重新开始
剂量维持阶段	<10 周	剂量不变
	10~12 周	剂量减少 20%
	12~16 周	剂量减少 40%
	≥16 周	重新开始

表 10-6 出现速发型局部反应的剂量调整策略

	局部反应	剂量调整策略
剂量累加阶段	<5cm	维持原方案
	5~8cm	重复剂量不变
	>8cm	剂量下调 1 步
剂量维持阶段	<8cm	剂量不变
	>8cm	剂量减少 20%

剂量累加阶段出现轻微 SR 时(如轻度湿疹、皮炎或哮喘发作),注射剂量下调 1~2 步;剂量维持阶段出现轻微 SR,注射剂量减少 20%~40%。此外,在剂量维持阶段,如果减少注射剂量在 20%以内,则可在 4 周后恢复全量,继而 8 周间隔注射;如果减少注射剂量在 20%以上,则每周注射直至恢复到维持剂量,继而 2 周~4 周~8 周间隔注射。如果出现较严重 SR,则需全面分析原因,与患者充分沟通,共同决策是否继续治疗。

5.操作步骤

(1)注射前:治疗全程中均应有医护人员在场。首先应对 SCIT 治疗和抢救所需设备进行检查,包括:听诊器和血压计;止血带、注射器、皮下注射针头和静脉输液管;盐酸肾上腺素(1∶1000);面罩给氧设备;静脉输液设备;注射用抗组胺药物(治疗过敏性休克二线用药,H_1 和 H_2 抗组胺药物联合应用疗效优于单用);肌肉或静脉注射用皮质类固醇(治疗过敏性休克二线用药);维护呼吸道通畅的设备;用于使用 β 受体阻滞药患者的胰高血糖素。核查变应原疫苗包装、批号、浓度和有效期。

对患者应询问上次注射后出现的不良反应及其处置情况,近期接触变应原情况,是否并发感染和其他疾病,是否妊娠。然后询问是否接受疫苗接种,是否使用 β 受体阻滞药,血管紧张素转换酶抑制剂和非甾体抗炎药等,最近 3 天使用的药物,近期使用药物的剂量变化(特别是抗过敏反应药物)。核对峰流速检测结果,并将上述内容详细记录存档。

出现下列情况之一时,应考虑推迟治疗:①1 周内有发热或急性呼吸道感染病史;②肺功能显著下降;③注射前有过敏反应发作;④特应性皮炎发作;⑤最近接触过较多变应原;⑥1 周内注射了其他疫苗;⑦使用 β 受体阻滞药。

(2)注射中:反复轻轻颠倒装有变应原疫苗的瓶子 10~20 次以充分混合,使用 1mL(结核菌素)注射器,在上臂远端三分之一的外侧或前臂中三分之一的背侧,两指按住皮肤,针头与手臂平行,与皮肤表面呈 30°~60°进针约 1cm,缓慢进行皮下注射,注射 1mL 液体约需 1 分钟,避免注射至皮内、肌内或血管内。注射前轻轻回抽,每注射 0.2mL 需重复回抽动作。如果回抽带血,则立即停止注射,记录已注射剂量,观察 30 分钟,测量 PEF,如正常则选另一部位注射剩余剂量。建议左右臂轮流注射。

(3)注射后:患者留诊观察 30 分钟,嘱患者随时报告任何不适。留诊观察结束前,记录局部和全身不良反应。患儿应有监护人照顾。嘱患者在注射当天避免接触相关变应原、剧烈运动、热水淋浴和饮酒等。出现不适与治疗中心及时联系。

6.安全性和疗效评估

(1)安全性评估:SCIT 安全性的主要评价指标是注射后发生局部反应和全身反应(SR)的情况。世界过敏反应科学组织于 2010 年发布了新的 SR 分级标准,依据 SR 累及的器官(皮肤、结膜、上呼吸道、下呼吸道、胃肠道、心血管等)和症状严重程度进行分级。总的原则是:症状或体征累及 1 个器官(皮肤、结膜、上呼吸道),未出现哮喘、胃肠道或心血管系统症状诊断为 1 级;症状或体征累及 1 个以上器官,或出现哮喘、胃肠道或心血管系统症状诊断为 2 级或 3 级;呼吸衰竭或低血压(可伴意识丧失)诊断为 4 级;死亡为5 级(表 10-7)。严重 SR 一般指出现 4 级或 5 级反应。SR 中必须高度重视严重过敏反应,即发作迅速的全身性过敏反应,甚至可导致死亡,符合表 10-8 中 3 个条件中的任何1 条即确定诊断。

表 10-7　SCIT 的全身反应分级系统

分级	判定标准
1 级	症状累及一个器官(具备①~④之一):①皮肤:广泛的瘙痒、荨麻疹、潮红或热感,或血管性水肿(不含喉部、舌和悬雍垂);或②上呼吸道:鼻炎(喷嚏、流涕、鼻痒伴/不伴鼻塞)或清咳(喉痒)或由于上呼吸道原因导致的咳嗽(不含肺、气管或喉部);或③眼结膜:发红、瘙痒或流泪;或④其他:恶心、金属味觉或头痛
2 级	症状累及一个以上器官或具备①~③之一:①下呼吸道:咳嗽、哮鸣、气短等哮喘症状(PEF 或 FEV_1 下降不超过 40%,吸入支气管扩张药治疗有效);或②胃肠道:腹部痛性痉挛、呕吐或腹泻;或③其他:子宫痛性痉挛
3 级	①下呼吸道:哮喘(PEF 或 FEV1 下降 40%,吸入支气管扩张药无效);或②上呼吸道:喉部、悬雍垂和舌体水肿伴或不伴喘鸣
4 级	①上或下呼吸道:呼吸衰竭伴或不伴意识丧失;或②心血管:低血压伴或不伴意识丧失
5 级	死亡

注:PEF(peak expiratory flow rate)是最大呼气峰流速,FEV_1(forced expiratory volume in 1 second)是一秒钟用力呼气容积。

表 10-8　严重过敏反应的诊断标准

条件 1:急性发作(数分钟~数小时),累及皮肤和(或)黏膜(广泛荨麻疹、瘙痒或发红,唇、舌、悬雍垂肿胀),同时满足右列 1 条	1.呼吸损害(如呼吸困难、喘息支气管痉挛、喘鸣、PEF 下降或低氧血症)2.血压下降或相关器官功能障碍症状(瘫倒、晕厥、尿失禁)

（续表）

条件 2：暴露于变应原后（数分钟～数小时）迅速出现右列症状中的2个以上	1.皮肤黏膜症状（广泛荨麻疹、瘙痒或发红，唇、舌、悬雍垂肿胀） 2.呼吸损害（如呼吸困难、喘息支气管痉挛、喘鸣、PEF下降或低氧血症） 3.低血压或相关症状（瘫倒、晕厥、尿失禁） 4.持续胃肠道症状（痉挛性腹痛、呕吐）
条件 3：暴露于变应原后（数分钟～数小时）血压下降	1.婴儿和儿童　收缩压低注或下降幅度超过 30% 2.成人　收缩压低于 90mmHg 或低于该患者基础值 30%以上

注：0～28 天：<60mmHg；1～12 月：<70mmHg；1～10 岁：<70+（2×年龄）mmHg；10 岁以上：<90mmHg

1）诊断要点：①出现 SR 的患者可有濒死感，特别是第 2～4 级的患者，儿童很少出现，而常出现行为改变（如非常安静、易激惹或行为怪僻）；②注射后第 1 分钟即出现症状可能预示严重过敏反应，初期的轻微症状可能快速进展为严重过敏反应甚至死亡。

2）记录内容：最终应在诊治过程结束后进行，评估报告应包括以下内容：①SR 分级；②以字母后缀表明是否应用肾上腺素，以及在症状出现后多久使用（a 为≤5 分钟；b 为>5 分钟≤10 分钟；c 为>10 分钟≤20 分钟；d 为>20 分钟；z 为未使用肾上腺素）；③最先出现的症状；④首个症状出现的时间。例如，2a 级-鼻炎-10 分钟，表明注射疫苗 10 分钟后首先出现鼻炎症状，此后 5 分钟内注射肾上腺素，最终为 2 级 SR。

（2）疗效评估：评价 SCIT 疗效的常用指标包括鼻部症状评分、药物用量评分和生活质量评分等。鼻部症状评分主要采用向患者发放日记卡、周记卡和月记卡的形式，患者定期对鼻塞、鼻痒、喷嚏和鼻涕等 4 项主观症状进行评分，每项 0～3 分，评分标准为：0 分=无症状，1 分=症状轻微无困扰，2 分=中度症状有困扰但可忍受；3 分=症状严重难以忍受，总分最高为 12 分。治疗有效的标准为治疗前后评分的改善超过 30%。

1）药物用量评分：与症状评分类似，患者定期记录相关药物使用情况，评分标准为：口服抗组胺药物（氯雷他定 10mg/片，西替利嗪 5mg/片，地氯雷他定 5mg/片，左旋西替利嗪 5mg/片）1 片=1 分；吸入皮质类固醇（布地奈德、氟替卡松、倍氯米松）1 喷=1 分；吸入 β_2受体激动剂 1 喷=1 分；鼻用皮质类固醇 1 喷=0.75 分；鼻用抗组胺药 1 喷=0.25 分；吸入皮质类固醇+β_2受体激动剂（沙美特罗+丙酸氟替卡松、福莫特罗+布地奈德）1 喷=2 分。

2）生活质量评估：可采用鼻结膜炎生活质量调查问卷评估患者的总体生活质量、日常活动、睡眠、非花粉症症状、鼻炎相关行为、鼻部症状、眼部症状、情感 8 个方面。

7.不良反应治疗

（1）常用药物：肾上腺素（1∶1000）是治疗严重过敏反应的首要药物，成人剂量为

0.2～0.5mL(mg)，儿童为0.01mL(mg)/kg，无效可在5～10分钟后重复注射。股外侧肌内注射肾上腺素所得的药物血浆峰值，明显高于且快于上臂皮下注射或三角肌内注射，表明可取代以往的常规皮下注射。肾上腺素应早期应用，死亡病例常与延迟应用肾上腺素、合并严重呼吸和心血管系统并发症有关，当临床怀疑出现严重过敏反应时即应果断应用，例如：仅有皮肤1个器官受累时，尚不足以确诊严重过敏反应，也应迅速应用。当患者对肌肉或皮下注射反应不佳，出现疗效不佳的心力衰竭或呼吸衰竭，且具备动态血液监测条件。但不具备急诊转运条件时，应酌情静脉应用肾上腺素，目前尚无统一的剂量，可用1：100 000肾上腺素[0.1mg(1mL 1：1000肾上腺素)溶入100mL盐水]，静脉滴注速度为30～100mL/h(5～15μg/min)，快慢取决于患者的反应和药物的毒性作用。

抗组胺药物是治疗严重过敏反应的二线药物，用于出现皮肤和心血管系统症状的患者，常在应用肾上腺素后使用，可肌内注射或静脉应用苯海拉明，成人剂量为25～50mg，儿童剂量为1mg/kg(不超过50mg)。

(2)局部反应的治疗：注射部位可出现红晕、肿胀、硬结或坏死等，硬结常见，特别是使用铝缓释剂的产品。面积较大的为大局部反应，目前对大局部反应的定义不同，如面积超过患者手掌大小或直径超过25mm、10cm、12cm等。一般而言，对局部反应应酌情局部冷敷和口服抗组胺药物，当速发型局部反应超过12cm，应给予口服抗组胺药物并留诊观察至少1小时。

(3)SR救治：应针对不同器官系统出现的病症，迅速诊断并给予相应处理，同时请相关科室紧急会诊，尽早救治。鼻炎的主要治疗措施包括：①口服抗组胺药物；②留诊观察至少1小时；③复查PEF。轻度荨麻疹的主要治疗措施是口服抗组胺药物并留诊观察至少1小时。哮喘的主要治疗措施包括：①吸入β_2受体激动剂，有条件者采用雾化吸入，必要时每隔20分钟重复1次；②皮质类固醇(如静脉注射甲泼尼龙40mg)；③吸氧；④初步治疗哮喘未缓解者应考虑住院治疗。出现广泛荨麻疹和血管神经性水肿等SR时，主要治疗措施包括：①肾上腺素(1mg/mL)0.3～0.5mg深部肌内注射或皮下注射；②建立静脉通道(盐水)；③监测血压脉搏；④肌内注射抗组胺药物氯马斯汀(1mg/mL)1～2mL(1～2mg)；⑤静脉注射皮质类固醇(如甲泼尼龙40mg)；⑥住院治疗。

严重过敏反应和过敏性休克救治中的关键因素是早期及时应用肾上腺素和保证氧气供应。一般而言，依临床重要性从高到低对相关因素进行排序如下：肾上腺素的应用、患者体位、供氧、静脉补液、雾化治疗、血管升压药物、抗组胺药物、皮质类固醇和其他药物。过敏性休克的主要抢救措施包括：①深部肌肉或皮下注射肾上腺素0.5～0.8mL(1mg/mL)或稀释后缓慢静脉注射3～5mL(0.1mg/mL)，10～20分钟后可重复；②建立静脉通道(盐水)；③患者仰卧、吸氧，保持呼吸道通畅，在上臂近端扎止血带；④监测血压、脉搏和氧饱和度；⑤静脉注射抗组胺药物氯马斯汀1～2mL(1mg/mL)；⑥静脉注射甲泼尼龙80mg；⑦住院。

儿童患者的药物剂量应相应调整：①深部肌肉或皮下注射肾上腺素(1mg/mL)0.01mg/kg(0.01mL/kg)，如需要可稀释静脉注射(0.1mg/mL)；②肌内注射抗组胺药物氯马斯汀(1mg/mL)0.0125～0.025mg/kg；③静脉注射甲泼尼龙2mg/kg。

SCIT是治疗AR的重要方法，在我国耳鼻咽喉头颈外科领域日益受到重视。进入SCIT的第2个百年开端，随着对集群SCIT安全性认识的不断深入，集群SCIT治疗可能成为SCIT的“常规”方案。国内同道在探索开展集群SCIT时，应首先具备较丰富的常规SCIT经验，循序渐进，确保治疗的安全性。

五、手术治疗

1.去除与过敏性鼻炎有关的病因

(1)鼻中隔矫正术

1)鼻中隔偏曲和过敏性鼻炎的关系：临床已证实，许多过敏性鼻炎患者合并鼻中隔偏曲，对这些患者实施鼻中隔矫正术后，过敏性鼻炎症状明显减轻，甚至消失。鼻中隔偏曲加重过敏性鼻炎的原因有4点：①鼻中隔偏曲凸起侧鼻黏膜容易受气流冲击而糜烂，神经末梢暴露，黏膜敏感性高，容易发生过敏症状；②凹陷侧在下鼻甲未代偿肥大之前过于宽大，变应原吸入多而且容易沉积在黏膜表面引起变态反应；③鼻中隔偏曲患者双侧鼻腔通气均差，过敏性鼻炎时黏膜肿胀更容易出现或加重鼻塞塞症状；④鼻中隔偏曲多合并慢性鼻炎，鼻黏膜敏感性高，更易出现过敏症状。因此，矫正鼻中隔有以下3个好处：一是可去除上述4个因素，减轻或消除鼻黏膜敏感性；二是鼻中隔矫正的同时多处理代偿肥大的下鼻甲，手术过程本身降低鼻中隔和下鼻甲黏膜神经敏感性，从而减轻过敏性鼻炎症状；三是术后鼻腔通畅，使治疗过敏性鼻炎的鼻腔喷雾药物能顺利到达并均匀分布于鼻黏膜，提高药物治疗的效果。

2)手术方法：鼻中隔手术有传统的鼻中隔黏膜下切除术和鼻中隔矫正术，由于鼻内镜的应用，近年来，有条件的鼻科医师都喜欢做鼻内镜下鼻中隔整形术。笔者在大量的鼻内镜下鼻中隔整形手术实践的基础上，根据鼻中隔偏曲的不同特点采用不同的方案，取得较好的效果。具体如下：全麻或局麻下均可手术，1%丁卡因/肾上腺素棉片收缩双侧鼻腔，充分暴露鼻中隔。在切口侧鼻中隔前部黏软骨膜下注射1%利多卡因/肾上腺素注射液浸润麻醉。在鼻中隔偏曲：凸起侧鼻中隔皮肤黏膜交界处前2mm处弧形或L形切开黏软骨膜，鼻内镜下分离鼻中隔黏软骨膜和黏骨膜，充分暴露偏曲的方形软骨、上颌骨鼻嵴、犁骨和筛骨垂直板。在方形软骨后方骨折并游离方形软骨和筛骨垂直板结合部，分离对侧筛骨垂直板黏骨膜，咬骨钳咬除或骨折俯曲的筛骨垂直板，使其变直居于中线。将方形软骨下缘从上颌骨鼻嵴上缘和犁骨前上缘游离并断开，分离对侧黏骨膜，咬骨钳咬除、骨折偏曲的上颌骨鼻嵴和犁骨，使其变直居于中线。此时，如果方形软骨平整，将其推向中线，鼻中隔变直。如果方形软骨偏曲严重，须将方形软骨凸起处上缘与鼻底平行切除2mm宽软骨，切口后1~2mm处与鼻底垂直切除1mm宽软骨。至此，偏曲部分方形软骨与前、后、上、下均游离，黏膜张力进一步减小，将其推向中线，鼻中隔变直。如果方形软骨中心性凸起，可在最凸起处“十”字形切除方形软骨，使其变直。缝合切口一针，使黏膜对合好。双鼻腔填塞对术后鼻中隔重塑很关键；放通气管填塞48小时。这种手术方法最大限度地矫正鼻中隔，最大限度地保留鼻中隔软骨和骨性结构，再加上不分离对侧黏软骨膜，不容易产生鼻中隔穿孔。

(2)鼻内镜手术治疗慢性鼻窦炎、鼻息肉:过敏性鼻炎发作期间,由于鼻黏膜长期肿胀,鼻窦窦口堵塞,再加上鼻黏膜糜烂、纤毛黏液清除功能下降,许多患者同时合并慢性鼻窦炎,有的发生鼻息肉。对这类患者必须实施鼻内镜下鼻窦开放、窦内病变去除术,保证鼻窦引流通畅,并在控制鼻窦炎的基础上应用糖皮质激素喷鼻剂,才能取得较好的疗效。根据笔者的经验,一些合并哮喘的过敏性鼻炎、鼻窦炎患者,在行鼻内镜下鼻窦开放、窦内病变去除术后,不仅过敏性鼻炎明显减轻,哮喘症状也明显减轻,甚至消失。对于合并鼻窦炎、鼻息肉的过敏性鼻炎患者,施行鼻内镜手术后要进行系统的抗过敏治疗,以糖皮质激素喷鼻剂为主,可配合抗组胺药等其他抗过敏药,这样可以预防鼻息肉复发。

2.降低鼻黏膜的敏感性　传统的降低鼻黏膜敏感性的手术有下鼻甲部分切除术、筛前神经切断术、翼管神经切断术和微波、射频、激光等处理下鼻甲、鼻丘黏膜。目前,随着一些微创方法和设备的问世,下鼻甲部分切除术、筛前神经切断术、翼管神经切断术已被淘汰,有条件的医院连微波、射频、激光等对鼻黏膜损伤比较大的方法都已不再使用,代之以鼻内镜下低温等离子射频消融下鼻甲和鼻丘黏膜,或超声聚焦刀处理下鼻甲和鼻丘黏膜。

(1)鼻内镜下低温等离子射频消融术:患者取坐位或平卧位,1%丁卡因鼻腔喷雾予以表面麻醉鼻黏膜,1%利多卡因下鼻甲和鼻丘黏膜浸润麻醉。在鼻内镜下以45°刀头插入下鼻甲前端黏膜,根据下鼻甲黏膜肥厚程度决定消融时间,如下鼻甲黏膜不肥厚,消融3~5秒,如下鼻甲黏膜肥厚,消融7~10秒。如果下鼻甲中后段黏膜肥厚,也分别从中段、后端插入刀头进行消融。同样,将刀头插入鼻丘黏膜消融3~5秒。治疗后根据鼻腔渗出物的多少换药2~3次,清除假膜。

(2)鼻内镜下超声聚焦刀治疗过敏性鼻炎:超声聚焦刀治疗过敏性鼻炎的原理,是将超声能量聚焦到鼻黏膜含有大量腺体、免疫细胞、神经末梢和丰富血管网的黏膜下层,形成点状坏死,减少腺体和免疫细胞,降低神经敏感性,达到减少炎症递质的作用,从而减轻炎症。操作方法:患者取平卧位,2%丁卡因和1%麻黄碱1∶1混合棉片表面麻醉鼻黏膜,鼻内镜下将超声刀头在下鼻甲和鼻丘表面缓慢移动,能量级为3级,一般不处理鼻中隔,除非鼻中隔黏膜很厚,只治疗一侧鼻中隔黏膜,能量降至2级。这种方法对鼻黏膜损伤小,术后纤毛黏液清除功能恢复快。该方法不仅能降低鼻黏膜敏感性,而且可以解除鼻塞塞症状。

(3)鼻黏膜微波、射频、激光治疗:患者取坐位或半卧位,1%丁卡因鼻腔喷雾表面麻醉鼻黏膜,1%利多卡因下鼻甲和鼻丘黏膜浸润麻醉。用微波、射频、激光治疗仪刀头紧贴下鼻甲或鼻丘黏膜,通电治疗,根据鼻黏膜肥厚的程度,决定通电时间长短。如果鼻黏膜肥厚,通电时间长些,使下鼻甲表面黏膜脱落一层,减轻鼻阻塞。如果下鼻甲不大,不宜损伤过多鼻黏膜,以免引起干燥性或萎缩性鼻炎。

六、中医治疗

1.辨证论治　急性发作期,尤其季节性发作期,以标证为主,治宜温肺祛邪通窍为主,缓解期,尤其季节性发作期过后,以肺、脾、肾的虚损为主要病机,治当补肺、健脾、温肾为主。

(1)肺卫不固,邪气外袭

1)治法:温补肺气,祛风散寒。

2)方药:玉屏风散合苍耳子散加减。

3)组成:黄芪 18g,防风 9g,白术 9g,白芷 9g,薄荷(后下)6g,辛夷 9g,苍耳子 9g,甘草 3g。

4)方解:方中重用黄芪益气固表为主药,白术健脾辅助黄芪补气,防风定表而祛风散邪,苍耳子、辛夷散风均能辛温散寒而通鼻窍,白芷通窍疏表,除风散湿,薄荷疏散风邪,清利头目,诸药合用,共奏温补肺气、祛风散寒通窍之功效。现代研究也证实黄芪能增强机体免疫功能,单味药物煎服就能治疗变应性鼻炎,配合白术、防风,组成玉屏风散,即更能调节机体的免疫功能,改善常年性变应性鼻炎患者过敏体质和中和变应原,从而治疗变应性鼻炎。药理研究也发现,防风和苍耳子水煎剂均能显著抑制 2、4-二硝基苯基-牛人血白蛋白(DNP-BSA)致敏小鼠的 IgE 产生,延迟和减轻卵蛋白致敏豚鼠的Ⅰ型变态反应;辛夷所含的挥发油能通过抑制组胺等介质的释放而具有明显的抗感染、抗过敏作用,薄荷所含的挥发油成分能增加鼻腔通畅,因而本组方具有调节/增强体质,脱敏,抗Ⅰ型变态反应的作用,临床实践也证明此组方确能有效地治疗变应性鼻炎。

5)加减:若流大量清涕者,加苍术、五味子、茯苓,实验研究提示用除湿通窍、补肺益气药相配伍有降低 IgE 的作用;若咳嗽痰白稀少较甚者,加茯苓、杏仁;若自汗恶风明显者,可合桂枝汤加减;若气虚明显者,加配合四君子汤以增强补气作用,药理研究也证明四君子汤和玉屏风散合方加减能明显抑制小鼠同种被动皮肤过敏反应,具有较强的抗Ⅰ型变态反应作用,并能有效地减少变应性鼻炎大鼠模型的鼻黏膜肥大细胞,以及防止其脱颗粒。

(2)肺脾气虚,水湿泛鼻

1)治法:健脾益气,补肺敛气。

2)方药:补中益气汤加减。

3)组成:黄芪 15g,党参 12g,当归 9g,陈皮 9g,升麻 6g,柴胡 9g,白术 12g,大枣 9g,五味子 9g,乌梅 9g,辛夷 9g,炙甘草 3g。

4)方解:方中黄芪、党参、甘草甘温补气,增强免疫功能,尤其黄芪合甘草、大枣具有良好的免疫调节作用,且甘草所含的甘草酸能阻止过敏介质的释放和抑制蛋清所致的豚鼠过敏反应;大枣水提取物能抑制 IgE 刺激所致人外周血嗜碱性粒细胞释放白三烯,因而抑制变态反应;再配伍升麻、柴胡以升提阳气;白术、当归、陈皮用于健脾理气,和中养血;再加五味子、乌梅以收敛肺气,乌梅还有脱敏作用,辛夷既能宣通鼻窍又能抗过敏。综观本方主要是通过健脾补肺,益气敛气,运化水湿,加强免疫调节以抑制变态反应,从而治疗变应性鼻炎。

5)加减:若神疲倦怠气虚较甚者,合四君子汤、怀山药以加强健脾补气;若为小儿患者,可用参苓白术散加减,如喷嚏多者,可加防风、蝉蜕、地龙以祛风宣肺,药理研究发现蝉蜕提取液对小鼠耳异种皮肤被动过敏反应有明显的抑制作用,地龙有对抗组胺作用;

鼻流清涕不止、汗多者可加浮小麦、乌梅、诃子等。

(3)肾气亏虚,肺失温煦

1)治法:肾阳亏虚者,治以温肾壮阳;肾阴不足者,治以滋养肾阴。

2)方药:肾阳虚者,用右归丸加减;肾阴不足者,用左归丸加减。

3)组成:肾阳虚:熟地黄15g,怀山药15g,山茱萸10g,枸杞10g,杜仲10g,桂枝6g,制附子9g,菟丝子10g,鹿角胶9g,当归6g,细辛3g,辛夷6g。

4)肾阴不足:熟地黄15g,怀山药15g,枸杞10g,山茱萸10g,女贞子10g,菟丝子10g,冬虫夏草6g,鹿角胶10g,龟甲胶10g,白术10g,茯苓10g。

5)方解:治肾阳虚的方中以制附子、鹿角胶、杜仲、菟丝子温壮肾阳,则卫阳充实而固表;熟地黄、怀山药、山茱萸,枸杞滋补肝肾,当归补血养肝,于阴中求阳,再取桂枝辛温上行助附子疏通经脉,加辛夷、细辛温经脉通鼻窍,现代研究发现右归丸可通过促进下丘脑-垂体-性腺轴的功能,提高甲状腺功能,从而提高机体的免疫功能,且研究也提示细辛的水或乙醇提取物能使速发型变态反应中的过敏介质释放量减少;当归所含的阿魏酸对Ⅰ型、Ⅱ型、Ⅲ型、Ⅳ型变态反应均有抑制作用;辛夷具有抗感染、抗过敏作用。综合全方,具有温补肾阳,提高免疫功能,抗变态反应作用。若久病耗伤,真阴不足,水亏火炎,手足心热,舌红少苔脉细数,则肾阴亏虚为主,用左归丸加减,据研究方中的冬虫夏草有抑制变态反应的作用;女贞子煎剂能显著抑制小鼠或大鼠被动皮肤过敏反应、IgE介导的Ⅰ型变态反应,此组方能滋补真阴,调节免疫功能,抑制变态反应。

6)加减:喷嚏较多者,可加地龙、蝉蜕等以止痉镇嚏,鼻流清涕量多者,可选加诃子、乌梅、五味子以敛肺止涕。

(4)肺经伏热,上凌鼻窍

1)治法:清热宣肺,疏气通窍。

2)方药:麻杏石甘汤加减。

3)组成;麻黄6g,杏仁9g,生石膏15g,辛夷9g,薄荷6g,升麻6g,甘草3g。

4)方解:方中麻黄、升麻、辛夷宣肺通窍,杏仁助麻黄以宣发肺气,生石膏清热,薄荷能增加鼻腔通畅,现代研究也揭示麻黄杏仁石膏甘草汤对Ⅰ型变态反应有明显的抑制作用,辛夷、薄荷、升麻也都具有抗过敏作用。

5)加减:可加入黄芩、桑白皮等以助清肺热;喷嚏多者,可加蝉蜕、地龙、防风等;清涕直流,鼻黏膜红肿者,加白鲜皮、栀子、知母等;若兼见烦热、咽痒、咳嗽,可加枇杷叶、牛蒡子、浙贝母等。

2.专方

(1)用10%牡丹皮煎剂,每晚服50mL,连续10天为1个疗程。

(2)冬虫夏草:用虫草菌冲剂,饭后开水冲服,每次1包(每包含生药6g),每天3次,4周为1个疗程,儿童酌减。

(3)鼻鼽冲剂:紫河车、黄芪各15g,茯苓、防风各9g,细辛2g,肉桂、麻黄、白芷、辛夷各3g,巴戟天、黄芩、半夏、苍术各6g,丹参12g,以上中药提取物制成颗粒剂型,每包20g。所有病例,每天2次,每次1包,以温开水冲服。用此冲剂治疗变应性鼻炎180例,总有效率为95.56%。

（4）鼻敏灵：药物组成：黄芪30g，白术、五味子、防风、肉桂各15g，乌梅、地龙、蝉蜕、覆盆子各10g，石菖蒲、细辛各7g，甘草5g。每天1剂，水煎，分3次口服。1个月为1个疗程，连续服3个疗程。治疗36例变应性鼻炎患者，疗效优于西药治疗的对照组（$P<0.01$）。

3.中成药

（1）鼻炎丸

1）功能：祛风清热，消肿解毒，利鼻窍。

2）适应证：用于本病由风热引起的鼻塞不通，时出浊涕，头痛流泪，眉棱骨痛。

3）用法用量：口服。每次6g，每天2次，温开水送服。

4）注意事项：忌食辛辣食物，忌烟酒。

（2）千柏鼻炎片（胶囊）

1）功能：活血祛瘀，清热祛风。

2）适应证：邪毒久留，气滞血瘀的鼻鼽（变应性鼻炎）。

3）用法用量：口服。片剂，每次3~4片；胶囊剂，每次2粒。每天3次，2周为1个疗程，症状减轻后，减量维持。

（3）通窍鼻炎片

1）功能；益气祛风通窍。

2）适应证：体虚自汗，反复感冒，鼻塞，流涕，前额痛，鼻炎，过敏性鼻炎等。

3）用法用量：口服。每次5~7片，每天3次。

4）注意事项：用药后唇部麻木者应停药。

（4）苍耳子鼻炎胶囊

1）功能：疏风，清肺热，通鼻窍，止头痛。

2）适应证：风热型鼻病，包括急慢性鼻炎、鼻窦炎、过敏性鼻炎。

3）用法用量：口服，每次2粒，每天3次。宜饭后服。

4）注意事项：胃肠虚寒者慎用。

（5）辛芩颗粒

1）功能：益气固表，祛风通窍。

2）适应证：本病的肺气虚证。

3）用法用量：冲剂，每包20g。饭后开水冲服，每天3次，20天为1个疗程。颗粒剂（低糖型），每次5g，冲服。

4）注意事项：偶有胃部轻微不适，适当对症处理后，多可继续服用。

（6）补中益气丸（口服液）

1）功能：补中益气，升阳举陷。

2）适应证：用于本病肺脾气虚者。

3）用法用量：口服。水丸，每次6g，每天2~3次；口服液，每次10mL，每天2~3次。

（7）右归丸

1）功能：温补肾阳。

2)适应证:用于本病肾阳虚者。

3)用法用量:大蜜丸,每丸重 9g。口服。成人,每次 1 丸,每天 2~3 次;7 岁以下儿童服成人量的 1/2。

4)注意事项:阴虚火旺者及孕妇忌用。

(8)左归丸

1)功能:滋补肾阴。

2)适应证:用于本病肾阴虚者。

3)用法用量:水丸剂,每 30 粒约重 3g;蜜丸,每丸重 15g。口服。水丸,成人每次 9g,每天 2~3 次;7 岁以下儿童服成人量的 1/2。用白开水或淡盐水送服。蜜丸,成人早晚空腹各服 1 丸,7 岁以下儿童服成人量的 1/2。

4)注意事项:脾虚便溏,胃弱痰多者慎用。

4.针灸　针灸主要通过疏通经络,温通血脉,祛除病邪,调整脏腑功能以达到治疗效果。现代研究证实针灸能调节免疫功能,提高抑制性 T 淋巴细胞的活性,抑制肥大细胞脱颗粒等作用,一般针灸治疗经常配合其他疗法使用。

(1)毫针刺法:选择与鼻有关的经络穴位,根据穴位所在的部位和具体病情采用不同的针刺手法进行针刺治疗。临床主要选择肺、脾、肾三经及督脉的穴位,以调整肺、脾、肾的功能,通调经气,宣通鼻窍。

方法一:

主穴:迎香、上星、风池、风府、听会、翳风、合谷。

配穴:热盛加大椎、曲池并以泻法为主;阴虚加肾俞、太溪并以补法为主;脾虚为主加足三里、三阴交、脾俞并以补法为主;肺虚为主加肺俞为主并以补法为主;如急性发作时,可加百会、阳白、攒竹、列缺等并以泻法为主。

操作:一般每次选主穴和配穴各 1~2 个,每天针刺 1 次,7~10 天为 1 个疗程。

方法二:

主穴:攒竹、迎香、合谷、曲池、血海、三阴交。

配穴:分泌较多加足三里,兼有鼻涕黄色者加太冲,均为双侧取穴。

操作:针刺得气后,平补平泻,留针 25 分钟,每周治疗 1~2 次。用此法治疗过敏性鼻炎 120 例,总有效率为 97%。

(2)灸法

主穴:百会、上星、身柱、印堂、合谷、足三里。

配穴:膏肓、命门、肺俞、肾俞、三阴交等穴位。

操作:每次选主穴及配穴各 1~2 个,悬灸 20 分钟,7~10 天为 1 个疗程。

(3)隔姜灸结合口服中药治疗

取穴:印堂、足三里、合谷、肺俞。

操作:把姜片切硬币样厚,用针扎几个孔,上置杏核样大艾炷,每穴灸 3 壮,以皮肤潮红为度,每天 1 次,10 次为 1 个疗程。

中药:酒黄芩、苍术、半夏、辛夷、川芎、白芷、石膏、人参、葛根,水煎服,每天 1 剂,连服7剂。

治疗结果:用上述方法治疗135例过敏性鼻炎患者,经14个疗程的治疗,结果总有效率98.5%。

(4)耳针

1)取穴:肾、内耳、屏间、枕、外耳等。

操作:取2~3个穴位间歇运针,留针20分钟。每天或隔天1次。7次为1疗程。或取主穴为过敏点、肺、内鼻、外鼻,配穴为肾、脾、肾上腺、皮质下等。每次选用5~6个穴位,用胶布把中药王不留行籽粘贴在穴位上,然后按压,使患者感到胀痛。两耳交替,每周轮换,并嘱患者每天按压穴位2~3次。

2)耳穴贴压结合手法

取穴:肺、气管、肩、指、内外鼻、大肠、过敏点、肾上腺等均双侧取穴。

配穴:脾胃虚弱者加脾、胃、三焦;阴虚内热者加肝、肾、交感、神门。

操作:用75%乙醇棉球擦净患者双侧耳郭,用0.6cm×0.6cm新鲜麝香壮骨膏粘王不留行籽1~2粒,贴压于上述穴位上。1~2天换药1次,10次为1个疗程。

手法:开始治疗至第5次,施以补法为主,轻缓按捏,后5次轻按轻捏与重按重捏交替完成。嘱患者每日早、中、晚各按捏3次,也轻按轻捏与重按重捏交替完成。

治疗效果:用上述方法治疗过敏性鼻炎337例,结果总有效率96.7%。

(5)穴位注射:这是针刺与药物相结合的一种综合疗法,方法简便,疗效较好。

取穴:合谷、迎香、风门、肺俞,均双侧。

药物:醋酸曲安奈德注射液、卡介苗素、冻干组胺丙种球蛋白。

操作;首次治疗先确定双侧风门、肺俞。穴位皮肤常规消毒,采用5mL注射器。6号针头抽取曲安奈德注射液30mg/3mL,0.25%利多卡因1mL,对准穴位平刺进针、针尖向下内进针,待患者有酸胀感、回抽无回血后缓慢注射1mL药液。两周后,用上法再注射曲安奈德15mg/1.5mL。首次治疗1个月后,分开抽取卡介苗素0.5mg,注射用水2mL与组胺丙种球蛋白1支充分溶解,轮流取双侧合谷、迎香、风门、肺俞中2个穴位注射;但两种药物不在同一穴位注射、其中卡介苗素1周注射2次,组胺丙种球蛋白1周注射1次,3个月为1个疗程。

治疗效果:用上述方法治疗50例常年性变应性鼻炎患者,取得满意疗效。所有病例在治疗过程中均未发生不良反应。病情复发的病例穴位注射上述3种药物同样有效。

(6)穴位埋线

取穴:一般取鼻两旁迎香穴埋线。

操作:鼻部周围按一般外科原则消毒,铺小孔巾,在迎香穴位处,局部注射1%普鲁卡因,每侧1~2mL,用带有肠线的三角缝合针,穿过穴位内,埋线长约0.5cm,剪去露出皮肤外面的线头如有出血,稍加压迫止血,不必包扎,如有线头突出,容易引起感染,或使整条线头脱落,故应剪去,并按皮肤,使线头退入。伤口按一般外科创口护理。

注意:此法可能在局部遗留瘢痕或色素沉着,治疗前应征得患者同意。

(7)拔罐疗法

取穴:1组:大椎。2组:肺俞、足三里。3组:风池、曲池。

操作：1 次取 1 组穴位，用刺络拔罐法，留罐 10~15 分钟，每周 2 次。症状缓解后改为每周 1 次，5 次为 1 个疗程，疗程之间间隔 1 周。

（8）全息疗法

1）体针全息疗法

取穴：鼻通、合谷、印堂、人中，足三里。

操作：进针后用中等刺激，使气至病所，留针 30 分钟。每天 1 次，15 次为 1 个疗程。

2）耳全息疗法

取穴：内鼻、肺、肾上腺、咽喉、神门。

操作：进针后用中等强度刺激，每隔 5 分钟行针 1 次，留针 20 分钟，每天 1 次。或用王不留行籽贴压穴位，3~7 天后双耳交替。

（9）外治法

1）穴位贴敷疗法：此疗法具有简便、经济、不良反应小等特点。

方法一：

取穴：肺俞、风门、大椎、膏肓、肾俞、脾俞。

药物：白芥子 50%，细辛 30%，甘遂 20%。

制作与用法：上药烘干，共研为细末，过筛，用鲜生姜汁或用蜜调成药膏，于每个伏天的第 1 天贴敷。1 次选取上述 3 个穴位，贴上药膏，保持 1~3 小时，患者感觉灼热难受时，可提前将药膏自行除去。若局部皮肤未愈，第 2 次暂停用药。另孕妇、血证及明显实热证者禁用。治疗期间禁食生冷，避免感冒。

方法二：

取穴：印堂、肺俞、迎香、脾俞、肾俞。

药物：指天椒适量。

制作与用法：将指天椒阴干研末，用蒜汁或姜汁调制成绿豆大小，第 1 次贴印堂、肺俞，第 2 次贴迎香、脾俞、肾俞，交替使用，7 天为 1 个疗程，休息 3 天再进行第 2 个疗程，一般治疗 3 个疗程。

方法三：

取穴：大椎、内关、印堂、外关。

药物：10%的斑蝥浸出液。

制作与用法：用 5mm×5mm 的圆形滤纸浸入 10%的斑蝥浸出液，贴敷于患者大椎和内关穴（或印堂及外关穴），贴敷时间均为 1~2 小时，嘱患者贴药处起疱后注意保护，待水疱 2~3 天后自然吸收。每周贴敷 1 次，3 次为 1 个疗程。用此方法治疗 360 例常年性变应性鼻炎患者，结果总有效率 93.5%，同时患者治疗后鼻黏膜激发试验明显减轻，血清总 IgE 水平明显降低，治疗后 1 年总有效率 70.55%。注意：此法可能在局部遗留瘢痕或色素沉着，治疗前应征得患者同意。

2）鼻疗法：此是中医传统治疗鼻鼽的重要方法之一，它包括药物塞鼻、滴鼻等方法。

①药物塞鼻：用薄绢包药末如枣核大，纳入鼻孔内。一般多重视气味，用辛散芳香，宣通鼻窍的药物塞鼻，以达到治疗鼻鼽的目的。具体用法如：

方法一

药物:苍耳子 1.5g,辛夷花 1.5g,细辛 0.9g,薄荷叶 0.9g。

制作与用法:上药共研为末,用布包送入鼻内,每天 1 次,7 次为 1 个疗程。

方法二

药物:苍耳子 9g,辛夷花 6g,葱白 15g。

制作与用法:将苍耳子与辛夷加水 180mL 浓煎至 60mL,再将葱白汁倒入,用棉花蘸上药汁塞鼻中,2 小时换 1 次。葱白汁要用鲜的,隔夜不能用。

方法三

药物:百合 15g,乳香 0.3g,没药 0.3g,蟾酥 0.9g,冰片 0.3g,麝香 0.3g。

制作与用法:上药共研为末,以麻油、凡士林、液状石蜡适量配成油膏,用时以棉棒蘸油青少许涂于鼻内,每天 2~3 次,涂后 5~10 分钟可出现打喷嚏、流清涕等情况,鼻腔干燥好转,鼻黏膜湿润,痂皮可显著减少,臭气减轻;自觉鼻腔内舒适。

②滴鼻法:滴鼻法是将所使用的药物制成液体,将药液滴入鼻腔内,可起到直接治疗的作用。随着科学技术的进步,传统滴鼻法的显著进步在于药液的制作,新技术制作的滴鼻液药物含量高、纯度也高,大大减少用药量,提高了疗效。现在市场上已有多种用中药提取制成滴鼻药水,以下是一些传统采用的药物和方法:

方法一

药物:鹅不食草适量。

制作与用法:将鹅不食草制成 10%滴鼻液滴鼻,每天 3~5 次。

方法二

药物:牡丹皮 1500g。

制作与用法:上药用清水浸泡约 1 天,蒸馏成 200mL,使呈乳白色液。制剂时药物不能超过容器的 1/3,水不能超过容器的 2/3。滴鼻,每天 3 次。

方法三。

药物:辛夷、白芷、百部、牛蒡子、白蒺藜、鱼腥草、地肤子、鹅不食草各 160g,荆芥 120g。

制作与用法:上药加水 1000mL,浸泡 4~6 小时,煮沸,火煎 1.5~2 小时,加入薄荷 70g,再蒸 0.5 小时后,用纱布过滤去渣,冷却,用硼砂粉调节 pH 至 8,加 3%苯甲酸钠防腐,静置 2~3 天。

用法:取澄清液滴鼻,每天 4~5 次,每次 2~3 滴。

③嗅剂:经典的方法是用白芷、鹅不食草、川芎、辛夷、细辛,共研末,放瓶内,时时嗅之;或用辛夷烟熏鼻,也有单用鹅不食草制成嗅剂者。有人把此法改造成戴口罩的方式治疗过敏性鼻炎(鼻鼽),即以薄荷、白芷、冰片、肉桂、川芎、麻黄、细辛、徐长卿、甘草为粗末,灌装布制 1cm×2cm 小囊,悬挂于普通口罩内侧上缘约 0.2cm,对称放置两个,相距 1.5cm,取口罩使两个药囊刚好放置在鼻翼两侧之迎香穴,紧贴皮肤,每日佩戴不少于 6 小时,有良效。

3)脐疗法

①药物:党参 10g,白术 7g,干姜 5g,炙甘草 3g,盐酸苯海拉明 1.25g。

制作与用法：将上药共研成细粉，与苯海拉明粉混合备用。使用时，取 0.2g 药粉放入脐内，外用绷带或胶布固定，3~7 天换药 1 次，5 次为 1 个疗程。

②脐部拔火罐：每天治疗 1 次，连续治疗 10 次为 1 个疗程。每次治疗为拔罐 3 回，每隔 5 分钟拔罐 1 回。

③药物：白芷、苍耳子、细辛、辛夷、荆芥各等份。

制作与用法：上药共研末备用。使用时，取药粉 10g，加凡士林调成糊状，敷患者脐上，上置无底塑料瓶 1 个，紧扣于神阙穴上，倒入 55℃的溶蜡于瓶中，外盖毛巾保温，20 分钟后取下塑料瓶，用纱布保护脐部。每天 1 次，10 次为 1 个疗程。

5.其他疗法

（1）微波疗法：微波是一种高频电磁波，微波辐射头触压局部病变组织时，可在瞬间产生小范围高热，凝固鼻黏膜中副交感神经纤维，使鼻腔鼻窦血管维持收缩状态，减少腺体分泌量及清除固有层肿胀。同时，凝固组织的周围温度升高，产生一系列生理效应，达到协同治疗的目的。应用微波治疗耳鼻咽喉疾病，具有操作简便、手术时间短、出血少、术后无须填塞等优点，但对合并有鼻中隔偏曲、鼻息肉和鼻窦炎以及曾接受过其他物理治疗的患者，疗效相对较差。近年来国内开展微波治疗变应性鼻炎，取得一定效果，如有报道用微波治疗 84 例变应性鼻炎患者，有效率达 94.1%。

（2）射频治疗：射频技术能阻断鼻黏膜所有副交感通路，减轻血管张力，降低腺体分泌，达到治疗变应性鼻炎的目的。本疗法操作简单、痛苦少，患者易于接受。据报道用射频治疗 51 例常年性变应性鼻炎患者，疗效满意。

（3）高压氧治疗：实验证明高压氧对实验动物Ⅰ型变态反应有显著抑制作用，临床实践提示高压氧治疗对常年性变应性鼻炎是一种效果好、疗效稳定、无不良反应的新治疗方法。据报道用高压氧治疗 30 例常年性变应性鼻炎患者，结果近期疗效 99%，随访 3 年有效率达 74%。

（4）推拿治疗：推拿治疗又称为按摩治疗，具有调和气血、疏通经络、促进新陈代谢以达到防病治病的目的。该疗法简单易学，方便实用，无不良反应，可教会患者掌握，以便在家中或工作中自行治疗，有助于提高疗效，促进恢复，预防病情复发。

①治疗鼻塞，不闻气味：将双手掌握成空拳，拇指微曲自然放于食指外侧缘，用双拇指指背按于鼻梁两侧，沿鼻根至迎香，往返摩擦至局部有热感为止，接着由攒竹向太阳穴推运，至局部有热，最后揉按太阳穴 30 次。

②治疗鼻塞、流涕：面向东方，盘腿坐，暂停呼吸或内呼吸约 3 次，然后用手擤去鼻涕，令鼻道通畅。或端坐，腰背挺直，闭口用鼻孔用力吸气，然后用右手捻按鼻孔，闭目张口缓缓吐气。

③指揉迎香穴：嘱患者取仰卧位，头不靠墙，医者立于或坐于患者的头侧，以右手的中指置于患者右侧的迎香穴，食指置于患者左侧的迎香穴，同时用指揉法治疗，持续数分钟。手法须协调，用力应均匀。

④指擦鼻旁：患者及医者的体位如上，医者先在患者鼻部的两旁，涂以适当量的非刺激性的润滑油或润滑剂（如凡士林）。然后用右手的中指或食指置于患者鼻部的右侧，以

左手的中指或食指置于鼻部的左侧,同时用两手指的指腹作为接触面,用指擦法治疗。先从目内眦向迎香穴,然后再自迎香穴向目内眦,如此往返,持续治疗数分钟。手法宜轻柔,两手的动作应协调。

⑤指揉风池穴:患者仍取坐位,医者立于患者的身后,以"单指揉法"治疗患者的风池穴。先治一侧,再治另一侧。各持续治疗数十下或百余下。

⑥手法治疗:先嘱患者放松颈部软组织,触摸颈椎棘突是否有偏歪。如有偏歪,采用颈椎定点旋转复位法纠正偏歪之棘突。然后沿鼻梁上下反复多次揉推;继以大拇指点按上下迎香、夹鼻、印堂、攒竹、睛明、头维、人中、天突、百会、风池、风府等穴位,每穴1~2分钟,施术者的指力以患者能耐受为度。治疗共20分钟。以上手法隔日施行1次,5次为1个疗程。治疗期间停用一切药物。用此手法治疗28例变应性鼻炎患者,全部获效,其中1个疗程治愈15例,2个疗程治愈9例,2个疗程好转4例。

(5)民间经验治疗:这是散在于民间的一些治疗实践,具有简便、取材容易、经济、无不良反应等优点,患者易于接受,特别适用于基层医疗单位,现精选部分,供临床参考。

①茶叶5g,苍耳子12g,辛夷、白芷各6g,薄荷4.5g,葱白3根。水煎代茶频饮,每天1剂。

②辛夷鸡蛋汤:辛夷30g,鸡蛋10个。用辛夷煎水煮鸡蛋,吃蛋喝汤,每天1次。

③用丝瓜藤根及近根1.5cm处的藤30g,水煎服,每天1次,或用丝瓜藤根50g(鲜者)和瘦猪肉煎汤服,5次为1疗程。

④桃树叶嫩尖叶1~2片,用手揉搓成条状,送入患鼻,10~20分钟。待鼻内分泌大量清鼻涕,不能忍受时取出弃去,每天3~4次,一般连续用药1周左右。

⑤将大葱洗净泥土,剥去老皮,连须切碎,捣烂,炒热,小儿敷囟门。外加热敷。1次30~60分钟。每天3次。成人也可于晚上敷鼻梁(下垫纱布一层),外用胶布固定,次晨去掉。连敷数次。

⑥鱼首石蒸气方:鱼首石30g,研为粉末,放入瓦壶内,置火上煮开,把鼻对壶嘴,吸入蒸气,每天2~3次。

⑦上等龙井茶30g,川黄檗6g,共研为末和匀备用。以少许药末嗅入鼻内两侧,每天数次。

七、并发症的治疗

1.变应性鼻窦炎　变应性鼻窦炎的治疗可参照鼻窦炎的治疗方法,临床上,鼻窦炎一般分为:

(1)急性鼻窦炎:指病程不超过3周的鼻窦急性化脓性炎症,病原菌以革兰染色阳性菌为主,其中肺炎链球菌和流感杆菌最多见。常有畏寒、发热、食欲缺乏及全身不适等全身症状,儿童患者还可出现呕吐、腹泻、咳嗽等症状;局部症状主要为持续性鼻塞、多脓涕及头痛。X线或CT可显示病变鼻窦黏膜肿胀,密度增高或液平面。本病属于中医学"急鼻渊"范畴,多属于实证热证。

治疗:以保守治疗为主,必要时辅以引流或手术。早期应用抗生素结合中医药辨证治疗，可明显改善症状，阻止病变的发展。中医辨证分型主要有以下几种。

1）风热外袭，肺经热盛

临床证候：鼻流多量色黄或白的脓涕，鼻塞较重，嗅觉减退。鼻甲肿胀红赤，鼻道可见脓涕。兼见头痛，发热口干，咳嗽痰多，舌质红，苔薄黄，脉浮数或滑数。

证候分析：此型多见于肺中素有痰热，复受风热外邪侵袭或感受风寒，久而化热，以致肺经热盛，宣肃失常，邪热循经上灼鼻窍，故鼻塞、鼻甲肿胀红赤；邪热煎炼，故鼻涕黄白，浊涕黏稠而量多。外邪侵袭，肺气不能宣通而皮毛闭塞，故头痛，发热口干，咳嗽等外感表证。舌质红，苔薄黄，脉浮数或滑数，均为外感表证，肺经有热的表现。

治法：疏风清热，宣通肺窍。

方药：银翘散合苍耳散加减。

组成：金银花15g，连翘10g，荆芥9g，防风9g，薄荷6g，桔梗9g，苍耳子9g，白芷9g，鱼腥草15g，菊花9g，黄芩10g，甘草3g。

方解：银翘散能辛凉透表，疏风清热，再加鱼腥草、黄芩以清泻肺经之热；苍耳散宣通鼻窍，为治疗鼻渊的要药。因此，两方合用可共奏疏风清热宣肺之功，使鼻窍得通。

加减：若发热口感干甚者，加生石膏、芦根，鼻涕色黄量多，加蒲公英、冬瓜仁；咳嗽痰多者，加前胡、浙贝母等。

2）胆经热盛，熏灼鼻窍

临床证侯：鼻涕黄浊量多，质黏稠，有腥臭味，持续鼻塞，嗅觉消失，头痛较剧烈，鼻甲肿胀红赤较甚。兼见全身发热，口苦咽干，面赤目眩，或有烦躁，大便秘结，小便黄赤，舌红苔黄或厚腻，脉弦数。

证候分析：胆经热盛，火热上逆，故鼻甲肿胀红赤较甚；火热塞盛，煎炼津液为痰浊，则鼻涕黄浊量多，质黏稠，有腥臭味；胆经之火，循经上冲于脑，则头痛较为剧烈；全身发热，口苦咽干，面赤目眩，或有烦躁等，均为肝胆气分热盛之证。

治法：泻肝胆热，祛浊通窍。

方药：龙胆泻肝汤加减。

组成：龙胆草9g，黄芩10g，栀子10g，鱼腥草15g，白鲜皮12g，车前草15g，泽泻10g，生地黄12g，白芷9g，藿香6g，甘草3g。

方解：方中以龙胆泻肝汤为主，能治疗肝胆经实火湿热，加入鱼腥草、白鲜皮以加强清热利湿；藿香、白芷则能芳香化湿，辟浊通窍。

加减：若热甚，加蒲公英、夏枯草；若鼻涕夹有血丝，可加侧柏叶、白茅根，大便秘结加大黄、元明粉；头痛剧烈，可根据头痛部位，适当选加清利头目止痛的药物：前额眉棱骨痛白芷加量并加蔓荆子；巅顶痛加藁本；后枕、颈项痛加葛根；颞部痛加柴胡。

3）中焦湿热，留滞鼻窍

临床证候：鼻涕黄浊而量多，或鼻涕有臭味，鼻塞重，嗅觉消失，鼻甲红肿胀明显，甚者疼痛。全身兼见头胀痛不适，腹胀闷，肢体困倦，食欲缺乏，小便黄赤，舌红苔黄腻，脉滑数或濡。

证候分析：中焦湿热困阻脾胃，致使脾不化湿，清阳不升，浊阴不降，湿浊留滞鼻窍，故鼻塞、嗅觉消失,鼻涕黄浊而量多,或鼻涕有臭味,湿热盛阻碍鼻部经脉,则鼻甲红肿胀明显;湿热之邪上犯于脑,则头胀痛,腹胀闷,肢体困倦,食欲缺乏,小便黄赤,舌红苔黄腻,脉滑数或濡均为中焦湿热之证。

治法:清利湿热,化浊通窍。

方药:甘露消毒丹加减。

组成:滑石 18g,茵陈 15g,木通 10g,黄芩 12g,连翘 10g,浙贝母 10g,藿香 6g,白蔻仁 6g,白鲜皮 12g,苍耳子 9g,薄荷 6g,甘草 3g。

方解:方中滑石、茵陈、木通、黄芩、白鲜皮清热利湿,藿香、白蔻仁芳香化浊,开泄气机,更加苍耳子、薄荷以通窍,浙贝母、连翘以清热除湿散结。

加减:若咳嗽痰多加杏仁、前胡、鱼腥草;大便溏泄者,加苍术、砂仁;头痛剧烈者,选加清利头目止痛的药物(参见"风热外袭,肺经热盛"的加减法)。

(2)慢性鼻窦炎:慢性鼻窦炎可单发某一鼻窦,但常为多发性,一侧或双侧各鼻窦均可受累。现有研究表明鼻道窦口复合体在慢性鼻窦炎病理生理中起主要核心作用。本病常继发于急性鼻窦炎之后,但也有开始即是慢性者。临床以流涕、鼻塞、头痛及嗅觉减退或消失为主要症状,常因病情迁延而伴有精神及记忆力下降等全身症状。鼻内镜和 CT 检查有重要的诊断价值。本病属于中医学"慢鼻渊"范畴,多由于急鼻渊病后,体质虚弱,失于调理,反复发作而致。临床多见肺、脾、肾虚损。

治疗:一般先采用抗生素配合中医治疗,近年发现,致病病原菌发生变化,在需氧菌中金黄色葡萄球菌感染比例明显增多,产 β-内酰胺酶的细菌菌株增多,厌氧菌感染也增多,需氧及厌氧菌混合感染也较多,治疗时必须考虑根据这些特征而选用或调整适合的抗生素。经常规治疗无效,反复发作的病例应考虑手术治疗。中医治疗的辨证分型如下。

1)脾肺气虚,鼻窍失养

临床证候:鼻涕黏稠色白,长年不断,持续鼻塞,嗅觉明显下降,鼻甲淡红肿胀。兼见体质虚弱,倦怠乏力,时常感冒,舌质淡红,苔薄白,脉缓弱。

证候分析:此型多见于急鼻渊病后失于调理,或长期鼻鼽未愈,体质虚弱,故时常感冒,邪滞鼻窍,缠绵不愈,肺气虚,则浊阴不降;脾气虚,则水湿不运,以致湿浊停聚鼻窍,故鼻涕黏稠色白,长年不断。湿浊结聚窦窍,则鼻甲淡红肿胀,鼻塞不闻香臭。舌质淡红,苔薄白,脉缓弱均为脾肺气虚的表现。

治法:健脾益气,温阳通窍。

方药:补中益气汤加减。

组成:黄芪 15g,白术 10g,党参 12g,陈皮 6g,升麻 6g,柴胡 6g,苍耳子 9g,白芷 9g,辛夷 9g,桔梗 9g,防风 10g,甘草 3g。

方解:补中益气汤能益气升阳,用于治疗脾肺气虚,清阳不升之鼻渊有较好疗效,加入苍耳子、白芷、辛夷以加强温阳通窍的功效。

加减:若脓涕多,加野菊花、蒲公英;若兼有咳嗽痰白而稀,加杏仁、贝母、半夏等。变应性鼻窦炎主要是鼻黏膜肿胀、分泌增多,若出现清涕量多,长湿无干者,加入乌梅、五味子、诃子、金樱子等以敛肺止涕;若鼻塞重者,加细辛等以加强温阳通窍之功。

2)脾虚湿滞,阻塞鼻窍

临床证候:鼻塞流涕不断,质黏稠色白量多,嗅觉减退,鼻甲肿大,肌膜色淡,鼻道可见较多黏涕,兼见面色萎黄,神疲肢倦,纳少便溏,舌质淡胖,苔白腻,脉濡弱。

证候分析:脾胃气虚,运化失职,则水湿内停,阻滞鼻窍,故鼻塞流涕不断,质黏稠色白量多;水湿塞滞,故鼻甲肿大,肌膜色淡。脾胃气虚,气血生化不足,故面色萎黄,神疲肢倦;气血虚则鼻窍失养而嗅觉减退。纳少便溏,舌质淡胖,苔白腻,脉濡弱等均为脾胃气虚之征象。

治法:健脾益气,化湿通窍。

方药:参苓白术散加减。

组成:党参15g,茯苓12g,白术10g,怀山药15g,薏苡仁15g,扁豆10g,砂仁6g,莲子10g,桔梗9g,苍术9g,藿香6g,苍耳子9g,甘草3g。

方解:参苓白术散能健脾补气,和胃渗湿,加入苍术、藿香、苍耳子以芳香化湿,祛浊通窍。小儿鼻渊日久,多为脾虚,参苓白术散理脾胃而渗湿浊,尤为适宜。

加减:气虚甚,加黄芪;鼻塞较重加细辛、防风、辛夷;鼻涕色白量多,可加白鲜皮、白芷。

3)肾阳亏虚,固摄无权

临床证候:鼻渊日久,鼻涕清稀色白,长流不止,鼻塞,时有鼻痒、喷嚏,嗅觉明显减退或消失,每当气候变化则发作加重。鼻黏膜肿胀色淡,鼻道可见较多清涕。兼见精神萎靡,畏寒肢冷,腰膝酸软,夜尿频多,舌质淡,苔白,脉沉细无力。

证候分析:鼻渊日久,肾阳虚,不能主水,水湿内停,上泛鼻窍,故鼻涕清稀色白,长流不止;津液停聚,上塞鼻窍,则使鼻窍黏膜肿胀色淡,鼻塞且嗅觉不灵。肾阳虚,卫表不固,故易受外界影响而时有鼻痒、喷嚏,并每当气候变化则发作加重。精神萎靡,畏寒肢冷,腰膝酸软,夜尿频多,舌质淡,苔白,脉沉细无力等皆是肾阳虚弱的征象。

治法:温补肾阳,散寒通窍。

方药:金匮肾气丸加减。

组成:熟附子9g,桂枝9g,熟地黄15g,山茱萸9g,怀山药15g,泽泻10g,茯苓12g,牡丹皮9g,白芷9g,苍耳子9g,炙甘草3g。

方解:方中以熟附子、桂枝温补肾阳,六味地黄丸滋补肾阴,取“阴中求阳”之意,加入白芷、苍耳子以散寒通窍。

加减:若卫阳虚衰,鼻痒嚏多,合玉屏风散;若涕多不止,加益智仁、五味子、乌梅等;鼻塞重者,可加辛夷、细辛等。

由于鼻窦开口小,外治药物不易进入窦内起作用,故外治法多作为辅助治疗以改善鼻腔通气、利于排出鼻涕。对上颌窦积脓者,可按常规方法进行上颌窦穿刺、冲洗。

2.鼻息肉　鼻息肉是肿胀的黏膜从鼻道突入鼻腔而形成的良性肿物,发病机制不明。本病好发于双侧的筛窦,主要临床表现为鼻塞,嗅觉减退或消失,部分患者以鼻涕多、脓涕为主,可伴头晕或头痛。前鼻镜检查见灰白色透明新生物。中医认为本病常为鼻渊、鼻鼽的并发病,因长期鼻涕刺激,鼻窍肌膜肿胀,渐大下垂而形成。

治疗:主要是手术切除,但有一定的复发率,手术的效果并不满意。目前认为鼻息肉较小可中药治疗为主,缓解症状,控制其发展,鼻息肉较大以致严重鼻塞时,宜手术治疗。息肉切除后,应着重治疗鼻鼽或鼻渊,减少鼻涕的长期刺激,以防止息肉的复发。

中医治疗包括以辨证论治为主的内治方法和外治方法。

(1)辨证论治:除了根据全身情况,还要结合息肉的色泽、鼻涕的颜色等辨别其寒热虚实。如鼻黏膜色淡或苍白,息肉灰白色,鼻涕清稀或质黏色白,多属于寒湿凝聚;鼻黏膜色红,息肉淡红色,鼻涕脓稠有臭味者,多属于湿热留滞鼻窍所致。

1)肺脾气虚,寒湿滞窍

临床证候:持续鼻塞或呈进行性加重,嗅觉减退或消失,鼻涕清稀,易感冒,多喷嚏。鼻息肉色淡透明,鼻窍黏膜色淡,湿润。舌质淡红,苔薄白,脉虚缓。

证候分析:肺脾气虚,水湿失运,凝聚鼻窍,日久成形,故鼻腔生息肉及清涕;息肉日渐增大,故持续鼻塞或呈进行性加重,复因气虚鼻窍失养。故嗅觉减退,甚者消失;水湿为患,故息肉色淡透明,鼻窍黏膜色淡,湿润。易感冒,多喷嚏,舌质淡红,苔薄白,脉虚数等均为肺脾气虚之象。

治法:健脾益气,化湿通窍。

方药:四君子汤合玉屏风散、苍耳子散加减。

组成:党参15g,茯苓12g,黄芪15g,白术12g,防风10g,苍耳子9g,白芷10g,辛夷9g,苍术10g,桂枝9g,生姜9g,大枣9g,甘草6g。

方解:四君子汤合玉屏风散能健脾益气固表,苍耳子散加苍术、桂枝以加强温阳化湿通窍之功效。

加减:若气虚甚,用补中益气汤加减;若清涕多而不止,加乌梅、五味子、诃子等;若鼻塞严重,加细辛、麻黄。

2)湿热郁滞,阻塞鼻窍

临床证候:渐进性或持续性鼻塞,嗅觉减退,脓涕色黄量多且臭。鼻腔有脓涕,鼻息肉色红,鼻黏膜肿胀。或兼见头晕头痛,脘腹胀闷,大便溏,小便黄赤,舌质红,苔黄腻,脉滑数。

证候分析:湿热停聚中焦,循经上蒸,阻滞鼻窍,日久积聚成形,故鼻腔生息肉,鼻塞,脓涕色黄而臭;湿热为患,故息肉色红,鼻黏膜肿胀。头晕头痛,脘腹胀闷,大便溏,小便黄赤,舌质红,苔黄腻,脉滑数等皆为中焦湿热的征象。

治法:清利湿热,散结通窍。

方药:辛夷清肺饮加减。

组成:辛夷9g,生石膏15g,知母9g,栀子9g,黄芩10g,枇杷叶10g,升麻6g,白鲜皮12g,浙贝母12g,夏枯草10g,甘草3g。

方解:方中以黄芩、栀子清泻肺热;生石膏、知母、白鲜皮清利中焦之热;辛夷、枇杷叶宣肺通窍;升麻、甘草解毒祛邪;浙贝母、夏枯草清热散结。

加减:脓涕多者,加鱼腥草、冬瓜仁等以利湿排脓;若伴有头痛者,加蔓荆子、菊花、川芎等,若湿热甚而小便黄赤等,可加泽泻、车前子、滑石等以利湿散结。

（2）外治法

1）蒸汽吸入法：用苍术、白芷、乌梅、五味子、石榴皮各10g，水煎，吸入蒸汽，每次5~10分钟，每天1~2次。

2）吹鼻法：用藕节数个，洗净焙干研末，加冰片适量，共研细面。吹入息肉处。每天3~5次。

3）鼻息肉栓剂。甘遂10g，瓜蒂15g，枯矾12g，硼砂15g，海螵蛸、五倍子、白芷、天竺黄各10g，桂枝6g，细辛5g。共研细面，食油或牙膏调。适量置于息肉根部，每天1~2次。

此外，还可采用微波、激光或电离子等治疗方法。

八、治疗述评

1.西医的药物治疗能较快控制症状，但尚不能根治且存在一定的不良反应，如心脏毒性、激素不良反应等；由于致病的变应原很难确定，免疫治疗也存在一些问题，故特异性免疫治疗的应用受到限制，疗效也有限。

2.中医治疗通过调整机体的免疫功能状态，从根本上进行治疗，虽奏效稍慢，但无或少不良反应，费用经济，易被患者接受。近年采用现代技术改进传统中医疗法及中医药综合治疗的深入，中医治疗本病的优势得到加强。

3.中西医结合治疗能发挥中西医各自的特长，特别对一般常规治疗无效或疗效不明显的病例，实践已证明采用中西医结合治疗本病的效果明显优于单纯的西医或中医治疗，但理想的中西医结合治疗方案还有待进一步研究。

4.对变应性鼻炎的治疗，应在辨证论治的基础上注意与西医的辨病相结合，以便更好地制定治疗方案。如对花粉症患者，宜在非发病季节，注意调整、提高机体抗变态反应的能力，具体可应用脱敏疗法结合内服中药、针灸、外治等方法，以防止疾病的复发；在发病季节，则按照“急则治标”的原则，中西医结合治疗，力求尽快缓解症状。

5.中医治疗宜在辨证的基础上加用具有抗变态反应的单味药，这是提高疗效的又一重要措施。如现代药理表明：

（1）苍耳子：苍耳子水煎剂均能显著抑制DNP-BSA致敏小鼠的IgE产生，延迟和减轻卵蛋白致敏豚鼠的Ⅰ型变态反应。

（2）辛夷：辛夷油能直接对抗慢反应物质（SRS-A）对豚鼠肺条的收缩，也能拮抗组胺或乙酰胆碱诱发的豚鼠回肠过敏性收缩。

（3）鹅不食草：鹅不食草热水提取物在动物皮肤被动过敏反应（PCA）中表现出显著抗过敏作用，也可较强地抑制化合物48/80或刀豆蛋白A诱导的大鼠腹腔肥大细胞组胺释放。

（4）细辛：细辛的水或乙醇提取物均可明显抑制组胺所致豚鼠离体回肠的收缩，均能使速发型变态反应过敏介质释放量减少40%以上。

（5）黄芩；黄芩苷及黄芩苷元均能抑制豚鼠与小鼠的被动性全身性变态反应以及豚鼠被动性皮肤变态反应。

（6）蝉蜕：蝉蜕提取液灌服，对小鼠耳异种皮肤被动过敏反应有明显的抑制作用。

6.经验表明,在辨证基础上加减应用下列药物可增强疗效。

鼻塞:加用苍耳子、辛夷、麻黄、细辛等以温肺通窍,解除鼻塞。

流涕:加用诃子、五味子、乌梅等以敛肺止涕。

头痛:根据头痛部位,选用相应引经止痛药物,如巅顶痛加藁本;前额眉棱骨痛加白芷、蔓荆子,双侧颞部疼痛加柴胡;后枕、颈项痛加葛根。

7.注意吸收和运用现代研究成果有利于提高临床疗效。

(1)玉屏风散是治疗本病的常用方剂,实验研究提示,黄芪以传统常规剂量配伍的玉屏风散免疫调节作用最强;减少黄芪剂量,组方作用降低;增加黄芪剂量并不增强免疫功能。提示玉屏风散原方中黄芪剂量的合理性。因此,在应用本方剂时最好是采用原方中黄芪的剂量。

(2)现代研究证明四君子汤和玉屏风散合方加减能明显抑制小鼠同种被动皮肤过敏反应,具有较强的抗Ⅰ型变态反应作用,并能有效地减少变应性鼻炎大鼠模型的鼻黏膜肥大细胞,以及防止其脱颗粒。因此,临床上若患者气虚明显,可在玉屏风散基础上合用四君子汤以增强补气和抗过敏作用。

(3)现代研究提示采用除湿通窍、补肺益气药相配伍有降低 IgE 的作用。因此,对肺气虚,清涕不止的情况,可在补益肺气的基础上,加用苍术、藿香等除湿之品以燥湿止涕。

8.中成药具有使用方便的优点,但也要注意辨证选药,才能取得预期的效果。

第十一章　鼻及鼻窦肿瘤

鼻及鼻窦的良性肿瘤主要好发于鼻腔内，其次是鼻窦，外鼻则较少。通常按组织来源进行分类，包括骨瘤、软骨瘤、脑膜瘤、神经纤维瘤、血管瘤及内翻性乳头状瘤等。

鼻及鼻窦的恶性肿瘤在耳鼻咽喉头颈外科范围内仅次于鼻咽癌和喉癌而居第三位，临床上并不少见。我国统计数据表明占全身恶性肿瘤的 2.05%～3.66%，国外报道为 0.2%～2.5%。在鼻窦恶性肿瘤中，原发于上颌窦者最多见，甚至可占 60%～80%，其次为筛窦，原发于额窦和蝶窦者少见。鼻及鼻窦恶性肿瘤可发生于任何年龄，癌多发生于40～60 岁，肉瘤则发生在年龄较轻者，甚至可见于婴幼儿。

在病理学上，鼻及鼻窦癌肿多数为鳞状细胞癌，好发于上颌窦；腺癌次之，好发于筛窦。此外，尚有腺样囊性癌、淋巴上皮癌、未分化癌、移行上皮癌、乳头状瘤癌变、基底细胞癌、恶性黑色素瘤等。肉瘤仅占鼻腔鼻窦恶性肿瘤的 10%～20%，好发于鼻腔和上颌窦，以恶性淋巴瘤为最多；软组织肉瘤有纤维肉瘤、网状细胞肉瘤、软骨肉瘤、横纹肌肉瘤等。

第一节　良性肿瘤

一、骨瘤

骨瘤多见于青年男性，女性少见。多发生于额窦，其次为筛窦，上颌窦和蝶窦均少见。

1.病因　病因不明，可能原因如下。

(1)由骨膜的“胚性残余”发生，因此多发生于额骨(膜内成骨)和筛骨(软骨内成骨)交界处。

(2)外伤和炎症：外伤和慢性炎症，尤其是外伤，可引起鼻窦、窦壁骨膜增生所致，约50%骨瘤有额部外伤史，少数慢性鼻窦炎患者，伴发单个或多个骨瘤，提示骨瘤的发生可能与慢性炎症刺激有关。

2.病理　骨瘤分化良好，生长缓慢，大小不一。有蒂或广基，呈圆形或卵圆形，外表覆有光滑的正常黏膜。原发于鼻窦的骨瘤长大后，常挤压骨壁，形成面部膨隆或生长突入鼻腔、眼眶、颅内，一方面致头面部畸形，另一方面造成相应器官的功能障碍和并发症，严重者可压迫脑组织。

病理组织学可分为 3 型：①密质型(硬型或象牙型)：质硬，多有蒂，生长缓慢，多发生于额窦；②松质型(软型或海绵型)：质松软，由骨化的纤维组织形成，广基，体积较大，生长快，有时中心可液化成囊肿，表面为较硬的骨壳，常见于筛窦；③混合型：较多见，外硬而内疏松，常发生于额窦和筛窦内。

3.临床表现　小的骨瘤多无症状，常于进行鼻窦或头颅X线或CT检查时无意中被发现。大的额窦骨瘤可导致鼻面部畸形，引起额部疼痛、感觉异常。

4.诊断　鼻窦X线或CT扫描可见圆形或卵圆形的骨密度影，据此判定骨瘤的部位、大小、范围及其附着处。临床上应与外生性骨疣鉴别，后者多见于上颌窦，由骨质过度增生而成，可引起面颊部隆起变形。

5.治疗　骨瘤以手术切除为治疗原则。小骨瘤且无任何症状者，通常不需手术治疗。若在定期复查中发现逐渐长大，可以考虑手术。较大骨瘤，且有压迫症状，或已向颅内扩展和出现颅内并发症者应手术。手术进路大致可分为四类：鼻外额窦开放术、鼻侧切开术、额骨骨成形切口或双冠径路的颅面联合手术，以及经鼻内镜手术。体积小且主要位于鼻窦内的骨瘤，可以选择经鼻内镜下手术，术中注意保留和保护窦腔黏膜、硬脑膜；对已侵入颅内的骨瘤，应行冠状切口颅面联合手术径路切除肿瘤。

二、软骨瘤

鼻及鼻窦软骨瘤很少见，好发于筛窦，其次为上颌窦和蝶窦。原发于鼻腔及鼻中隔、鼻翼软骨者更为少见。

1.病因　病因未明，多认为与外伤、发育缺陷、慢性炎症及佝偻病等有关。

2.病理　软骨瘤外观呈淡青色或淡黄色或淡蓝色，表面光滑，呈球形、基底广，也可呈结节或分叶状，多有包膜，境界清楚。发生于鼻窦者可充满窦腔，可侵犯并破坏骨壁，侵及眼眶、口腔。瘤体多有弹性，软骨样硬度。较大肿瘤中心部分可有黏液性变、囊性变、软化、坏死、钙化、骨化等。

软骨瘤依其原发部位可分为两类。

(1)内生性(中枢型)：指发生于正常情况下无软骨的骨组织内，可单发或多发，可见于筛骨、颌骨、蝶骨、鼻中隔及鼻侧壁。

(2)外生性(周围型)：指发生于软骨周围者，常见于鼻中隔前部、外耳道和喉软骨。

软骨瘤生长缓慢，其组织结构虽属良性，但具有强大的生长潜力，逐渐生长、膨大，受其长期压迫，可使周围软组织和骨壁吸收破坏，侵犯邻近器官，类似恶性肿瘤表现。

男性发病较多，好发年龄为10~30岁，且常在青春期后停止发展。

3.临床表现　根据肿瘤的生长范围、直径、部位而有不同的症状。常表现为单侧渐进性鼻塞、涕多、嗅觉减退、头昏、头痛等；当肿瘤长大，侵入鼻窦、眼眶及口腔等处后，可发生面部变形、眼球移位、复视、溢泪等表现。鼻镜检查可见瘤体表面光滑，被覆正常黏膜、基广、触之易出血。

4.诊断　X线或鼻窦CT检查可清楚地显示肿瘤界限及向周围结构侵犯情况，中心透明，如有钙化或骨化时，则呈特殊斑点状阴影。病理学检查可确诊。软骨瘤应与骨瘤、鼻中隔软骨局部增生或鼻咽黏膜的异位软骨小岛鉴别。应注意有时不易和软骨肉瘤鉴别。

5.治疗　主要采用手术治疗方法。软骨瘤对放射治疗不敏感，其临床经过类似恶性肿瘤，术后易复发，且有恶变为软骨肉瘤的可能，因此，手术应尽早进行，切除范围应彻底，范围局限者可选择经鼻内镜手术切除；范围大者多选择鼻外进路，术后要长期随访观察。

三、神经鞘膜瘤

神经鞘膜瘤是常见的周围神经肿瘤，多起源于感觉神经或混合神经的感觉部分，也可来自交感和副交感神经。神经鞘膜瘤约90%为单发，10%为多发。多发者如伴有全身皮下小结和皮肤色素沉着，则称多发性神经纤维瘤病。鼻神经鞘膜瘤好发生于鼻中隔、上颌窦、筛窦，也可见于鼻根、鼻翼、鼻尖、鼻小柱、鼻前庭、筛板等处。

1.病理　神经鞘膜瘤来自神经鞘的施万细胞，故又称为施万瘤，表面光滑，有包膜，色灰白，形圆或卵圆，硬度不一，可有蒂，其所起源的神经位于肿瘤表面；神经纤维瘤无包膜，呈分叶状，其所起源的神经多从肿瘤中心通过，所以神经受压的表现更加明显。

2.临床表现　神经鞘膜瘤及纤维瘤生长缓慢，病程可长达十余年，早期多无症状，后期因肿瘤生长部位和大小而出现不同症状，如生于外鼻者可有象皮肿样外观；长于鼻腔或鼻窦者则可出现鼻塞、小量鼻出血、局部畸形和头痛，若肿瘤过大可侵及多个鼻窦，甚至破坏筛板而侵入颅内，出现脑组织受压迫症状。检查见肿瘤色淡黄或粉红，表面光滑，较韧。神经纤维瘤包膜不明显，可有肿块疼痛，触压或牵拉时疼痛感。

3.诊断　据病史、症状和体征及检查所见，尤其是影像学检查，可以形成诊断。首选MRI，可明确肿瘤范围及其与毗邻结构的关系，确诊依据组织病理学检查。

4.治疗　手术治疗为唯一选择。此类肿瘤对放射治疗不敏感，小的肿瘤可观察和定期复查，较大肿瘤侵及鼻窦、眼眶或翼腭窝及颞下窝等，应根据肿瘤部位，设计不同切口和入路。神经鞘膜瘤因有包膜，与周围组织粘连少，应尽可能保留其起源的神经，彻底切除肿瘤，预后较好。神经纤维瘤因无包膜，难以彻底切除，往往术后多遗有神经功能障碍，较易复发。良性神经纤维瘤较神经鞘瘤更易恶变而成肉瘤，其恶变率为3%~12%。

四、血管瘤

血管瘤为脉管组织良性肿瘤之一，鼻及鼻窦为血管瘤好发部位之一。本病可发生于任何年龄，但多见于青、中年，近年儿童发病率有增高趋势。鼻及鼻窦血管瘤可分为毛细血管瘤和海绵状血管瘤，前者约占80%，好发生于鼻中隔，后者好发于下鼻甲和上颌窦内。

1.病因　血管瘤的病因至今不清，可能与胚胎性组织残余、外伤及内分泌功能紊乱等有关。

2.病理　鼻腔毛细血管瘤由多数分化良好的毛细血管组成，多较小而有蒂，色鲜红或暗红，外形圆或卵圆，桑葚样，质软有弹性，易出血。海绵状血管瘤由大小不一的血窦组成，瘤体常较大，多发生于上颌窦自然开口区，呈出血性息肉状突出于中鼻道。鼻窦海绵状血管瘤长大后，可压迫窦壁，破坏骨质，侵及邻近器官；肿瘤向外扩展引起面部畸形、眼球移位、复视及头痛等症状。

3.临床表现　鼻出血反复发作，每次出血量不等，出血侧鼻腔进行性鼻塞。肿瘤较大可压迫致鼻中隔偏向对侧，进而双侧鼻塞；继发感染者鼻腔有臭味。出血多者继发贫血，严重者可致休克，死亡者少见。肿瘤向后突入鼻咽部可造成咽鼓管阻塞，出现耳鸣、听力下降。瘤体生长较大后可致面部隆起、眼球移位等类似鼻窦恶性肿瘤的临床表现。

4.诊断　可根据临床表现、鼻腔及影像学检查进行诊断,不主张诊断性穿刺。CT或MRI可显示单侧鼻腔或鼻窦软组织肿块,伴局部骨质吸收,鼻腔外侧壁内移。增强扫描肿块显影明显加强。海绵状血管瘤可使患侧鼻窦扩大,骨质吸收并伴面部畸形时,易与上颌恶性肿瘤混淆,有时需经上颌窦探查确诊。上颌窦出血坏死性息肉,很难与血管瘤鉴别,即便是组织病理学检查,偶尔也会难以区分两者。

5.治疗　手术切除为主。鼻中隔前下方,小血管瘤,应包括瘤体及根部黏膜一并切除,再作创面电凝固,以防复发,或者用YAG激光炭化。

鼻窦内,尤其是上颌窦内肿瘤,依据瘤体位置、大小,可采用经鼻内镜手术开放上颌窦,可完整切除肿瘤。也可采用Caldwell-Luc手术、Denker切口或鼻侧切开术式。为减少术中出血,对肿瘤较大者术前可给予小剂量放疗或硬化剂注射;术前经行选择性上颌动脉栓塞术,也有助于减少术中出血。

五、脑膜瘤

脑膜瘤原发于残留在脑神经鞘膜的蛛网膜细胞,又称蛛网膜内皮瘤,为颅内较常见的良性肿瘤。发生于鼻部者较少见。多发生于颅内,向下可扩展入鼻及鼻窦内,但较少见。原发于颅外的脑膜瘤少见,常见于眼眶、颅骨、头皮、中耳、颈部等处。原发于鼻及鼻窦者更罕见,上颌窦、额窦、筛窦、嗅沟及鼻咽部等部位可发生,病因不明。

1.病理　脑膜瘤按组织形态可分为:①脑膜上皮型脑膜瘤:瘤细胞大,边界清楚,胞质丰富,淡嗜酸性,呈细颗粒,瘤细胞呈巢状,其间有血管丰富的间质;②砂粒体型脑膜瘤:梭形细胞呈旋涡状排列,其中心透明变性。透明物质钙化后,形成同心层砂粒;③纤维细胞脑膜瘤:发生于蛛网膜结构组织;④脉管型脑膜瘤:瘤体呈海绵状。血管内覆以肥大细胞;⑤骨软骨母细胞型脑膜瘤:与上皮型相似。

2.临床表现　多为青少年,发展很缓慢,常可2~3年无症状。肿瘤长大后,对周围组织形成压迫,出现鼻塞、流涕、鼻出血、嗅觉丧失、头痛等症状。鼻窦脑膜瘤常破坏骨壁侵入鼻腔、相邻鼻窦及眼眶,导致面部畸形、眼球移位及视力下降等。

鼻嗅沟脑膜瘤,可侵犯筛板突入颅前窝,压迫额叶。肿瘤圆形而光滑,质硬如橡皮,色白或灰白,似息肉,有包膜,且易剥离。

3.诊断　根据病史、症状和检查,应考虑本病。X线检查可见呈弧形边缘的浓密阴影,临床易误诊为鼻息肉、上颌窦囊肿或骨瘤、血管瘤、脑膜脑膨出等。CT扫描对判断骨质破坏情况有益,MR对颅内有无肿瘤、肿瘤大小和范围更清楚。确诊需依靠病理学检查。

4.治疗　本病对放射线不敏感,治疗原则为手术彻底切除,否则易复发。限于鼻腔及鼻窦的肿瘤,可采用鼻内镜下切除肿瘤,也可采用鼻侧切开术。若肿瘤已侵犯颅前底或颅底脑膜瘤向鼻及鼻窦扩展者,可采用颅面联合进路,分别处理颅内及鼻和鼻窦肿瘤。

六、内翻性乳头状瘤

鼻腔和鼻窦乳头状瘤为常见鼻及鼻窦良性肿瘤。内翻性乳头状瘤鼻腔鼻窦良性肿瘤术后易复发,复发率5%~47%,多次手术及年龄较大者易产生恶性变,恶变率为7%。

1.病因　发病原因至今不清。尽管有研究在肿瘤中检出人乳头状瘤病毒(human papilloma virus,HPV),但尚不能证明与HPV相关。肿瘤生长可破坏周围组织,根据肿瘤具有局部侵蚀破坏力,易复发,且有恶变的特点,应属真正的上皮组织边缘性肿瘤,或交界性肿瘤。

2.病理　鼻及鼻窦内翻性乳头状瘤好发于鼻腔外侧壁,也可原发自鼻中隔、鼻甲和各鼻窦内,但多自鼻腔扩展入鼻窦。原发自鼻窦者少见。内翻性乳头状瘤有明显的局部侵袭性,晚期难以准确判断其原发部位。

乳头状瘤组织病理学分型:

(1)硬型:瘤体较小、质硬、色灰、局限而单发,呈桑葚状,多见于鼻前庭、鼻中隔前部或硬腭处。外观及组织结构与一般皮疣相似,鳞状上皮向体表增生。

(2)软型:瘤体较大、质软、色红,常多发,呈弥散性生长,外形分叶或乳头样,有蒂或广基。肿瘤上皮主要由移行细胞和柱状细胞构成,向间质呈指状内翻生长,故名内翻性乳头状瘤。

3.临床表现　多见于50~60岁男性,女性少见。性别比为3∶1。多单侧发病,一侧鼻腔出现持续性鼻塞,渐进性加重,伴脓涕,偶有血性涕,或反复鼻出血。偶有头痛和嗅觉异常。肿瘤扩大和累及部位不同而出现相应症状和体征。肿瘤生长可导致鼻腔和鼻窦引流不畅,以及瘤体增大压迫造成鼻及鼻窦静脉和淋巴回流停滞,常同时伴发鼻窦炎和鼻息肉。常有部分患者因此多次行"鼻息肉"摘除手术史。检查可见肿瘤大小、硬度不一,外观呈息肉样或呈分叶状,粉红或灰红色,表面不平,触之易出血。

4.诊断　结合病史及检查所见诊断不难。影像学检查中,X线表现为一侧鼻窦透过度下降,窦腔扩大,少数有骨质破坏。鼻窦CT扫描有助于诊断,表现为单侧鼻窦软组织密度影,鼻腔外侧壁可有骨质破坏,鼻窦间隔模糊。肿瘤起源处骨质增生。MRI对明确肿瘤起源和范围作用更大,T_1加权像增强扫描中,可以看到明显的"脑回征"。确诊依靠组织病理学检查。对鼻腔或鼻窦"鼻息肉",尤其单侧者,术后应常规行组织病理学检查,以免漏诊。

5.治疗　内翻性乳头状瘤的治疗原则是手术彻底切除肿瘤。常用手术方式包括鼻内镜手术、鼻侧切开或上唇下进路。首选鼻内镜鼻窦开放肿瘤切除手术,术中可以切除鼻腔外侧壁,或可采用泪前隐窝入路,可彻底切除位于上颌窦的肿瘤,完整保留鼻腔外侧壁和鼻泪管。肿瘤广泛生长且侵犯鼻窦外邻近结构,并可疑恶性变者,应根据肿瘤侵犯范围决定手术方式,包括鼻侧切开手术或颅面联合径路。鼻内镜手术随访至关重要,可对早期复发肿瘤早期处理。不宜采用放疗,有诱发肿瘤癌变的可能。

第二节　鼻腔及鼻窦恶性肿瘤

鼻腔与鼻旁窦由于解剖关系密切,而且临床表现和治疗方法也极为相似,所以将其一并论述。鼻腔、鼻旁窦的肿瘤多发生于鼻腔筛窦和上颌窦,并且以癌最多见。因此本节内容以鼻腔、筛窦和上颌窦癌为主。

鼻腔与鼻旁窦恶性肿瘤占全身恶性肿瘤的 0.5%~2%；占头颈部肿瘤的 9.7%~11.9%。据多所医院耳鼻咽喉科统计显示，鼻腔鼻旁窦恶性肿瘤以鼻腔癌最多见，上颌窦癌次之。其分布为外鼻 4.1%~10%，鼻腔癌占 47.9%~55.3%，上颌窦癌占 34.1%~40.3%，筛窦 4%~4.4%、蝶窦 0.4%~2%、额窦 1.2%。鼻腔、鼻旁窦癌的高发年龄为 50~60 岁，男性发病率明显高于女性，约为 2∶1。在国内鼻腔、鼻旁窦肿瘤发病率无明显地域性差别。国外以日本和南非地区发病率较高，南非班图鼻腔与鼻旁窦癌的发病率占全身肿瘤的 6%。

一、解剖学

1.鼻腔　鼻腔由鼻前庭、鼻甲、鼻道组成。鼻中隔将鼻腔分为左右两侧。前鼻孔与外界相通，后鼻孔与鼻咽相连。每侧鼻腔均有 4 个壁。上壁由鼻骨筛骨水平板和蝶窦前壁构成，与颅前窝相邻，下壁为硬腭内侧份，与口腔相隔。内壁即鼻中隔，外侧壁有上、中、下 3 个鼻甲突起，与上颌窦相毗邻，上方与筛窦及眼眶等相毗邻。整个鼻腔呈上窄下宽的锥形结构。

(1)鼻前庭：为鼻腔的皮肤部分，有汗腺，皮脂腺和较多鼻毛，下壁是上颌骨，两侧是纤维脂肪组织的鼻翼，鼻前庭的后部也是与鼻腔黏膜的移行处。

(2)鼻甲：含有丰富血管的组织，特别是下鼻甲血管极其丰富。每个上、中、下鼻甲的下外方空隙既是上、中、下鼻道。上鼻甲以下的部分为鼻腔的呼吸部，上鼻甲平面以上为鼻腔的嗅部。在上鼻甲后上方有一凹陷的隐窝，称蝶筛隐窝，此处有蝶窦的开口。中鼻甲与鼻中隔之间的空隙称嗅裂。中、下鼻甲是鼻腔癌的好发部位。

(3)鼻道：上鼻道有后组筛窦和蝶窦开口。中鼻道有上颌窦、前组筛窦、额窦开口。下鼻道前上部，距鼻孔约 3cm 处有鼻泪管开口。各鼻道和鼻甲与鼻中隔之间的腔隙称为总鼻道。

(4)鼻腔的淋巴引流：鼻腔的淋巴管极为丰富，呼吸部的淋巴管网较嗅部稀疏，其前部的淋巴管与鼻前庭的相吻合，引流至下颌下淋巴结，后部引流至咽后淋巴结和颈深上淋巴结。嗅部淋巴引流至咽后淋巴结。

2.上颌窦　上颌窦位于上颌骨内，是 4 对鼻窦中最大的一对，容积为 15~30mL，可分为 6 个壁。内壁即鼻腔外侧壁，部分骨壁较薄，肿瘤易由此侵入鼻腔。前壁犬齿窝处最薄，上颌窦开窗由此进入窦腔。顶壁即为眼眶的底壁。上颌窦底壁为硬腭外侧份和上颌骨牙槽突。上颌窦腔与第二双尖牙、第一、二磨牙仅隔非常薄的一层骨质，肿瘤容易经此向外扩展，临床出现牙松动或伴有疼痛。后壁与外壁分别与翼腭窝颞下窝相邻，两壁间没有明确分界线。上颌窦淋巴引流至Ⅱ区淋巴结。

3.筛窦　筛窦位于鼻腔上部与两眶间的筛骨迷路内，两侧常不对称，每侧约有 10 个筛房。以中鼻甲附着缘为界，将筛窦分为前后两组。后组筛窦与视神经孔和其中的视神经关系密切。筛窦的上壁是位于颅前窝底很薄的筛骨水平板，并以此与颅腔相隔；外壁极薄，故称纸样板，与眼眶相邻，筛窦肿瘤易经此侵及眶内。成年人筛窦前后径为 4~5cm，上下径为 2.5~3cm，后部内外径为 2cm，前部内外径约 1cm。前组筛窦引流至下颌下淋巴结，后组筛窦引流至咽后淋巴结。

4.蝶窦　位于蝶骨体内，鼻咽的后上方，筛窦的后方，视交叉和垂体下方，外侧与颈内动脉和海绵窦相邻。其形态常不对称，其大小变异也很大。常见被窦中隔分为左、右两腔，两腔相通者很少见。淋巴引流至咽后淋巴结。

5.额窦　额窦位于额骨的下部，数目和形状极不一致，其大小差异很大，窦内中隔常偏向一侧，左、右额窦常不对称。额窦前壁的骨质较厚，后壁和低壁较薄，筛窦肿瘤易经底壁侵入额窦。原发于额窦的肿瘤罕见。淋巴引流至下颌下淋巴结。

二、病因病理

鼻腔与鼻旁窦癌的发病原因目前还不十分清楚，已知的与本病可能有关的因素较多，根据流行病学调查发现，从事木器加工的工人，特别是砂纸打磨工人长期处于细木屑粉尘环境中，患病机会增加，其发病率与接触时间成正比。美国和瑞典也有类似报道。长期接触镍、铬、镭、二氧化钍、放射线、皮革、纺织品纤维、芥子气体、EB 病毒感染、慢性鼻旁窦炎等也会增加鼻腔、鼻旁窦癌的发病率；南非的班图生产鼻烟的土壤和植物镍和铬元素含量较高，当地人患鼻旁窦癌与长期吸用当地产的鼻烟有密切关系。

鼻腔鼻旁窦癌中以鳞状细胞癌最为多见，其他少见肿瘤包括腺样囊腺癌，腺癌，黏液表皮样癌，黑色素瘤，嗅神经母细胞瘤，骨骼肌肉瘤等。

三、临床分期

1.上颌窦 TNM 分期

T_1：肿瘤局限于窦腔黏膜，无骨受侵或骨质破坏。

T_2：肿瘤侵犯骨或有骨质破坏，包括侵犯硬腭和（或）中鼻道，未侵犯上颌窦后壁和翼板。

T_3：肿瘤侵及下列任何一个组织结构，包括上颌窦后壁、皮下组织、眼眶底壁或内侧壁、翼腭窝、筛窦。

T_{4a}：局部中晚期病变。肿瘤侵及前部眶内容物、颊部皮肤、翼板、颞下窝、筛板，蝶窦或额窦。

T_{4b}：局部晚期。肿瘤侵及眶尖、脑膜、脑、颅中窝、脑神经（三叉神经上颌支除外）、鼻咽、斜坡。

2.鼻腔筛窦 TNM 分期

T_1：肿瘤局限于鼻腔或筛窦的 1 个亚区，有或无骨质破坏。

T_2：肿瘤侵犯一个解剖部位的 2 个亚区，或侵及鼻腔筛窦内的一个相邻结构。

T_3：肿瘤侵犯眼眶底壁或内侧壁、上颌窦、腭或筛板。

T_{4a}：局部中晚期病变。肿瘤侵犯下列任何一个组织结构：前部眶内容物、鼻或颊部皮肤、颅前窝微小受侵、翼板、蝶窦或额窦。

T_{4b}：局部晚期病变。肿瘤侵犯下列任何一个组织结构：眶尖、脑膜、脑、颅中窝、脑神经（三叉神经上颌支除外）、鼻咽、斜坡。

N_0：无淋巴结转移。

N_1:同侧单个淋巴结转移,最大径≤3cm。

N_{2a}:同侧单个淋巴结转移,最大径>3cm,≤6cm。

N_{2b}:同侧多个淋巴结转移,最大径≤6cm。

N_{2c}:双侧或对侧淋巴结转移,最大径≤6cm。

N_3:转移淋巴结最大径>6cm。

M_0:无远处转移。

M_1:有远处转移。

分期

0期:$T_{is}N_0M_0$。

Ⅰ期:$T_1N_0M_0$。

Ⅱ期:$T_2N_0M_0$。

Ⅲ期:$T_3N_{0\sim1}M_0$;$T_{1\sim2}N_1M_0$。

Ⅳa期:$T_{1\sim3}N_2M_0$;$T_{4a}N_{0\sim2}M_0$。

Ⅳb期:$T_{4b}N_{0\sim3}M_0$;$T_{1\sim4}N_3M_0$。

Ⅳc期:$T_{1\sim4}N_{0\sim3}M_1$。

四、临床表现

1.鼻腔、筛窦肿瘤临床表现

(1)血涕:早期筛窦肿瘤症状多不明显,有时涕中可见血性分泌物。鼻腔受侵或肿瘤原发于鼻腔,表现为患侧鼻腔涕中带血或鼻出血,反复发作,逐渐加重,伴有感染者则为脓血涕。

(2)鼻塞:肿瘤原发于鼻腔或由筛窦侵至鼻腔,出现鼻塞、嗅觉减退、脓血涕伴有恶臭、鼻外形改变等,肿瘤压迫堵塞鼻泪管或鼻泪管受侵,则出现溢泪;肿瘤在鼻腔堵塞相应的窦腔开口时,即可见相应的窦腔发生堵塞性炎症。

(3)眼球移位:肿瘤经纸样板侵及眼眶出现眼球移位、复视等,侵及眼球后部或眶尖可出现眼球外突、视力减退,第Ⅱ、Ⅲ、Ⅳ对脑神经麻痹等症状。

(4)其他:鼻咽受侵则出现耳鸣、听力下降,侵及鼻底出现硬腭肿块。

2.上颌窦肿瘤的临床表现　侵及部位不同临床表现也不同。早期肿瘤局限于窦腔内黏膜,常无明显临床症状。以下按其侵犯部位叙述临床表现。

(1)侵及内侧壁或鼻腔,出现上述血涕、鼻出血、鼻塞等症状。

(2)侵及底壁可出现牙痛,牙松动甚至脱落,患者常因此就诊于口腔科,如果此时误诊为一般性疾病将松动牙拔除,则出现创口不愈,肿瘤从创口长出,甚至被误诊为牙龈肿瘤。此时颊龈沟或硬腭外部可触及肿物。

(3)前壁受侵可出现面部疼痛,软组织受侵出现面部肿胀,严重者可发生皮肤破溃。眶下神经受侵,眼裂与唇裂间的皮肤感觉减退或面麻木。

(4)顶壁受侵出现眼球胀痛、向上移位、外突、复视等;累及眶周肌肉或视神经时,眼球活动障碍及视力减退。

(5)肿瘤穿破后壁侵及翼腭窝及翼内外肌时,出现颞部疼痛;张口困难;严重者可出现牙关紧闭。

(6)肿瘤向外还可侵及颞下窝、并可侵及鼻咽、颅底等部位;同时伴有头痛、耳鸣听力下降等。

(7)淋巴结转移:鼻腔、筛窦、上颌窦癌常见Ⅱ区淋巴结转移,当肿瘤位于或侵及鼻腔后1/3或鼻咽时,可发生咽后淋巴结转移。肿瘤侵及鼻腔前庭时,发生双侧下颌下淋巴结转移的机会增加。

3.蝶窦肿瘤的临床表现　早期多无明显临床症状,肿瘤晚期侵及窦腔骨壁时,几乎所有患者都有头痛,其具体部位可表现为头顶、枕部疼痛和(或)颈项部疼痛。肿瘤向前侵及眶尖或眼眶时,可出现眼球外突,眼球固定,不同程度的视力减退,重者发生失明。肿瘤向两侧侵及海绵窦,出现第Ⅱ、Ⅲ、Ⅳ、Ⅵ对脑神经麻痹,同时伴发相应的症状和体征。

五、辅助检查

辅助检查包括:①组织病理学检查;②鼻腔鼻旁窦CT和MRI增强扫描;③胸部X线检查;④颈部腹部B超;⑤血常规,肝、肾功能,血生化,病毒指标。

六、鉴别诊断

1.鳞状细胞癌　鳞状细胞癌是鼻腔、筛窦癌中最常见的病理类型。约占鼻腔、鼻旁窦肿瘤的50%。根据细胞间桥和(或)角化数量的多少可分为高、中、低分化和未分化4个级别。分化差的鳞状细胞癌发生淋巴结转移的机会增加,也可发生远处转移。基底细胞样鳞状细胞癌并不常见,其生物学行为与鳞状细胞癌类似。

2.腺癌　腺癌又可分为低度恶性和高度恶性,后者较前者侵袭性更强。乳头状腺癌为低度恶性肿瘤。腺泡细胞癌、黏液表皮样癌和腺样囊性癌是发生于鼻腔、鼻旁窦小涎腺上皮的恶性肿瘤。其生物学行为与发生在其他部位的同类肿瘤一样,其中以腺样囊性癌居多,好发于鼻腔上部;容易向周围组织广泛浸润。腺鳞状细胞癌为高度恶性肿瘤,侵袭性强,易发生转移,但发病率很低。

3.肉瘤　肉瘤来自软组织的纤维肉瘤多发生自鼻甲,骨骼肌肉瘤可分为成年人型和胚胎型两种类型,以后者最常见,但原发于鼻腔、鼻旁窦者少见。血管肉瘤发病率极低,好发于上颌窦,发生于鼻腔、鼻旁窦的血管肉瘤预后可能好于其他部位。鼻腔、鼻旁窦的软骨肉瘤和骨肉瘤非常少见。

4.其他少见肿瘤　还有嗅神经母细胞瘤,恶性黑色素瘤,内翻性乳头状瘤等。

七、治疗

(一)鼻腔恶性肿瘤外科治疗

1.鼻侧切开术(中部上颌骨切除)　鼻侧切开术为一手术入路,并非为治疗术式。1848年Michaux首次描述了该手术进路的切口。适应于鼻侧壁或鼻中隔的鼻腔恶性肿瘤,鼻侧切开探查术,鼻侧壁切除术是最常应用的手术。

2.手术步骤

(1)麻醉:经口腔气管插管全麻。

(2)切口:起自患侧内眦与鼻根之间,内眦上方0.5~1cm,向下沿鼻侧(鼻颊沟)经鼻翼达鼻前孔。切口应当尽量隐蔽在鼻颊沟,不要损伤鼻翼软骨。

(3)进入鼻腔:用分离器将面部皮瓣自鼻骨,上颌骨表面分离开,暴露患侧的鼻骨,上颌骨额突,梨状孔缘及部分上颌窦前壁,充分显露鼻侧壁结构。沿梨状孔缘将鼻腔黏膜切开,透入鼻腔。将鼻翼和鼻背向对侧牵开,充分暴露一侧鼻腔。

(4)切除鼻腔外侧壁;手术处理鼻腔恶性肿瘤时应该尽量包括鼻侧壁筛窦整个解剖区组织的切除。一般用3条凿骨线即可将鼻侧壁结构切除。第一条线,用分离器沿眶下缘将组成眶壁的泪骨、筛骨表面的眶骨膜分离开,保护眶骨膜及眶内容物。用骨凿在不高于双侧内眦连线的水平垂直将患侧筛骨(即眶内侧壁)凿开,直到尽量接近眶尖部位。第二条线,自梨状孔底部沿下鼻道外壁,将组成鼻腔外侧壁的上颌窦内壁、腭骨和犁骨向后凿开。至此鼻侧壁结构的上下连接已经断离。第三条线,再将上颌窦前壁内侧部分(即眶下孔垂直连线的内侧部分)连同眶底壁凿开,直到近眶尖部位,与前两切口汇合。操作过程中注意保护眶骨膜和眶内容物。用克氏钳将标本钳住,另一只手持组织剪将连带的软组织剪开,即可取下标本。标本中应当包括上、中、下鼻甲和鼻道,上颌窦内侧壁、纸样板,额突及部分眶内侧壁。

(5)止血及清理术腔:标本取下后应立即用纱布填入术腔止血。探查术腔,去除可疑的肿瘤组织。用刮勺刮除残留的筛窦。刮除的动作要自上向下,自后向前,以免损伤筛板。遇到阻力不要用力牵拉,而要用剪刀剪除,以免损伤脑膜。

(6)缝合切口:妥善止血后,再次检查术腔,确知无残留肿瘤组织和出血灶后,用凡士林纱条填塞术腔,缝合切口,患侧眼内涂以少许眼膏,外加压迫包扎。

(二)鼻窦恶性肿瘤外科治疗

1.治疗原则　目前能够肯定的上颌窦癌的根治方针是综合治疗。治疗方式主要依据病理类型、肿瘤范围、患者身体状况而定。采用放射与手术结合为主、配合适当的化疗和生物治疗方法的综合治疗。单纯放射治疗对于大多数鼻窦恶性肿瘤无根治效果。对于有骨质侵犯的鼻旁窦恶性肿瘤,由于受到骨质的保护作用,肿瘤组织对放射线极不敏感。单纯放射及单纯化疗的治疗效果,均低于多种治疗联合应用的效果。综合治疗逐渐被广泛采用,包括手术与放疗综合、动脉化疗与放疗综合,动脉化疗与放疗及刮除术综合。多年临床经验证明,术前放疗加手术的综合治疗为首推的治疗方法。术前放射可以使肿瘤缩小,消灭肿瘤周围的隐性微小病灶,减少手术中肿瘤扩散的可能,从而降低局部复发率。术后放射可以针对肿瘤残留部位放射,放射剂量可以提高,可以缩短放射部位距离,组织间插置等放射方法。有相当一部分患者可能失去眼球,作为医生或患者一般都不愿意牺牲一只尚有功能的眼,常常为保留眼而在治疗上做出让步。外科手术方面出于对保留眶内容物及颅底重要结构的考虑,国内一般以术前放射为多。上颌窦未分化癌,外科手术无法治愈,只需给以单纯放疗。

对于鳞状细胞癌，常可以做保留眶底的上颌骨切除，眶骨通常能抵抗肿瘤的生长，在手术前虽然患者同意眶内容物的摘除，术中常常只需切除眶骨膜而眶内容物仍可保留。而腺癌累及筛骨时则不能保留眶底。鳞状细胞癌或腺癌侵及筛骨时应采取颅颌面入路，以很好地显露和彻底切除。当肿瘤侵及翼突后，根据肿瘤学原则肿瘤不能根治，因而治疗较为困难。曾有医生试图从颞下窝进路以扩大该部位的手术切除，但仍然不是一个符合肿瘤原则的手术。当然最好是能够尽量整块彻底切除翼突及累及该区域的肿瘤。

对临床 A 期的嗅神经母细胞瘤可单纯放疗或单纯手术切除。而 B 期嗅神经母细胞瘤则以放疗加手术综合治疗为宜。临床 C 期嗅神经母细胞瘤因常有眶内、颅前窝等部位受侵，应以放疗为主，辅以手术治疗。

恶性黑色素瘤应以放射治疗加手术切除加术后化疗及生物治疗的综合治疗模式为好。在决定有颈淋巴结转移的患者治疗时，原发病灶切除同时行根治性颈淋巴组织清扫术。

2.上颌窦恶性肿瘤　上颌窦及筛窦肿瘤的手术基本上只有 3 类，即鼻侧切开侧壁切除术、上颌骨切除术与颅颌面切除术。在决定治疗方案前，需要与患者及其家属谈话，上颌窦癌的治疗会严重损害外貌。医生术前应充分取得患者的理解和合作，这种毁容患者也许能接受，否则不能视为成功的治疗。术前其他有关的工作也很重要。义齿修复医师要为患者设计术后需要的赝复体；如准备术后放疗，放疗科医生术前要会诊患者；眼科医生要检查患者肿瘤是否累及眶内容物；如果需要做颅颌面手术，则要考虑有神经外科医生配合。

(1)手术原则：上颌骨切除不全，遗留残骨，就有可能遗留肿瘤组织，并且影响周围软组织的切除，是造成手术后很快复发的重要原因。因此，除了早期下结构的上颌窦癌，一般应进行全上颌骨切除。同时切除翼突以及相连的翼内外肌。颊脂垫中隐藏有淋巴结，当上颌窦癌侵犯后外侧壁时，可能转移至此，应将其切除。手术必要时应扩大到颞窝和颞下窝。

(2)眶内容物的处理原则：眶内容物包括眼球，视神经束，眼肌，眶内脂肪等结构。手术是否保留眶内容物，对于患者的外形、功能，甚至其是否能够接受手术，以及手术后的生活态度，都有极为重要的影响。历史上对保留或切除眶内容物有不同的认识和观点。曾有观点认为，如有上颌骨顶壁、眶下破坏，眶内容物应当随同上颌骨一同切除。此种观点造成过多不必要的眶内容物切除，已经为多数学者否定。即使已经有顶壁侵犯，在经过术前放射，肿瘤发生退行性变，瘤体缩小，手术时探查上颌窦顶壁，如果顶壁结构可以随同上颌骨切除，而与眶内软组织没有明显粘连，可以保留眶内容物。如果肿瘤明显侵犯顶壁，并且侵犯眶内软组织，此时应切除眶内容物。在对术前放射加手术切除的眶内容物标本进行病理分析时显示，上颌窦癌对眶内容物的侵犯，常常是局限于眶底壁即上颌窦顶壁，占 95%以上，仅有 5%左右侵犯到眶内脂肪及视神经。因此，选择性地保留眶内容物是有病理依据的，可根据以下两点考虑：如果上颌骨切除时观察到肿瘤明显侵犯眶骨膜时，在有条件的医院应尽可能采用一些修复手段以恢复眶下壁，从而保留眼球，如帽状腱膜骨膜瓣(或带颅骨外板)、游离髂骨移植等，否则，眼睛应进行切除；如果眶骨膜各部分都是干净的切除，于视神经孔处的后筛部位切取标本送冷冻切片，如果也无肿瘤残留证据，眼能被保存；否则应予以切除。

(3)上颌骨切除术

1)适应证：上颌骨切除适应证。上颌窦癌局限于上颌窦内，或仅有底壁部分前壁侵犯者；扩大上颌骨切除适应证。上颌窦癌侵犯各个骨壁，但尚未侵犯颞窝，颞下窝，尚未侵犯颅底及颅内者。

2)禁忌证：上颌窦癌侵犯颅底或颅内；上颌窦癌侵犯咽旁间隙，岩锥及颞窝颞下窝；出现远处转移；有严重心脑功能障碍等外科手术禁忌者。

3)麻醉：经口气管插管全身麻醉。

4)皮肤切口：Weber-Fergusson 皮肤切口，即自患侧鼻根与内眦之间，瞳孔上缘水平开始，向下沿鼻背及鼻翼外侧缘，鼻孔外周至鼻小柱下方切开，继续沿唇中线将上唇全层切开，注意将上唇系带保留在健侧。眼睑下缘横切口宜在睑缘下约 5mm 处切开，太近可能引起睑外翻，太远下睑则可能发生淋巴水肿。在某些病例可以省去睑下切口，也就是所谓的 Fergusson 切口。

5)分离皮瓣显露术野：沿切口将面颊部软组织从上颌骨表面分离，同时沿唇龈沟切开黏膜，一直可以绕到上牙槽突的后方。形成面颊部皮瓣，并向外掀起。颌面部皮赘时应根据肿瘤累及情况而定，在不影响彻底切除的前提下尽量面部肌肉组织，以保证愈合和减少术后瘢痕挛缩。充分暴露牙槽突、眶下缘、颧骨及上颌骨的部分后外壁，然后沿眶下缘切开眶骨骨膜，用骨膜分离器徐徐分离，循骨膜进入眼眶，探查眶底骨板是否已破坏，决定是否需要眶内容物切除。如眶内容物可以保留，则继续暴露和咬除同侧鼻骨及上颌骨额突及梨状孔边骨缘。切开鼻腔黏膜，暴露鼻腔。

6)切除眶内容物：如果切除眶内容物以及颞窝颞下窝组织，则应扩大手术切口，充分显露术野。切开上下睑缘眶周皮肤，连同面部皮瓣分离，切开眶周骨膜。一般眶顶壁和眶外侧壁较少受到肿瘤直接侵犯，故应当先从此处分离眶骨膜，一直到达眶尖视神经孔处。内侧眶骨膜与筛窦为邻，下壁与上颌窦为邻，较多受到上颌窦肿瘤的直接侵犯，此处骨膜不必分离，可以与上颌窦标本一起切除。将眶内容物尽量向前下方向牵拉，用弯止血钳或直角止血钳，在接近眶尖处将眶尖组织夹住，切断眶尖组织。此时眶内容物因与上颌窦标本相连，尚未离开眶窝。眶尖组织的进一步探查和切除，可以在上颌骨连同眶内容物切除后再进行，此时先用止血钳钳住放置。止血钳所夹住的组织中，有视神经和视动静脉，对于有眶尖侵犯较深的病例，可以先切除大部分眶内容物，然后逐步追踪切除视神经束，必要时可以去除部分眶尖骨质，一直追踪切到视神经临近入颅处，以达到最大限度地切除肿瘤并有一定安全界。

7)切断颧骨：从眶下缘向眶内分离眶底骨膜达到眶下裂前端，然后从上颌骨颧突和颧骨的下缘向眶下裂的方向分离，用金属探子(或大止血钳)从眶内经眶下裂与颧骨下探通，并引出钢丝锯，将颧骨锯断。如颧骨已经受侵，需将颧骨大部或全部，甚至包括一部分颞骨颧突一并切除。

8)切断鼻腔外侧壁：用剥离子分离眶内壁的骨膜，尽量接近眶尖处。眶内壁骨膜外侧为眶内容物组织，决定保留眶内容物时要注意保护眶内壁骨膜。用平骨凿齐双内眦连线稍下向眶尖的方向凿断鼻腔外侧壁。如筛骨已经受侵，则凿骨的部位应尽量贴近颅前窝底。

9）切开硬腭：用10号刀片自两侧中切牙之间，沿硬腭中线向后切开硬腭的黏骨膜，直达硬腭后缘。然后刀刃向外，沿硬腭后缘，全层切开同侧软、硬腭交界处，直达最后磨牙的后缘，与前述的唇龈沟切口会合。拔除同侧中切牙，用骨凿沿中线凿开或用线锯锯开硬腭。注意勿伤及鼻中隔和软腭。

10）凿断蝶骨翼突：用手指自唇龈沟切口向上，探到上颌结节，摸到上颌结节及其后方的蝶骨翼突钩。用组织剪沿翼突后方剪断翼肌附着。此时可以更清楚地摸清翼突。将骨凿放到翼突的根部，并将骨凿的方向指向鼻咽部，并使骨凿的平面尽量与颅底的平面平行，以避免损伤颅底。一边注意勿使骨凿冒进，一边凿断翼突根部。

11）去除上颌骨：上述各步完成后，上颌骨与周围的骨性联系已经松解。可用持骨钳或手指，挟持上颌骨向各方向摇动，用剪刀伸到鼻甲后端剪开上颌窦内壁。如有未完全离断的组织，可用组织剪加以分离，即可将上颌骨（或连同眶内容物）取下。上颌骨取下后，立即用盐水纱布填塞术腔止血。

12）止血及术腔处理：出血的部位可能有颌内动脉、蝶腭动脉及翼丛等多处出血。取出填塞的纱布用吸引器吸净积血，看清出血点，用止血钳或电凝器止血，较大血管予以结扎。如遇出血点退缩在软组织中，或周围有骨头不易止血，可用缝合包埋止血，或用止血骨凿或骨蜡止血。

探查术腔，去除可疑的肿瘤组织。用刮勺刮除全部筛窦。刮除的动作要自上向下，自后向前，以免损伤眶内容物及视神经。在筛板下做刮除时，要注意勿损伤筛板。遇到阻力不要用力牵拉，而要用剪刀剪除，以免过多损伤脑膜。开放蝶窦开口和额窦开口，以利于引流。

用全厚或半厚皮片，创面相对，尽量覆盖整个术腔创面。有利于减少面部皮瓣的瘢痕性挛缩。用凡士林纱布或碘仿纱布填塞术腔。缝合伤口，注意创缘仔细对齐，尤其是唇红处。

13）术后护理：①常规护理；②术后10～14天撤除敷料。戴上事先做好的假体义齿，并修整至舒适。

14）手术后并发症

①出血：上颌骨切除手术后出血比较常见，一般是比较小的出血或渗血。较大出血少见。表现为有血液从外敷料渗出，外流，或患者不断有血性分泌物从口中吐出或咽下。寻找出血点，如为硬腭切缘出血，可以电灼止血，如为鼻甲断端出血可进行压迫。手术腔后壁出血，加压包扎效果不好，应当立即返回手术室，重新止血后加压包扎。

②吸入性肺炎及窒息：主要由于手术麻醉期间及麻醉苏醒期间气道管理不善，导致分泌物误吸入气管所致。另外，由于患者鼻腔有充填物，张口呼吸，口腔干燥，加之硬腭及软腭部分切除，患者吞咽功能部分障碍，血块、痰块极易堵塞口咽气道而出现窒息。一旦发现患者出现呼吸困难时应当首先检查口咽部及时清除积血块。预防措施有加强气

道管理,周围环境加湿,及时清除口腔内的积血块。

③脑脊液鼻漏:手术后发现外敷料潮湿,不断有淡血性或清水样液体滴下,可以初步诊断有脑脊液漏,必要时可以做渗出液的脑脊液定性检查以确定。出现脑脊液漏,多为手术中损伤脑膜而未被发现或脑膜修补不严所致。如果漏出量较大,应当及时返回手术室,手术探查脑膜破损地方,利用周围组织妥善修补。漏出量较小时,可以及时更换外敷料,不要让浸湿的外敷料暴露在外,以免感染。同时应用可以透过血-脑屏障的抗生素,例如青霉素、头孢哌酮等。一般经过1周左右的时间脑脊液漏可以自止。

④感染:手术后感染一般发生在手术后3~4天。分为颅内感染,眶内感染及颅眶以外感染。出现颅眶内感染,患者一般出现高热、头痛、消耗等症状,应当拆除外敷料,及时开放引流,同时静脉大量应用抗生素。颅眶以外感染,一般拆除外敷料即可减轻。

⑤上唇切口凹痕:由于缝合不恰当和口轮匝肌萎缩引起。可以用Z形瓣矫正。

⑥肉芽肿:如果术腔的赝复体太大,在伤口裸露部位可刺激产生肉芽组织,有时好像复发。应该切除做活组织病理检查,如是肉芽组织则应修整赝复体。

3.筛窦恶性肿瘤

(1)治疗原则:筛窦恶性肿瘤的治疗应当采用放疗加手术根治切除的综合治疗方针。单纯放射治疗或手术治疗仅适用于少部分病例,综合治疗适用于大多数的筛窦恶性肿瘤。

(2)手术治疗:①鼻侧切开筛窦切除术,为切除筛窦恶性肿瘤的基本手术方式;②眶内容物切除术,筛窦肿瘤极易侵犯眶内容物,故常常需要与其一同切除,手术方法同上颌窦肿瘤;③颅面联合手术。

(3)手术步骤

1)麻醉:经口气管插管全身麻醉,最好连接外周动脉压测定及中心静脉压测定装置。

2)切口:根据原发肿瘤的部位、手术切除范围及方便修复来选择切口。双冠状切口,可以提供很好的手术入路,同时预备出帽状腱膜瓣以作修复前颅底缺损用。另一个采用更多的是面部切口,即Fergusson切口上部延伸,通过额部达发际,形成经额部的颅面联合切口。该切口快速方便,但需要帽状腱膜瓣时较困难。切口还可以选择适用于上颌骨切除术及扩大的上颌骨切除术,眶内容物切除术的切口。

3)制作皮瓣:经过额部的冠状切口和面额延伸切口,在骨膜浅面掀开皮瓣,注意保护眶上血管束。剥离额骨表面的骨膜,显露出额窦前壁。

4)额骨开窗:在额骨适当或部位做一盾形骨片部分切除,应便于显露颅前窝底。如果肿瘤从眶顶侵入颅内,可以在肿瘤周围直接咬开颅前窝底与额骨。注意不要切开或撕裂硬脑膜,尤其是老年患者,最好不要撕裂矢状窦,否则处理出血时非常麻烦。从筛板的背面到视神经孔剥离起硬脑膜,至看见视神经。然后额叶脑组织回缩后继续下一步的手术操作。

维持大脑循环和脑回缩可以用20%的甘露醇200mL在20分钟内给入,还可以静脉滴注150mg氢化可的松。保持正常或略微较高的动脉血压,轻微的过度换气有助于脑收缩,对于安全方便的操作尤为重要。

5)切断嗅神经切除鸡冠:将硬脑膜及脑组织向下轻压即可找到嗅神经,分离、切断神经,并从前向后用平凿切除鸡冠,向后分离直到蝶鞍前床突附近。

6)标本切除:根据病变范围及计划的切除范围,可以从上向下,也可以从下向上分别切除部分或全部上颌骨、鼻中隔、眶内容物及全部筛骨等结构。全部切除都是在直视下进行。

7)脑组织切除:必要时可以切除少量额叶脑组织。最好在显微镜下用双极电凝,切除的同时注意止血。

8)缝补硬脑膜:一般会有硬脑膜不同程度的撕裂。此时麻醉医师可以配合升高颅内压或脑脊液灌流,以利于检查是否有脑脊液漏。发现硬脑膜破损处,应注意仔细缝合,然后用颞筋膜缝补。

9)修复前颅底:将帽状腱膜及骨膜一体从皮下分离,注意保护蒂部分,成为复合的帽状腱膜骨膜瓣,缝补于前颅底或筛板缺损处,也可以用一块游离的颅骨骨膜与切损的脑膜边沿连续缝合,并且转移前额皮瓣和帽状腱膜于颅前窝硬脑膜下加固。也可以用鼻中隔软骨或髂骨移植获得更好的保护。

10)修补充填术腔:如果一同切除上颌窦及眶内容物,可以用预先制备的中厚皮片,缝补于上颌,眶部术腔。如果没有用帽状腱膜瓣修补颅底,此时可以直接将中厚皮片贴补于该处。术腔填塞碘仿纱布。逐层缝合皮下组织和皮肤。面部伤口仔细缝合,避免下睑伤口周围水肿。

(4)术后护理:①一般护理:虽然头颈患者一般第 2 天下床,但开颅患者卧床几天是必要的;②抗生素:由于鼻腔与颅前窝相通,为防止脑膜炎,术后应用抗生素 2~3 周;③观察患者神经精神情况,特别是详细记录意识状况的任何变化;④术后用抗惊厥药至少 1 年,对大多数患者有好处。

(5)并发症:①猝死:已有报道发生于术后患者很快起床者;②脑脊液漏:是最常出现的手术后并发症之一。术中如果缝合恰当,不应该有大问题,会很快自行封闭。否则可考虑腰穿引流或再次修补硬脑膜。修复材料可用颞肌筋膜、颅骨骨膜以及额部带蒂皮瓣等;③硬脑膜下血肿:显微镜下用双极电凝仔细止血后,已很少发生。如发生较大的血肿,应及时打开清除血肿并重新止血;④失明:手术后患者出现失明,可能是手术损伤视神经,血肿压迫或者敷料压迫所致。处理首先解除敷料压迫,如无改善,可以做脑部 CT 检查,排除血肿压迫原因。如果估计是手术损伤所致则不能复明;⑤脑膜感染:经大剂量抗生素的应用,术中仔细缝合硬脑膜,尽量消灭手术无效腔等处理后,已明显减少。

4.蝶窦恶性肿瘤　原发于蝶窦的恶性肿瘤更为少见,继发者可由鼻腔、鼻咽、后筛及垂体等发展而来。由于额窦、蝶窦及筛窦在解剖上关系密切,易互相侵蚀,形成蝶筛肿瘤或额筛肿瘤,前者手术切除很难彻底,多以放射治疗为主,后者的治疗原则同筛窦癌,手术采用前颅颌面联合切除术,见筛窦恶性肿瘤的治疗,不单独描述。

(三)放射治疗治疗原则

1.术前放疗　除分化差的肿瘤以外,凡有手术指征的鼻腔、鼻旁窦癌都适合采用有计划地术前放疗,部分分化差的肿瘤放疗 50Gy 时消退不满意,应及时将根治性放疗改为术前放疗。

2.术后放疗 因大出血或肿瘤巨大引发呼吸困难的患者应先手术治疗。腺样囊性癌因浸润性强,手术不容易完全切除,且控制肿瘤需要较高剂量,适宜术后放疗。另外术后放疗也是对手术后遗留问题的一种补救措施。如术后切缘不净或安全界不够、因其他原因先手术治疗的分化差的肿瘤、T_3、T_4及有淋巴结转移的晚期病变、多次术后复发的内翻性乳头状瘤等,均需要行术后放疗。

3.单纯放疗 可分为根治性和姑息性两种。姑息或根治都是相对而言,在治疗中可能因治疗效果或病情变化而互相转化。

(1)根治性放疗:组织学分化差的肿瘤原则上采用根治性放疗的方法,但是,放疗 50Gy 时肿瘤消退不满意者除外。有手术指征,但因其他疾病无法接受手术或拒绝手术者可行根治性放疗。

(2)姑息性放疗:一般情况较好的患者,肿瘤晚期无手术指征、放疗无希望根治,疼痛明显、肿瘤生长快、伴出血、肿瘤堵塞进食通道等,以姑息减症为目进行放疗。肿瘤堵塞或压迫呼吸道时,先气管切开,再行放疗。有时姑息性放疗也可收到意想不到的效果。

4.单纯手术治疗 分化好的早期鼻腔肿瘤或拒绝放射治疗的患者,可行单纯手术治疗。

5.化疗 晚期肿瘤、组织学分化差、脉管内有瘤栓的患者,可考虑化疗与手术、与放射不同形式的综合治疗。拒绝手术和放疗的患者可行单纯化疗,但化疗缓解期短,效果不佳。

6.淋巴结的处理原则

(1)早期、组织学分化好的鼻腔、鼻旁窦癌,因淋巴结转移率低,无须行常规颈部淋巴结预防照射。

(2)T_3、T_4的晚期肿瘤患者,应行颈部淋巴结预防照射。

(3)组织学分化差的鼻腔、鼻旁窦癌应行颈部淋巴结预防性照射。

(4)已发生淋巴结转移者,无论采用哪种治疗模式,原发灶与转移灶应同时进行治疗。并行相应淋巴引流区的预防照射。

(5)根治性放疗的患者,如果原发病灶控制满意,颈部淋巴结残存,可手术挽救。2010 NCCN 关于筛窦癌的治疗原则为:①$T_{1\sim2}$病变:根治性手术(首选),术后根据病理情况决定是否行放射治疗或者同步放化疗,T_1病变术后观察。或者选择根治性放疗;②新诊断的 $T_3\sim T_{4a}$:根治性手术切除,术后放疗或同步放化疗;③新诊断的 T_{4b}:同步放化疗或者根治性放疗或参加临床试验;④不全手术(多次手术或内镜手术)后并有大体肿瘤残存:如果可能,首选再次手术,术后根据不良预后因素决定放疗或同步放化疗,也可选择放疗或者同步放化疗;⑤不全手术(多次手术或内镜手术)后无大体肿瘤残存:放疗或者再次手术,术后放疗,T_1病变手术后可以观察。

(6)2010 NCCN 关于上颌窦癌的治疗原则,具体如下。①$T_{1\sim2}N_0$病变(除外腺样囊腺癌):根治性手术,术后根据病理情况决定后续治疗,切缘阴性者观察,有外周神经受侵,建议行术后放射治疗或者同步放化疗；切缘阳性者，如有可能，再次手术，手术切缘阴性，术后放疗；切缘阳性，术后同步放化疗；②$T_{3\sim4a}N_0$鳞状细胞癌：手术切除，术后又不良预后因素，给予同步放化疗。无不良预后因素者，鳞状细胞癌或未分化癌给予原发灶和颈部放射治疗；③$T_1\sim T_{4a}N^+$鳞状细胞癌：原发灶手术+颈清扫，术后有不良预后因素者，术后同步放化疗，无不良预后因素者，原发部位或颈部行放射治疗；④$T_{1\sim2}N_0$腺样囊腺癌：首选根治性手术，如果病变在上颌窦上份，术后放疗；病变在上颌窦下份，观察。

（四）放射治疗技术

1.常规放疗技术　鼻腔、鼻旁窦癌普通常规外照射可采用一前一侧野、两前斜野，或两侧野加一前野、筛窦及眼眶区补电子线小野等布野方式，同时加楔形板，等中心照射。常规外照射采用整体挡铅或多叶光栅技术。肿瘤位于鼻中隔，局限于一侧鼻腔，但未侵及鼻腔外侧壁，放射野包括双侧鼻腔、筛窦和同侧上颌窦内侧壁；肿瘤位于一侧鼻腔，侵及鼻腔外侧壁或上颌窦、筛窦或上颌窦肿瘤侵及前述部位时，放射野包括双侧鼻腔、筛窦、同侧上颌窦。肿瘤侵及翼板、翼内外肌、鼻腔后1/3或鼻咽时，应将鼻咽腔包括在放射野内；眼眶受侵，单一纸样板受侵时，放射野外界在患侧角膜内侧缘即可，如果眼眶多壁受侵或肿瘤明显侵入眶内，则应包括整个眼眶；蝶窦、额窦、口腔、颞下窝、颅内等部位受侵，或双侧鼻腔、筛窦、上颌窦受侵时，需相应扩大照射野范围。眼是否保留，应根据肿瘤范围和患者意见决定。在保留眼的情况下，应注意在保全肿瘤的前提下尽量保护晶状体、角膜和泪腺。如果确定不保留眶内容物，在设计治疗计划时尽可能减少角膜剂量，避免发生角膜溃疡，或延缓角膜溃疡的发生时间。当双侧眼眶受侵时，治疗中尽可能保护病变较轻一侧的眼功能。

淋巴引流区照射野设计：根据前述淋巴结处理原则，早期分化好的鼻腔、鼻旁窦癌无须行颈部淋巴结预防照射。无淋巴结转移、肿瘤分化差、$T_3\sim T_4$病变的患者，应行颈部淋巴结预防性照射；放射范围只包括Ⅱ区淋巴引流区；病变侵及鼻腔后1/3时，应行咽后淋巴结及双颈Ⅱ、Ⅲ区淋巴结预防照射；鼻咽受侵时，需要行咽后淋巴结及双颈Ⅱ～Ⅴ区淋巴结预防照射。已发生淋巴结转移的患者，应行相应转移部位的治疗性照射和下颈锁骨上等淋巴结引流区预防照射。必要时包括Ⅰ区淋巴引流区。面部皮肤受侵时，应将耳前淋巴结、腮腺淋巴结、颊淋巴结等包括在放射野内。但淋巴结转移灶应与原发灶同时进行治疗。鼻腔前庭病变容易发生双侧Ⅱ区淋巴结转移，需引起临床医生注意。

2.调强适形放疗技术　调强适形放疗靶区须根据近期的影像学检查、CT定位图像和临床检查等来确定，分别勾画出GTV或GTVtb（瘤床）、CTV、GTVnd、PTV和重要器官，确定不同靶区的靶体积要求达到的处方剂量，和重要器官的剂量限制要求，然后在治疗计划系统进行治疗计划设计。

3.靶区剂量　普通外照射每周5次，每次2Gy，一般情况下术前剂量为5～6周50～60Gy。当上颌窦后壁受侵或腺样囊性癌行术前放疗时，剂量应达到60Gy/6周。术后放疗或单纯放疗剂量6～7周为60～70Gy。切缘阳性或安全界不够，应按根治性放疗处理，但要注意及时缩野。

调强适形放疗每周5次，每天1次。术前放疗剂量GTVp，GTVnd，每次2.12～2.3Gy，总剂量28次59.36～64.4Gy，PTV每次1.82～2Gy，总剂量28次50.96～56Gy。

术后放疗剂量GTVp或GTVtb、GTVnd，每次2.12～2.3Gy，总剂量30次63.6～69Gy，PTV每次1.82～2Gy，总剂量30次54.6～60Gy。术后肿瘤残存或切缘阳性时，按根治放疗处理。GTVp总剂量相应提高。

单纯放疗GTVp、GTVnd，每次2.12～2.3Gy，总剂量33次60.96～75.9Gy，PTV1，每次1.82～2Gy，33次共60.06～66Gy。PTV2，每次1.82Gy，总剂量28次50.96Gy。

八、并发症

常见的晚期放射损伤有口腔、鼻腔黏膜干燥、放射性龋齿、张口困难、视力损伤、脑坏死、骨坏死、听力下降甚至丧失、垂体内分泌功能不足等。

鼻腔、鼻旁窦癌放射治疗后，大小涎腺受到损伤，几乎所有患者都会出现不同程度的口腔、鼻腔黏膜干燥。由于唾液分泌量减少，口腔内pH发生改变，促进了龋齿形成。

张口困难也是最常见的晚期并发症之一。

九、预后

1.鼻腔、筛窦癌的预后及影响预后的因素　鼻腔、筛窦癌总5年生存率为35%～60%。不同治疗模式和临床分期的早晚对治疗效果影响较大。中国医学科学院肿瘤医院231例采用鼻腔、筛窦癌不同方法治疗患者的5年生存率为：单纯放疗34.1%，综合治疗R+S 61.9%，S+R 75%。早期病变单纯放疗或综合治疗均可获得较好的5年生存率；晚期病变以综合治疗效果最佳。

鼻腔、筛窦癌治疗失败原因约1/2为局部复发，远地转移占第2位。鳞状细胞癌以局部失败为主，低分化和未分化癌以远地转移为主。

综合治疗需注意放疗与手术间隔时间应限制在4周内。术前放疗剂量需≥50Gy，颈部预防照射剂量不低于50Gy（目前我院的颈部预防剂量普遍为50Gy），以求减少术后标本肿瘤残存和淋巴结转移率，降低局部复发率，提高5年生存率。

2.上颌窦癌的预后　放射治疗与手术综合的模式已成为治疗上颌窦癌的首选。颌窦癌总的5年生存率为32.5%～43.6%。不同治疗模式的5年生存率为：单纯手术24%～24.9%；单纯放疗16.4%～30.4%；术前放疗56.2%～60%；术后放疗45.6%～65.4%。上述数据表明，综合治疗的5年生存率明显优于单纯放疗和单纯手术。

上颌窦癌局部复发率为45.2%～60%，是治疗的主要失败原因，其次是淋巴结转移和远处转移。复发时间多在治疗后2年内。

第三节　恶性肉芽肿

恶性肉芽肿是一种多始发于鼻部、逐渐侵及面部中线、以进行性坏死性溃疡为特征的少见的肉芽肿性疾病。其为侵袭发展，有时可合并肺、肾和其他脏器的病变。本病病因不明,病情险恶,治疗困难,预后不良。病理表现主要为慢性非特异性肉芽组织增生和坏死,其中有很多种炎症细胞浸润。

由于临床和病理学表现的多种特征,本病命名繁多,诸如坏死性肉芽肿、致死性中线肉芽肿、面部特发性肉芽肿及中线恶性网织细胞增生症等。临床上通常可分为两种类型:面中线肉芽肿型和 Wegener 肉芽肿型。前者病变只限在面中线部和上呼吸道,后者合并肺、肾和其他脏器病变。近年发现本病实质是一种特殊类型的淋巴瘤,即鼻腔及鼻窦淋巴瘤,可分为 T 细胞、B 细胞和 NK 细胞淋巴瘤。B 细胞淋巴瘤多位于鼻窦,以西方人多见。T/NK 细胞淋巴瘤多位于鼻腔,多见于亚洲、墨西哥和南美洲人。

一、病因

病因未明,以往曾认为与感染或自身免疫等有关。自身免疫学说认为本病是一种组织过敏现象,肉芽形成是过敏因素引起的局部免疫结果。推测鼻部感染后发生一种自然组织反应,形成高度免疫,以后任何特异或非特异性抗原进入血液循环,即发生该处的组织坏死。尤其表现为血管和淋巴管的过敏反应,先阻塞,后坏死。类肿瘤学说认为本病是淋巴组织网织系统的恶性肿瘤,属网状细胞肉瘤或淋巴瘤。近年研究发现本病 95%以上与 EB 病毒感染有关,应用 EB 病毒编码的小 DNA1/2(EBER1/2)探针行核酸原位杂交,鼻 T/NK 细胞淋巴瘤组织标本呈阳性,EB 病毒抗体检测也呈阳性。故认为本病与病毒感染有关。

二、病理

病变多起于鼻部,主要位于面中线部位及上呼吸道,也有首发于口腭部、咽部,然后累及鼻部,以进行性肉芽型溃疡坏死为主,破坏性强,可侵及骨和软骨,致毁容。组织切片 Ciemsa 染色时,有嗜天青颗粒,镜下细胞形态多样,各种非典型细胞混合存在。这些细胞明显地以血管为中心,围绕血管浸润,或造成血管壁破坏,形成血管中心性病变,曾经称为“血管中心型淋巴瘤”。免疫组化染色可检测到抗原表型为 $CD56^+$ 和 $CD2^+$ 的淋巴细胞。

三、临床表现

本病以男性多见,男女比例约 2 : 1。平均发病年龄为 40～60 岁,也见于青年和儿童。Stewart 将本病的临床表现分为 3 期。

1.前驱期　为一般感冒或鼻窦炎表现,间歇性鼻塞,伴水样或血性分泌物。也可表现为鼻内干燥结痂。局部检查可见,下鼻甲或鼻中隔肉芽肿性溃疡。此期持续 4~6 周。

2.活动期　鼻塞加重,有脓涕,常有臭味。全身情况尚可,但食欲较差,常有低热,有时高热,抗生素治疗无效。局部检查可见,下鼻甲或鼻中隔黏膜肿胀、糜烂、溃疡或呈肉芽状增生,表面有灰白坏死。严重者可致鼻外部隆起、鼻中隔穿孔或腭部穿孔。累及咽部者可见咽黏膜肉芽肿性糜烂、溃疡。此期持续数周至数月。

3.终末期　全身衰弱,恶病质,面部毁容,中线部位及其邻近组织的黏膜、软骨、骨质可广泛严重破坏,常有持续性弛张型高热,肝、脾大,肝衰竭和弥散性血管内凝血,最终死于大出血或全身衰竭。

四、诊断

根据临床表现、病理学和实验室检查,通常诊断并不困难。诊断依据如下。

1.凡原发于鼻部、面中部的进行性肉芽肿性溃疡应首先怀疑本病。

2.局部破坏严重,但全身状况尚好。

3.颈部或下颌下淋巴结一般不肿大。

4.实验室检查白细胞计数偏低,血沉加快,免疫球蛋白水平偏高,血清补体升高,细菌、真菌和病毒培养多无特殊发现。

5.病理学检查呈现慢性非特异性肉芽肿性病变,若出现异型网织细胞或核分裂象即可诊断本病。免疫组化染色检出 $CD56^+$ 和 $CD2^+$ 的淋巴细胞,EB 病毒抗体检测也呈阳性,则为鼻 T/NK 细胞淋巴瘤。

五、治疗

鼻 NK/T 细胞淋巴瘤对放射线敏感,可采用 60 钴远距离照射和分片照射,总剂量以 60Gy(6000rad)为最好,复发者可以补照。对发热经抗感染治疗无效者,可先用化疗药物洛莫司汀(环己亚硝脲,CCNU),成人每次口服 120mg,隔 3～5 周 1 次,总剂量 600～840mg,退热后再予放疗。若病变侵及全身其他部位,则应以糖皮质激素和化疗药物(环磷酰胺、硫唑嘌呤、甲氨蝶呤等)结合治疗。此外,全身支持治疗法,局部清洁,涂以油脂药物也属必要。

第十二章　咽肿瘤

第一节　咽良性肿瘤

一、鼻咽血管性纤维瘤

鼻咽血管纤维瘤为鼻咽部最常见的良性肿瘤，与一般纤维瘤不同，此瘤由致密结缔组织、大量弹性纤维和血管组成，常发生于10~25岁青年男性，故又名“男性青春期出血性鼻咽血管纤维瘤”。病因不明。

1.病理　肿瘤起源于枕骨底部、蝶骨体及翼突内侧的骨膜。瘤体由胶原纤维及多核成纤维细胞组成网状基质，其间分布大量管壁薄且无收缩能力的血管，这种血管受损后极易出血。肿瘤常向邻近组织扩张生长，通过裂孔侵入鼻腔、鼻窦、眼眶、翼腭窝及颅内。

2.临床表现

(1)出血：阵发性鼻腔或口腔出血，且常为患者首诊主诉。由于反复大出血，患者常有不同程度的贫血。

(2)鼻塞：肿瘤堵塞后鼻孔并侵入鼻腔，引起一侧或双侧鼻塞，常伴有流鼻涕、闭塞性鼻音、嗅觉减退等。

(3)其他症状：由于瘤体不断增长引起邻近骨质压迫吸收和相应器官的功能障碍，肿瘤侵入邻近结构则出现相应症状，如侵入眼眶则出现眼球突出，视神经受压，视力下降；侵入翼腭窝引起面颊部隆起；侵入鼻腔可引起外鼻畸形；侵入颅内压迫神经，引起头痛及脑神经瘫痪。

3.检查

(1)前鼻镜检查：常见一侧或双侧鼻腔有炎性改变，收缩下鼻甲后，可见鼻腔后部粉红色肿瘤。

(2)间接鼻咽镜或纤维鼻咽镜检查：可见鼻咽部圆形或分叶状红色肿瘤，表面光滑且富有血管；瘤体侵入后鼻孔和鼻腔，可引起外鼻畸形或软腭下陷。

(3)触诊：手指可触及肿块基底部，活动度小，中等硬度，若瘤体侵入颊部，通过触诊可了解瘤体蒂部与邻近部位粘连情况。但触诊应轻柔，因触诊极易引起大出血，临床应尽量少用。

(4)影像学检查：CT和MRI检查可清晰地显示瘤体位置、大小、形态，了解肿瘤累及范围和周围解剖结构的关系。数字减影血管造影可了解肿瘤的血供并可进行血管栓塞，以减少术中出血。

4.诊断　根据病史及检查，结合年龄、性别做出诊断。因肿瘤极易出血，活检应列为禁忌。对于病史不典型或肿瘤扩展至邻近结构而出现相应症状者，有时难以诊断，常需与后鼻孔出血性息肉、鼻咽部脊索瘤及鼻咽部恶性肿瘤鉴别，最后诊断有赖于术后病理学检查。

5.治疗　主要采取手术治疗。根据肿瘤的范围和部位采取不同的手术进路。肿瘤位于鼻咽部或侵入鼻腔鼻窦者，采用硬腭进路；肿瘤侵入翼腭窝者，采用硬腭进路加颊侧切口或面正中揭翻进路；肿瘤侵入颅内者，采用颅颌联合进路。近年来，随着鼻内镜技术的发展，鼻内镜下行鼻咽血管纤维瘤切除术逐渐取代了以上的传统术式，若肿瘤范围局限于鼻咽部或侵及鼻腔鼻窦，甚至部分瘤体侵及翼腭窝、未广泛累及颅底或波及颅内者，均可采用鼻内镜下行鼻咽血管纤维瘤切除术；该术式既能切除肿瘤，又有创伤小、恢复快、不影响面容等优点。术前行数字减影血管造影及血管栓塞和术中进行控制性低血压可减少术中出血。

二、口咽良性肿瘤

口咽良性肿瘤常见的有乳头状瘤、纤维瘤、潴留囊肿、多形性腺瘤及血管瘤等，其他肿瘤如脂肪瘤、淋巴管瘤、畸胎瘤等少见。

1.临床表现　肿瘤较小时多无自觉症状，常于体格检查或检查咽部其他疾病时，偶然发现。肿瘤较大时，可出现咽异感症，甚至可出现吞咽、呼吸及发声功能障碍。乳头状瘤多发生于悬雍垂、扁桃体、腭弓等处，表面呈颗粒状，色白或淡红色，根部带蒂或较宽广。纤维瘤发生部位同乳头状瘤，肿瘤大小不一，呈圆形突起，表面光滑，触之较硬。潴留囊肿多发生于软腭、咽后壁、咽侧壁及扁桃体，呈圆形，表面光滑。多形性腺瘤多发生于软腭，表面光滑。血管瘤常发生于软腭、咽后壁及侧壁，呈紫红色不规则肿块，易出血。

2.治疗　肿瘤较小者，可采用激光、电凝、冷冻等治疗；肿瘤较大时，需采用手术治疗，通常采用经口进路，肿瘤累及咽旁间隙或颈部时，需采用经颈侧进路或颞下窝进路。

三、喉咽良性肿瘤

喉咽良性肿瘤很少发生，偶有发生者多为血管瘤、纤维瘤、脂肪瘤。常发生于梨状窝、咽侧壁及咽后壁。血管瘤表现为红色不规则隆起，易出血，纤维瘤及脂肪瘤则表现为黏膜下隆起。

1.临床表现　早期症状不典型，可有吞咽异物感或哽噎感。血管瘤者可咯血，尤其是进食硬性粗糙食物后即可出血。肿瘤较大者可引起吞咽及呼吸困难。

2.诊断　间接喉镜检查可发现肿瘤，但早期病变难以发现，需行纤维喉镜检查。喉咽部 CT 或 MRI 检查有助于了解病变范围。

3.治疗　血管瘤可采用激光、冷冻等治疗。纤维瘤、脂肪瘤需手术切除。

第二节　鼻咽癌

一、流行病学

鼻咽癌具有明显的地理性差异，以中国华南地区及香港地压发病率最高，世界标化发病率可达20/10万以上,因此鼻咽癌又被称为“广东瘤”。鼻咽癌可发生在各个年龄组,以30~60岁多见,占75%~90%,男女发病率之比为(2~3.8):1。鼻咽癌流行病学具有以下特点。

1.地域聚集性 在欧美大陆及大洋洲鼻咽癌较罕见,发病率大多在1/10万以下。世界范围内的高发区主要在:①中国南方以及东南亚的一些国家如新加坡、马来西亚、菲律宾、文莱是全球鼻咽癌最高发地区,其中又以珠江三角洲和西江流域的各县市,尤其是肇庆、佛山、广州等地最高发,发病率达34.01/10万(男)和11.15/10万(女);②北美洲的美国阿拉斯加州和加拿大西部的因纽特人群,发病率为10/10万(男性)和4,/10万(女性);③非洲北部和西北部的一些国家,发病率为3.4/10万(男性)和1.1110万(女性)。

2.种族易感性 鼻咽癌发病具有明显的人种差异。在世界三大人种中,部分蒙古人种为鼻咽癌的高发人群,其中包括了中国华南地区及东南亚地区的中国人、泰国人、新加坡人及北美洲的因纽特人,以中国人的发病率最高;黑种人次之,而白种人十分罕见。高发区的居民迁居到低发区后仍保持着鼻咽癌的高发倾向。

3.家族聚集现象 鼻咽癌发病具有家族聚集性,在全世界鼻咽癌高发人群中,均有鼻咽癌家族聚集现象,患者一级亲属和二级亲属的发病率明显高于一般群体发病率,其原因可能与鼻咽癌的发病和遗传关系密切有关。广州中山大学附属肿瘤医院的资料显示,21.6%的鼻咽癌患者有肿瘤家族史,其中有鼻咽癌家族史者占12.3%。Albeck等报道,在格陵兰27%的鼻咽癌患者有肿瘤家族史,且主要集中在一级亲属中,大部分为鼻咽癌和腮腺癌。

4.不同国家及地区发病率的时间变化有差异 从目前鼻咽癌流行病学资料来看,大部分国家和地区的鼻咽癌发病率仍相对稳定,但一些国家和地区的鼻咽癌发病率和病死率发生了明显变化。在新加坡、中国香港及中国台湾的鼻咽癌发病率有逐渐下降趋势。

二、解剖学

1.鼻咽的各壁结构 鼻咽近似于一个立方体,它的边界为:前界后鼻孔,上界蝶骨体,后界斜坡和第1、2颈椎,下界软腭。鼻咽侧壁和后壁由咽筋膜构成,咽筋膜顺着岩尖表面向两侧延伸至颈动脉管内侧。鼻咽顶壁向下倾斜与后壁相连。斜坡和蝶骨基底部构成鼻咽顶后壁,是中央颅底和海绵窦的基础。咽鼓管开口于侧壁,包绕咽鼓管软骨的组织形成隆嵴样结构,称为咽鼓管隆嵴。咽鼓管隆嵴与鼻咽顶后壁之间,形成深约1cm的隐窝,称为咽隐窝,是鼻咽癌的好发部位,其上距破裂孔仅1cm,故鼻咽癌常可沿此孔浸润扩展。

2.咽颅底筋膜 咽颅底筋膜位于肌层的深面,形成鼻咽后外侧壁的一层致密结缔组织衬里。其上部最厚,与颊咽筋膜融合成一致密结缔组织层,该筋膜系于颅底,自翼内板游离缘向后,至颞骨岩部颈动脉孔前折向内,经头长肌前方止于咽结节。咽颅底筋膜在颅底附着点的内侧为破裂孔,外侧为卵圆孔。上咽缩肌在鼻咽侧壁齐平鼻底水平以上即阙如,在此上咽缩肌上缘与颅底之间的间隙,即称莫干尼窦(Morgagni窦)。窦中有咽鼓管和腭帆提肌通过。

咽颅底筋膜是防止肿瘤扩散的重要屏障，但其有2个薄弱的地方，成为肿瘤扩散的途径：①尽管破裂孔部分封闭的纤维软骨能阻止肿瘤扩散，但肿瘤仍可以通过破坏破裂孔周围结构向颅内扩散；②通过莫干尼窦向后外侧扩散。

咽颅底筋膜的外侧为咽旁间隙，其包括茎突前间隙、茎突后间隙以及咽后间隙3个部分。茎突后间隙又称颈动脉鞘区，自内而外有颈内动脉、第Ⅸ～Ⅻ对脑神经。交感神经节、颈内静脉及颈静脉淋巴结链在此穿行。咽后淋巴结内侧组及外侧组（Rouviere淋巴结）位于咽后间隙内。

3.鼻咽相关的颅底孔及结构　颅底有很多血管和神经穿行的孔隙，如破裂孔、卵圆孔、圆孔等天然孔道，是鼻咽癌向周围扩散的潜在路径。

4.鼻咽癌的扩展途径

（1）向前扩展：肿瘤向前侵犯鼻腔，容易通过蝶腭孔浸润翼腭窝，一旦肿瘤侵犯翼腭窝，则可以：①沿着三叉神经第2支侵犯圆孔；②侵犯眶下裂、眶尖，通过眶上裂进一步侵犯颅内；③侵犯颞下窝，进而累及咀嚼肌或破坏翼突基底部，还可能沿着三叉神经第3支进入卵圆孔和侵犯颅内；④沿着翼神经侵犯翼管，进而侵犯颞骨岩尖。

（2）向外侧扩展：直接通过咽颅底筋膜或间接通过莫干尼窦浸润咽旁间隙，往外进一步侵犯颞下窝和咀嚼肌间隙，累及翼肌。从咀嚼肌间隙沿三叉神经第3支浸润卵圆孔和海绵窦。

（3）向后扩展：向后浸润咽后间隙和椎前肌，向后外侧侵犯颈静脉孔和舌下神经管，可引起舌下神经麻痹。晚期患者偶尔会侵犯颈椎。

（4）向下扩展：肿瘤沿黏膜下侵犯口咽、累及扁桃体窝。尽管影像学没有异常，但内镜可以发现侵犯。

（5）向上扩展：鼻咽癌颅内侵犯可以通过不同途径，包括破裂孔、卵圆孔和破坏颅底骨质。通过破裂孔侵犯蝶窦及海绵窦或直接破坏斜坡、蝶骨基底部进一步侵犯海绵窦。

5.鼻咽的淋巴引流　鼻咽毛细淋巴管网丰富，通常可出现双侧或对侧淋巴结转移。鼻咽癌的转移途径通常沿淋巴管引流的方向依次出现转移，较少出现跳跃转移现象。鼻咽癌的前哨淋巴结是咽后淋巴结（Rouviere淋巴结）和二腹肌淋巴结，然后引流至颈内静脉和副神经链淋巴结。

三、分子生物学

随着对鼻咽癌发生发展过程中分子生物学及遗传学机制研究的不断深入，发现了与鼻咽癌相关的基因及相关分子，下面举例说明。

1.病因相关的分子标志物　亚硝胺类代谢基因CYP2A6的基因多态性在鼻咽癌的易感性中扮演非常重要的角色，很可能成与鼻咽癌病因相关的一个标志物。XRCC1是一种DNA损伤修复基因，它最常见的两个单核苷酸多态性（codons 194 Arg→Trp和399 Arg→Gln）与鼻咽癌的发生相关，而且与吸烟有协同作用。

2.发病机制相关的分子标志物　RASSFIA基因是位于3p21.3上的鼻咽癌候选抑癌基因之一，属于ras区域相关家族基因。RASSFIA的肿瘤抑制功能关系到DNA修复系统和 ras 依赖性调节。70%～80%的鼻咽癌原发肿瘤有 RASSFIA 启动子的超甲基化，CPG 岛甲基化是鼻咽癌发生的重要事件，对鼻咽癌的早期诊断、侵袭转移及治疗均有指导意义。KIAA1173 位于染色体 3p22.1，其在正常鼻咽部黏膜上皮表达水平很高，但在鼻咽癌组织表达明显下调，表明其可能与鼻咽癌的发生相关。

3.分子诊断标志物　SPLUNC1 在鼻咽癌发生的极早期阶段起固有免疫保护作用。它在鼻咽上皮的不典型增生阶段表达下调，参与鼻咽癌发生的早期，可用于鼻咽癌的早期诊断与患病风险筛查，是鼻咽癌早期预警的重要分子标志物。研究显示通过鼻咽拭子检测基因 CDH13（其编码细胞黏附分子 H-cadherin）的异常甲基化来诊断鼻咽癌有高度的敏感性（81%）和特异性（100%），可以作为早期诊断指标。在鼻咽癌细胞系蛋白质组学研究中应用 SDS-PAGE 和 MS，并通过 Western Blotting 分析显示纤维连接蛋白和纤溶酶原激活物抑制药 1 有助于鼻咽癌的诊断。

4.疗效监测分子标志物　中国香港伊丽莎白医院通过对鼻咽癌、肺癌、良性甲状腺瘤和正常个体的血清样本进行蛋白质分析研究，得出血清淀粉样蛋白（SAA）是鼻咽癌相对特异的、具有监视鼻咽癌是否复发的重要生物学指标。串联质谱和免疫亲和分析发现两种物质 α 胰蛋白酶抑制药前体和血小板因子Ⅳ很有可能成为鼻咽癌化疗疗效观察指标。

5.预后相关的分子标志物　鼻咽癌 PcG 蛋白 Bmi-1 表达水平升高与鼻咽癌的预后及转移有关。新近发现鼻咽上皮细胞 Bmi-1 的过表达会启动上皮间质转化（EMT），增加鼻咽上皮细胞的移动性，而前者正是癌症侵入的一个关键性细胞过程，Bmi-1 增多会提高 Snail 因子的稳定性——这是与 EMT 有关的转录抑制因子，还会引起肿瘤抑制因子 PTEN 的减少。Barsela 等研究发现类肝素酶的表达与鼻咽癌患者的预后呈负相关，提示类肝素酶是一种可靠的预后标志物。中南大学通过激光显示微切割和蛋白质组学技术发现了一些新的分子预后指标，包括 cathepsin D、stathmin、14-3-3sigma 和 annexin I。

6.靶向治疗相关的分子标志物　EGFR 是一种膜糖蛋白，其细胞外部分与 EGF 相结合，可使细胞内的酪氨酸激酶活化，从而调节细胞的生长、分化。体内外实验证明，EGFR 过度表达可增加肿瘤细胞的侵袭性和转移性，对放疗、化疗的敏感性下降。晚期鼻咽癌 EGFR 的阳性率高达 89%，EGFR 高表达是鼻咽癌局部区域复发的独立预后因素。EGFR 靶向治疗已成为鼻咽癌的治疗手段之一。内皮素受体 A（ETAR）激活能促进细胞增殖、抑制细胞凋亡、促进血管生成，参与肿瘤的生长和转移。鼻咽癌组织中 ETAR 的阳性率达 73.9%，其表达水平与鼻咽癌患者的远处转移风险有关。实验研究显示 ETAR 阻滞药 ABT-627 能抑制鼻咽癌的生长和转移，并增加化疗的敏感性。ETAR 可能是鼻咽癌治疗的新靶点。

7.与 EB 病毒相关的分子标志物　LMP-1 是已被肯定的 1 种 EB 病毒致癌蛋白，其蛋白结构与肿瘤坏死因子受体（TNFR）相似，可通过它的 C-末端与 TNFR 相关因子结合，干扰正常 TNFR 的信号转导。上皮细胞中 LMP-1 过度表达，可能具有启动鼻咽上皮细胞异型增生的作用，参与鼻咽癌多阶段癌变的早期致癌阶段，并对维持细胞恶性状态也是必要的。大量研究证实，EBV 能使细胞转化及永生化，而 LMP-1 在其中起重要作用。鼻咽癌患者血液循环中的 EB 病毒 DNA 是一种游离的 DNA 片断，并不是完整的病毒颗粒。

目前大量研究表明监测鼻咽癌患者血浆中游离的EBV DNA对于鼻咽癌分期、判断预后、监测治疗后复发和远处转移都具有重要临床意义。

miRNAs与癌症及病毒的关系是目前研究的热点。2004年,Pfeffer等报道在EBV基因组中发现了5个miRNAs,每个都能调节病毒基因参与潜伏和宿主细胞基因的表达,EBV成为第一个被发现的能编码miRNAs的人病毒。随着研究手段的不断创新和普及,在鼻咽癌的细胞系及组织标本中相继发现了很多差异表达的miRNAs,如miR-29c、miR-216、miR-217、miR-145a、miR-146a、miR-195、miR-15a、BART miRNA等,它们在鼻咽癌细胞系/组织中表达上调或下降,或参与调控相关蛋白表达,或参与信号通路调节等,与肿瘤生长增殖,转移侵袭及与鼻咽癌的发生发展关系密切。

四、病因

鼻咽癌特征性的地理学和人口统计学分布、发展趋向和移民中的发病模式,反映了鼻咽癌起因中遗传易感性、EB病毒感染和环境因素(饮食和非饮食)之间的相互作用。

1.遗传易感性　鼻咽癌的发病具有种族特异性和家族聚集现象。人类白细胞抗原的表型和鼻咽癌的发病风险之间有相关性。有报道一些酶如GSTM1和CYP2E1的基因多态性可以影响鼻咽癌的易感性。广州中山大学肿瘤防治中心通过对32个鼻咽癌高发家系的遗传连锁分析,把鼻咽癌的易感基因定位在4p15.1-q12的14cm的区域。这是鼻咽癌研究的重大突破,为鼻咽癌易感基因的捕获提供了第一条重要线索。随后通过对散发鼻咽癌的全基因组扫描相关研究,发现白细胞抗原和其他3个基因(TN-FRSF19、MDSI-EVI1及CDKN2A/2B)是鼻咽癌的易感基因,能显著影响鼻咽癌的发病风险。

2.EB病毒感染　除种族因素以外,EB病毒感染与鼻咽癌的发病关系密切,已证明EBV对鼻咽癌的发生起重要作用。证据包括以下几点。

(1)全部鼻咽癌细胞表达EBV的DNA或RNA。

(2)鼻咽癌患者血清中检测到的EB病毒相关抗体(如VCA-IgA、EA-IgA),无论是抗体阳性率,还是抗体效价都比正常人和其他肿瘤患者明显增高,且其抗体效价水平与肿瘤负荷呈正相关,随病情的好转或恶化而相应地下降或升高。

(3)EBV呈克隆性附加体的形式,表明此病毒是克隆性增生之前进入肿瘤细胞内的。

(4)鼻咽癌先兆区域中EBV阳性,正常的鼻咽上皮内呈阴性。

因此,1997年IARC认为已有足够证据证明EBV为Ⅰ类致癌物质,与鼻咽癌密切相关。但是,在致瘤过程中EBV的致癌作用发生相对较晚。

3.环境因素　鼻咽癌发病的地区聚集性反映了同一地理环境和相似生活饮食习惯中某些化学因素致癌的可能性。近年的研究发现以下物质与鼻咽癌的发生有一定的关系。

(1)高发区人群嗜食的咸鱼、腌肉、腌菜中亚硝酸盐含量非常高。腌制食品中的高浓度挥发性亚硝酸盐被认为是鼻咽癌发展中的假设性致癌物质。亚硝酸盐分解的产物主要为亚硝胺及其化合物。其中的二甲基亚硝胺和二乙基亚硝胺已被证实可诱发大白鼠鼻腔或鼻窦癌。

(2)其他可能的环境因素包括吸烟、职业性烟雾、化学气体、灰尘、甲醛的暴露和曾经接受过放射线照射等。

五、病理分型

2005 年 WHO 将鼻咽癌的病理类型分为 3 型：非角化性癌（分化型或未分化型）、角化性鳞状细胞癌和基底细胞样鳞状细胞癌。在鼻咽癌高发区，如中国香港，95%以上属于非角化性癌，而在低发区，如美国，角化性鳞状细胞癌的比例高达 25%。

六、TNM 分类及分期

根据肿瘤的生长范围和扩散的程度，按美国癌症分期联合委员会（AJCC）（2002）第 7 版的方案如下。

1.TNM 临床分类

T——原发肿瘤。

T_x：原发肿瘤不能确定。

T_0：无原发肿瘤之证据。

T_{is}：原位癌。

T_1：肿瘤局限于鼻咽，或累及口咽或鼻腔。

T_2：侵犯咽旁间隙。

T_3：颅底骨质和（或）鼻窦受累。

T_4：侵犯颅内、脑神经、下咽、眼眶、颞下窝/咀嚼肌间隙。

N——区域淋巴结转移。

N_x：区域淋巴结转移不能确定。

N_0：无区域淋巴结转移。

N_1：淋巴结直径不超过 6cm，单侧锁骨上窝以上区域淋巴结转移，单侧或双侧咽后淋巴结转移。

N_2：淋巴结直径不超过 6cm，双侧锁骨上窝以上区域淋巴结转移。

N_3：一个或数个淋巴结转移。

N_{3a}：淋巴结直径大于 6cm。

N_{3b}：进入锁骨上窝。

M——远处转移。

M_x：远处转移不能确定。

M_0：无远处转移。

M_1：有远处转移。

2.分期

Ⅰ期：$T_1N_0M_0$。

Ⅱ期：$T_1N_1M_0$，$T_2N_{0\sim1}M_0$。

Ⅲ期：$T_{1\sim2}N_2M_0$，$T_3N_{0\sim2}M_0$。

Ⅳ期 A：$T_4N_{0\sim2}M_0$。

Ⅳ期 B：任何 TN_3M_0。

Ⅳ期 C:任何 T 任何 N M_1。

七、临床表现

1.鼻咽局部症状

(1)涕血与鼻出血:70%的患者有此症状,其中 23.2%的患者以此为首发症状来就诊。常表现为回吸性血涕,由于肿瘤表面的小血管丰富,当用力回吸鼻腔或鼻咽分泌物时,软腭背面与肿瘤表面相摩擦,小血管破裂或肿瘤表面糜烂、溃破所致。轻者表现为涕血,重者可引起鼻咽大出血。

(2)鼻塞:约占 48%。鼻咽顶部的肿瘤常向前方浸润生长,从而导致同侧后鼻孔与鼻腔的机械性阻塞。临床上大多呈单侧性鼻塞且日益加重,一般不会出现时好时差现象。

(3)耳鸣与听力下降:分别占 51.1%~62.5%和 50%。位于鼻咽侧壁和咽隐窝的肿瘤浸润、压迫咽鼓管,造成鼓室负压,引起分泌性中耳炎所致。听力下降常表现为传导性耳聋,多伴有耳内闷塞感。

(4)头痛:约占初发症状的 20%,确诊时 50%~70%的患者伴有头痛。以单侧颞顶部或枕部的持续性疼痛为特点。其原因可能是肿瘤压迫、浸润脑神经或颅底骨质,或合并感染颅底骨膜受刺激,抑或是血管受刺激引起的反射性头痛。

2.脑神经损害的症状　人体的 12 对脑神经均可受鼻咽肿瘤的压迫或侵犯,其发生率在确诊时为 34%。根据不同脑神经受损会引起相应的症状,如黑蒙、复视、眼睑下垂、眼球固定、面麻、声嘶、言语障碍或吞咽困难等。鼻咽癌患者脑神经损伤部位主要发生在各条脑神经远离颅(或更低)的部位,而非中枢性损害,临床上常见多对脑神经相继或同时受累,其中以三叉神经(发生率 26.8%)、展神经(发生率 17.61%)、舌下神经(发生率 13.14%)和舌咽神经(发生率 11%)受累最多,而嗅神经、面神经和听神经受累较少。

鼻咽癌向上直接浸润和扩展,可破坏颅底骨质,或经颅底自然孔道或裂隙,侵入颅中窝的岩蝶区(包括破裂孔、颞骨岩尖、卵圆孔和海绵窦区),使第Ⅲ、Ⅳ、Ⅴ1、Ⅴ2 对和第Ⅵ对脑神经受侵犯,表现为上睑下垂、眼肌麻痹、三叉神经痛或脑膜受刺激所致颞区疼痛等(眶上裂综合征),若尚有第Ⅱ对脑神经受侵,表现为眶尖或岩蝶综合征。

当鼻咽癌扩展至咽旁间隙的茎突后区,或咽旁淋巴结转移向深部压迫、浸润时,可累及第Ⅸ、Ⅹ、Ⅺ、Ⅻ对脑神经和颈交感神经。同侧颈交感神经受到损害时表现为 Honer 综合征(病侧睑裂变窄、瞳孔缩小、眼球内陷和病侧少汗或无汗)。

3.颈部淋巴结转移　尽管只有 18%~66%的病例因颈部肿块就诊,60%~87%的首诊患者体格检查发现有颈淋巴结转移,40%~50%的患者发生双侧颈淋巴结转移。淋巴结转移的部位最多见于颈深上二腹肌下淋巴结,其次是颈深中组淋巴结和副神经链淋巴结。

4.远处转移　确诊时约有 4.2%的患者已出现远处转移,以骨转移最常见,肺和肝转移次之。患者可因肿瘤转移所致的骨痛、骨折、咳嗽、血丝痰、胸痛、肝区痛等症状就诊。

八、辅助检查

1.EB病毒血清学检查

(1)VCA-IgA和EA-IgA:鼻咽癌的发生与EB病毒感染密切相关,几乎100%的非角化性鼻咽癌患者血清中有抗EB病毒抗体存在。应用最广泛的是检测血清中EB病毒VCA-IgA和EA-IgA。根据文献报道,这些抗体在鼻咽癌的阳性率为69%~93%。

(2)血浆EB病毒游离DNA检测:大量研究证实EB病毒DNA分子是一种良好的鼻咽癌标志物,可以广泛应用于鼻咽癌的早期诊断、预后判断、疗效监测、临床分期等各个方面。利用定量PCR检测血浆EB病毒游离DNA的水平,其敏感性可高达96%。治疗前和治疗后EBV DNA水平与鼻咽癌的预后有明显相关性。因此,建议在治疗前检查、诊断以及治疗后随访中增加EB病毒DNA定量检测项目。

2.间接鼻咽镜检查及内窥镜检查

(1)间接鼻咽镜检查:间接鼻咽镜检查是诊断鼻咽癌必不可少的最基本、最经济的检查手段。一般情况下,大多数患者可在间接鼻咽镜下窥视到鼻咽各壁的正常结构,或观察到鼻咽腔内有无肿块及鼻咽黏膜有无糜烂溃疡、出血坏死等异常改变。

(2)鼻咽内镜检查:内镜检查已经逐渐成为鼻咽部疾病的常规检查方法之一,可直视鼻腔及鼻咽腔内病变,尤其是位于咽隐窝深处和咽鼓管咽口处的细微病变,并可以直接钳取活检。

3.原发灶及颈部淋巴结活检病理检查　鼻咽癌患者应尽量取鼻咽原发灶的组织送病理检查,在治疗前必须取得明确的组织学诊断。一般采用经鼻咽内镜直视下进行活检取得病理检查证实。鼻咽重复活检病理阴性或当患者仅有颈部淋巴结增大而原发灶无法获得明确病理诊断才考虑颈部淋巴结的活检。

4.影像学检查

(1)增强MRI和CT检查:增强MRI和CT检查可清楚地显示鼻咽腔内病变及其侵犯的部位、浸润的范围以及了解淋巴结、骨、肺和肝的转移情况。MRI较CT的软组织分辨率较高,能较早地显示肿瘤对骨质的浸润情况,且能同时显示横断面、冠状面和矢状面的图像,因而MRI在鼻咽癌的诊断及了解病变侵犯范围较CT更有价值。鼻咽癌的MRI扫描序列通常要求包括:横断面及冠状面T_2加权序列、横断面T_1加权平扫序列、横断面及冠状面T_1加权对比增强抑脂序列、矢状面T_1加权平扫及对比增强。

(2)胸部正侧位X线片:胸部正侧位X线是排除肺部及纵隔淋巴结转移的基本检查方法。

(3)超声影像检查:彩色多普勒超声对颈部转移淋巴结的诊断符合率约为95%,高于MRI和CT的结果。腹部超声检查有助于发现腹部有无淋巴结转移及脏器转移。

(4)放射性核素骨显像(ECT):ECT对鼻咽癌骨转移有较高的诊断价值,其灵敏度较高,一般比X线早3~6个月发现骨转移。值得注意的是,ECT缺乏特异性,存在一定的假阳性,如曾有骨外伤史或骨炎症者,ECT也会显示放射性浓聚病灶。因此,ECT的诊断应综合病史、查体、X线片或CT/MRI等考虑。

(5)正电子发射计算机断层显像(PET/CT):PET 是一种功能显像,可提供生物影像的信息,并可与 CT 进行融合形成 PET/CT 的图像,有助于发现原发灶、颈转移淋巴结及远处转移灶。中国台湾长庚纪念医院的研究结果显示 PET/CT 在诊断骨转移及肺转移较常规检查敏感,PET 诊断远处转移的敏感性高达 100%,特异性为 96.9%。Yen 等报道用 PET 检测 M_0患者发现隐匿性远处转移发生率很高。140 例连续收治的经常规检查临床分期为 M_0的鼻咽癌患者,18 例(12.8%)发现远处转移,纵隔淋巴结为最常见部位,肺、肝、骨次之。临床中对 $N_2 \sim N_3$患者可考虑进行 PET/CT 检查。

九、诊断与鉴别诊断

1.诊断要点　诊断的主要手段有间接鼻咽镜下鼻咽活检、经鼻内镜下鼻咽病理活检、血清学检查和鼻咽影像学平扫加增强扫描检查。

(1)鼻咽癌的确诊有赖于病理活检。有时需多次活检才能取得阳性结果。应尽量进行鼻咽部活检,只有当多次鼻咽活检阴性才考虑行颈淋巴结活检。

(2)对于首诊鼻咽癌,应根据临床表现及影像学检查结果进行 TNM 分期和临床分期,以便治疗方案的确定及预后评估。

(3)虽无临床表现,但有下列情况之一者,为鼻咽癌高危人群,应仔细进行鼻咽部检查,必要时活检。①EB 病毒 VCA-IgA 抗体滴度≥1∶80;②EB 病毒 EDAb≥60%;③EB 病毒 VCA-IgA(≥1∶5),EA-IgA(≥1∶5)、EDAb(≥30%)三项指标中任何两项为阳性;④EB病毒 VCA-IgA、EA-IgA、EDAb 三项指标中,任何一项持续高滴度或滴度持续升高。

2.鉴别诊断

(1)恶性淋巴瘤:起源于鼻咽的淋巴组织,一般为中、高度恶性的非霍奇金淋巴瘤。临床表现以鼻咽症状或颈部肿物为主,但与鼻咽癌相比,头痛与脑神经麻痹的症状少见。患者多伴有全身多处淋巴结大,如颈部、腋下、腹股沟、纵隔等部位淋巴结大,以及发热、肝大、脾大等全身症状和体征。鼻咽部肿块常表现为黏膜下球形隆起,光滑,少有溃疡坏死,颈部淋巴结质地较软,或中等硬度呈韧性感,单个或多个融合为分叶状,但活动度较好。确诊主要依靠病理活检。

(2)鼻咽纤维血管瘤:是鼻咽部最常见的良性肿瘤。该病好发于青少年,尤以男性多见,常见的症状为鼻咽反复出血,常无淋巴结增大,少见头痛和脑神经症状。镜下可见鼻咽部圆形或分叶状肿物,表面光滑而血管丰富,呈暗紫红色,触之质韧,极易出血。CT/MRI 增强扫描或 MRA 可确诊。临床上一旦怀疑为鼻咽纤维血管瘤,钳取活检时应慎重,以免大出血。应在手术室活检或整体肿物切除手术,术后病理检查确诊。

(3)鼻咽结核:多见于青年人。鼻咽结核病变常位于顶壁、顶后壁,呈糜烂、浅表溃疡或肉芽样小结节,表面分泌物多。颈部增大淋巴结质较硬,常与周围组织粘连,有时有触痛。常伴有午后低热、乏力、盗汗等全身症状,多无头痛及脑神经麻痹症状。可同时有其他结核病灶或既往结核病病史。临床与鼻咽癌鉴别较为困难,确诊依赖于病理检查。

(4)颅底脊索瘤:脊索瘤是由胚胎发育时残存的脊索发生的肿瘤,位于中线骨骼部位。发生于颅底斜坡者约占全部脊索瘤的 1/3。以 30~50 岁多见,男性多于女性。脊索瘤的特点属于低度恶性,生长慢,以局部侵袭性生长为主,可有溶骨性破坏。临床表现以头痛、脑神经麻痹及中线部位的颅底骨质破坏为特征。肿瘤向颅内生长,也可向下侵至鼻咽顶或顶后壁,呈现黏膜下肿物隆起,颈部无肿大淋巴结。CT/MRI 检查有助于诊断,经鼻腔肿物活检或立体定向穿刺活检可明确诊断。

(5)鼻咽囊肿:鼻咽潴留性囊肿好发于鼻咽顶壁,一般直径较小,表现为圆形肿物,表面光滑、半透明,一般根据外观即可确诊。用活检钳压迫时有波动感,活检时可有乳白色液体流出。

(6)鼻咽增生性病变:多为顶壁、顶后壁单个或多个淋巴滤泡样小结节,无溃疡坏死,黏膜光滑可伴有充血。无头痛和颈部淋巴结增大,在诊断困难时则依靠病理确定。

(7)腺样体增殖:腺样体在儿童和青少年常见,随着年龄的增长逐渐萎缩,但也有部分人萎缩不完全。典型的腺样体见于青少年,在鼻咽顶壁有几条纵形脊隆起,两隆起之间呈沟状,表面光滑呈正常黏膜色泽,常易于辨认,无须活检。当合并感染时,可明显肿大成结节状,有脓性分泌物。可局部冲洗抗感染观察,个别患者需行活检排除鼻咽癌。

十、治疗

(一)无远处转移的初治鼻咽癌患者的治疗

1.治疗原则　放射治疗是鼻咽癌的主要治疗手段,早期病例通过单纯放疗可以取得很好的疗效。对于中、晚期患者,以同时期放疗、化疗为主的综合治疗已成为目前标准治疗模式。治疗前的评估项目包括血常规、血型、尿常规、生化常规、肝炎 10 项、USR、HIV 抗体、VCA-IgA、EA-IgA、EBV DNA 拷贝数、鼻内镜检查及活检、鼻咽和颅底至锁骨增强 MRI 和(或)CT、胸部正侧位 X 线、腹部超声、骨 ECT、心电图及口腔检查等。Ⅲ~Ⅳ期患者建议胸、腹部增强 CT 或 PET/CT 检查。根据 NCCN 2010 指南(第 2 版),参考 2010 年《头颈部肿瘤综合治疗专家共识》,以第 7 版 AJCC 分期为基础,根据不同的 T、N 组合,鼻咽癌的治疗原则如下。

(1)$T_{1\sim2}N_0M_0$患者:鼻咽根治性放疗和颈部的预防性放疗。

(2)$T_{1\sim2}N_1M_0$患者:选择单纯根治性放疗或同时期放疗、化疗±辅助化疗。

(3)$T_{1\sim4}N_{2\sim3}M_0$和 $T_{3\sim4}N_{0\sim1}M_0$患者:推荐同时期放疗、化疗±辅助化疗的治疗模式(1 类证据);诱导化疗加同时期放疗、化疗也可以作为一种治疗选择(3 类证据)。

(4)放射治疗技术:IMRT 技术的使用可以明显地提高鼻咽癌的疗效以及更好地保护其周围的正常组织,提高长期存活患者的生存质量,因此尽可能采用 IMRT 作为鼻咽癌的主要放疗技术。

2.放射治疗

(1)适应证与禁忌证:鼻咽癌患者除有明显的放疗禁忌证,都可以予以放射治疗,但应根据患者具体的情况,进行根治性或姑息性放疗。出现以下情况的患者不适宜放疗:①一般情况极差,有严重的难以缓解的并发症;②多发性远处转移致恶病质;③同一部位多程放疗后肿瘤未控、复发或再转移;④需再放疗的部位已发生明显严重后遗症。

(2)靶区的确定与勾画

1)肿瘤区(gross target volume,GTV):是指临床检查和各种影像学技术能够发现的肿瘤,包括原发灶和转移淋巴结(和远处转移灶),是个临床解剖学概念。鼻咽癌的GTV包括鼻咽原发肿瘤、咽后淋巴结和所有的颈部转移淋巴结。一般采用下标来定义原发灶和转移淋巴结,鼻咽大体肿瘤区(GTV_{nx}),临床检查发现及影像学检查显示的鼻咽肿瘤及其侵犯范围。颈部大体肿瘤区(GTV_{nd}),临床触及和(或)影像学检查显示的颈部增大淋巴结。MRI颈部转移淋巴结诊断标准:①横断面图像上淋巴结最小径≥10mm;②中央坏死,或环形强化;③同一高危区域≥3个淋巴结,其中1个最大横断面的最小径≥8mm;④淋巴结包膜外侵犯;⑤咽后淋巴结,最大横断面的最小径≥5mm。

2)临床靶区(clinical target volume,CTV):是一个临床解剖学概念,根据ICRU62号报告,它是根据GTV的大小、范围以及肿瘤的生物学行为来确定的。头颈部肿瘤的病理研究表明,在肉眼可见肿瘤区域(GTV)周围,通常肿瘤细胞密度较高,其密度接近于GTV边缘的肿瘤细胞密度,而向外周扩展时肿瘤细胞密度则逐渐降低(通常约在GTV周围1cm范围内);鼻咽黏膜下丰富的毛细淋巴管网,使肿瘤极易沿黏膜下扩展,即使肿瘤局限于一侧壁,对侧壁仍存在一定的受侵概率。莫浩元等对50例临床检查及CT扫描显示肿瘤不超过中线的鼻咽肿瘤行多点活检,结果顶后壁和对侧隐窝的阳性率为44%和18%。由此可见,GTVnx及其周围0.5~1cm的区域和整个鼻咽黏膜下0.5cm的范围存在微小病灶的概率极高,应给予较高的照射剂量。此外,长期的临床研究还发现,斜坡前部、颅底、咽旁和咽后间隙、翼腭窝、蝶窦、鼻腔和上颌窦后1/3等和颈部淋巴结也为鼻咽癌较易侵犯和转移的部位,即使肿瘤局限于鼻咽腔内,这些部位也应包括在照射范围内并给予预防剂量。因此,在划分CTV时,将存在微小病灶概率极高的范围命名为CTV1(高危区),将CTV1外较易侵犯的区域与GTVnd及所在淋巴结引流区和转移可能性较高(需预防照射)的颈部阴性区域遵循鼻咽与上颈部作为统一连续靶区的原则统一连续勾画并命名为CTV2。

3)计划靶区(planning target volume,PTV):主要为了补偿器官和患者移动、摆位以及系统误差所产生的影响,保证GTV及CTV受到处方剂量的照射而设置。CTV基础上外放一定范围(margin),CTV+"margin"即为PTV。在鼻咽癌,由于头颈部受呼吸、心搏等的影响较小,治疗过程中靶器官运动相对较小。Margin主要是摆位误差和系统误差。各中心需根据自己实际情况确定"margin"。

(3)常规二维放射治疗

1)照射野设计:鼻咽癌外照射的基本射野,应用低熔点铅挡块面颈联合野的等中心照射技术。第1段采用面颈联合野±下颈前野,给予34~36Gy;第2段采用面颈联合缩野(避开脊髓)+颈后电子线野±下颈前野(或采用双耳前野+双颈或半颈前野),给予14~16Gy,使鼻咽中心和颈部剂量达到50~52Gy;第3段设双耳前野(18~20Gy)±颈局部电子线野(10~20Gy),使鼻咽中心剂量达68~70Gy,颈部淋巴结转移灶局部达60~70Gy。若疗程结束时鼻咽肿瘤残留可加第4段针对肿瘤残留区局部野,给予8~10Gy。该技术具有以下优点,即遵从全靶区照射的原则;按照靶区形状设计照射野,较好地保护了相邻的正常组织;使咽旁间隙及上颈部得到充分的照射剂量;避免了面颈分野造成剂量的“热点”落在后组脑神经出颅点;照射时采用同一体位,摆位重复性好等。

面颈联合野+面颈部联合缩野+颈部后电子线野+下颈部前野应作为常规鼻咽癌放射的基本设计野方案。在此基础上,仍必须根据患者的具体情况进行合理的个体化设计,达到提高肿瘤控制率、改善生存质量的要求。为全面合理覆盖靶区,可根据具体情况加用辅助野以提高靶区剂量。常用辅助野为鼻前野、颅底野、筛窦野、咽旁野和颈部小野。

2)处方剂量:鼻咽癌最常用的剂量分割方法是每周连续照射5天,每天1次,分割剂量每次1.8~2Gy。根治量原发灶区给予70~72Gy,受累淋巴结给予60~70Gy,预防剂量给予50~54Gy。

(4)调强放射治疗(IMRT)

1)IMRT治疗鼻咽癌的效果:IMRT在剂量学和放射生物效应方面较传统放射治疗技术更具优势,它能最大限度地将放射剂量集中在靶区内以杀灭肿瘤细胞,并使周围正常组织和器官少受或免受不必要的放射,从而提高放射治疗的增益比,已成为鼻咽癌放射治疗的首选。美国加州大学2002年率先报道了应用IMRT治疗Ⅰ~Ⅳ期鼻咽癌患者67例,中位随访时间31个月,4年局部控制率、无远处转移生存率和总生存率分别为97%、66%和88%。随后国内外其他肿瘤中心也分别报道了鼻咽癌IMRT的临床结果。这些临床研究的入组病例大多为中晚期鼻咽癌,结果显示,局部控制率、区域控制率大多在90%以上,总生存率也获得了较好的改善,但无远处转移生存率仍不够理想,远处转移成为治疗失败的主要原因。广州中山大学肿瘤防治中心的512例接受IMRT和764例常规二维治疗的鼻咽癌患者资料的回顾分析显示IMRT的局部控制率较常规放疗明显提高,特别是T_1的患者(5年无局部复发生存率100%和94.4%;$P=0.016$)。

2)IMRT对正常组织的保护作用:IMRT通过降低腮腺、颞叶、听觉结构和视觉结构的照射剂量,在降低鼻咽癌的远期毒性方面起到显著作用。IMRT对腮腺功能的保护作用已经明确,尤其在早期鼻咽癌中。Pow等比较了IMRT和常规放射技术对早期鼻咽癌治疗后涎腺功能的影响。放疗后12个月随访时发现,在IMRT组,刺激性全唾液流量、刺激性腮腺唾液流量至少恢复25%以上的患者分别占50%和83.3%,而常规放射技术组仅有4.8%和9.5%。

3)IMRT靶区勾画的原则:因为IMRT的剂量分布高度适形,所以准确勾画靶区就成为调强放射治疗过程的关键。鼻咽癌放疗的靶区各治疗中心均遵循ICRU 50号及62号报告的标准确定。GTV的勾画相对较易,且争议较少。CTV根据GTV的范围及鼻咽癌的生物学行为确定,而非简单地将GTV均匀地外放一定边界。界定CTV有较大难度,目前主要参照原来常规照射的经验,国内外各肿瘤治疗中心界定的CTV范围大同小异。Liang等对943例初治鼻咽癌患者的MRI影像的研究,发现鼻咽癌有从邻近到远处的局部扩散趋势。所以,选择性的照射鼻咽邻近区域,个体化勾画CTV是合理的,可以在保证局部控制率的前提下,更好的保护鼻咽周围的正常组织。

如果放射治疗前曾行诱导化疗,在计划CT上勾画靶区应非常慎重,一定要兼顾考虑化疗前肿瘤侵犯程度,而且剂量不能降低。因为化疗是一级动力学杀灭肿瘤细胞,诱导化疗后的完全缓解并不等于病理的完全缓解。另外,敏感细胞杀灭后,残留的肿瘤干细胞可能出现放疗抗拒。

4)靶区处方剂量和剂量规定:一般采用同步加量(SIB)技术,剂量分割方法是每周连续照射5天,每天1次。鼻咽、上颈部及下颈部如果采用同一IMRT计划,靶区的剂量建议(RTOG 0615)为PGTVnx(PTV70),33次70Gy(每次2.12Gy);PGTVnd(PTV63、PTV70)33次63~70Gy(每次1.9~2.12Gy);PTV1(PTV59.4),33次59.4Gy(每次1.8Gy);PTV2(PTV54),33次54Gy(每次1.64Gy)。下颈部、锁上也可以采用常规前野照射,如无淋巴结转移,给予25次50Gy,如有淋巴结转移,给予60~70Gy根治量。所有处方剂量均为PTV/PRV所接受的剂量,根据RTOG 0615的定义,处方剂量为95%的PTV体积所接受的最低吸收剂量。

5)颈部淋巴引流区的分区:为准确地在CT/MRI断层扫描图上勾画颈部靶区(特别是CTV),2003年DAHANCA、EORTC、GORTEC、NCIC、RTOG等研究机构经过讨论,对颈部淋巴结分区达成共识。需注意该共识是建立在非鼻咽癌的其他头颈部肿瘤的经验上,对鼻咽癌淋巴结分区的指导意义尚不够完整,在其标准中特别加注了说明,如Ⅴ区的下界在鼻咽癌需参考何氏三角,目前仅用于N_0患者的勾画。2003年Clifford Chao所著的头颈部肿瘤的调强放射治疗书中,特别提出了比较适应鼻咽癌淋巴结分区的影像学分区标准,其Ⅱ区上界的定义更符合鼻咽癌的临床表现。2006年Gregoire等在2003年颈部淋巴结阴性的基于CT影像的颈部淋巴结分区标准基础上,对淋巴结阳性时的颈部靶区勾画进行了补充,增加茎突后区[上界为颅底(静静脉孔),下界为Ⅱ区上界]及锁骨上窝(上界为Ⅳ和Ⅴ区的下界,下界为胸锁关节),对鼻咽癌来说有一定参考意义。

(5)N_0期鼻咽癌的颈部预防照射:鼻咽癌的颈部淋巴结转移率高,为70%~80%,且基本遵循沿着颈静脉链自上而下转移的规律,跳跃性现象少见;由于鼻咽癌颈部转移的高风险,对颈部淋巴结阴性的病例应行颈部预防照射。中国香港Lee等报道接受颈部预防照射的384例临床颈淋巴结阴性患者有11%发生区域失败,而未行预防照射的906例患者有40%发生区域失败。这项研究强烈支持对颈部淋巴结临床阴性病例行颈部预防照射。

目前鼻咽癌患者普遍行颈部MRI或CT检查,能发现临床上不能触及的转移淋巴结。目前多数学者报道对于N0的患者,在环状软骨水平以上预防照射和全颈部照射的区域控制率和远处转移率并无显著性差别。因此,对于临床及影像学诊断为N0的患者,可仅进行上颈部的预防性照射。

3.鼻咽癌的化学治疗

(1)早期鼻咽癌患者是否需要放化综合治疗:Ⅰ期鼻咽癌患者单纯放疗的5年生存率很好,可高达90%以上,而Ⅱ期特别是$T_2N_1M_0$的患者单纯放疗的效果相对较差。中国香港的学者报道Ⅱ期患者单纯放疗的10年疾病相关生存率、无复发生存率、无远处转移生存率分别60%、51%和64%。广州中山大学肿瘤防治中心的362例早期鼻咽癌单纯放射治疗疗效的分析显示,Ⅱ期患者中$T_2N_1M_0$的治疗效果较差,5年总生存率为73.1%,治疗失败的主要原因是远处转移。

化疗在Ⅱ期鼻咽癌的作用目前仅在回顾性分析体现，缺乏前瞻性随机的Ⅲ临床试验证据。2006年，既往发表的2个诱导化疗的临床研究数据合并进行分析显示诱导化疗明显改善早期鼻咽癌的生存率。中国台湾地区Cheng等报道了Ⅱ期鼻咽癌通过同期放化疗+辅助化疗可以达到与Ⅰ期鼻咽癌相同的生存率。目前在中国台湾，Ⅱ期鼻咽癌患者均采用同时期放化疗+辅助化疗。NCCN 2010指南对于$T_2N_0M_0$及$T_{1\sim2}N_1M_0$患者推荐同时期放疗、化疗+辅助化疗是由于组间研究0099试验中入组病例中部分Ⅲ期患者（AJCC第4版分期）降级为AJCC第7版分期的Ⅱ期患者（$T_2N_0M_0$、$T_{1\sim2}N_1M_0$）。

在2010年《头颈部肿瘤综合治疗专家共识》中，认为对于$T_2N_0M_0$的病例，目前尚缺乏化疗可以使其疗效获益的有力证据，建议行单纯放疗；对于$T_{1\sim2}N_1M_0$是否需要化疗目前存在争议，单纯根治性放疗或同时期放疗、化疗±辅助化疗均可采用，建议进行前瞻性临床研究明确化疗的作用。

（2）局部区域晚期（Ⅲ~Ⅳb期）鼻咽癌的放化综合治疗策略：放疗、化疗、综合治疗的研究对象多选择有远处转移高危因素的局部区域晚期鼻咽癌。法国学者对8个随机对照1753例局部晚期鼻咽癌患者的Meta分析，化疗降低了24%肿瘤失败或死亡危险比，5年生存获益提高6%，5年无肿瘤相关事件生存获益10%，其中同时期放疗、化疗方式获益最多，同时对于局部控制率和远处转移控制率也有所提高。同时期放疗、化疗±辅助化疗目前已成为局部区域晚期鼻咽癌的标准治疗模式。

1）诱导化疗：指放疗前使用的化疗，诱导化疗可能杀灭远处的亚临床病灶，减轻肿瘤负荷及各种临床症状，增强随后的放疗敏感性。目前为止有4个临床随机对照试验对诱导化疗的疗效进行了评价，结果均显示诱导化疗可以降低远处转移率，而且对提高局部控制率及无瘤生存率也有一定的作用，但是未提高总生存率。中国香港和广州中山大学肿瘤防治中心的学者把既往发表的2个诱导化疗的临床研究数据合并进行分析显示：新辅助化疗+放疗组与单纯放疗组5年总生存率未见显著差异（61.9% *vs.* 58.1%），复发率降低14.3%，肿瘤相关病死率降低12.9%，而总生存期无明显改善。进一步分析了这种生存获益主要是来源于提高局控，其次是减少远处转移。由于总生存无获益，临床上已不单纯采用诱导化疗治疗局部晚期患者，而多配合同时期放疗、化疗进一步控制远处转移。

2）同时期放疗、化疗：指在放射治疗的同时使用化疗，它的主要目标是不仅要提高局部控制，而且还要降低远处转移的发生。目前为止有3个随机对照临床试验对同时期放疗、化疗的疗效进行了评价。尽管最佳化疗方案和用药方式尚未确定，同期放疗、化疗在提高局部晚期鼻咽癌局控率、无进展生存率、无转移生存率等方面显示了其增益作用。Chan等报道了局部区域晚期鼻咽癌每周中等剂量顺铂（$40mg/m^2$）同期放疗、化疗的临床研究，其结果表明同期放化疗组对比单纯放疗组5年生存率提高11.7%（70.3% *vs.* 58.6%，$P=0.065$），多因素分析有统计学差异（$P=0.049$）。因此，同时期放疗、化疗±辅助化疗目前是局部晚期鼻咽癌的标准治疗模式。

3）辅助化疗：指在鼻咽癌放射治疗后进行的化疗。理论上，其作用是杀灭放射后局部区域残留的肿瘤细胞及全身亚临床的转移灶，并有可能推迟远处器官发生转移的时间。目前辅助化疗的Ⅲ期临床研究不多，仅有意大利及中国台湾的2篇报道，且均无阳性结果。现有研究表明辅助化疗无明显治疗增益，并且放疗后患者体质下降，难以坚持完成辅助化疗。目前临床上已不单纯采用辅助化疗治疗局部晚期患者，而多在同时期放化疗基础上进一步控制远处转移。

4）诱导、同时期及辅助化疗的序贯治疗

①诱导+辅助化疗：中国香港威尔斯亲王医院报道诱导+辅助化疗治疗鼻咽癌的前瞻性研究初步结果。2 年总生存率（68% *vs.* 72%）和无瘤生存率（80% *vs.* 80.5%）均无提高。因此，临床上已不采用诱导+辅助化疗的序贯模式。

②同时期放化疗+辅助化疗：考虑到同期放化疗中剂量较低，对远处转移的作用不肯定，而辅助化疗的目的是减少远处转移的发生。因此，有研究者将两者结合用于治疗晚期鼻咽癌。1998 年，Alsarraf 等报道了美国国立头颈肿瘤协作组对Ⅲ、Ⅳ期鼻咽癌患者进行的Ⅲ期临床试验结果。放疗、化疗组与单纯放疗组相比，3 年总生存、无进展生存率均显著提高（78% *vs.* 47%，69% *vs.* 24%），这一研究使"3 疗程 DDP 同期放疗、化疗+3 疗程 PF（DDP+5-氟尿嘧啶）辅助化疗"方案成为北美地区治疗局部晚期鼻咽癌的标准方案。以此为模板，鼻咽癌高发区如中国大陆、中国香港及新加坡的研究者对同期放疗、化疗+辅助化疗治疗鼻咽癌的疗效进行了前瞻性验证，证实了同时期放疗、化疗+辅助化疗治疗局部晚期鼻咽癌可以提高生存率。基于以上研究，NCCN 2010 指南对于Ⅲ～Ⅳb 期鼻咽癌患者推荐同时期放疗、化疗+辅助化疗的模式（Ⅰ类证据）。在 2010 年《头颈部肿瘤综合治疗专家共识》中，同时期放疗、化疗±辅助化疗也推荐在Ⅲ～Ⅳb 期鼻咽癌中应用（Ⅰ类证据）。但同时期放疗、化疗+辅助化疗是否较单纯同时期放疗、化疗进一步提高生存率仍需要进一步的临床研究。是否在同时期放疗、化疗的基础上加用辅助化疗可以根据患者的实际情况灵活采用。

③诱导化疗+同时期放疗、化疗：由于辅助化疗的依从性差，而随机研究显示了诱导化疗可以降低远处转移率，而且对提高局部控制率和无瘤生存率也有一定作用。诱导化疗后再行时期放疗、化疗，其理论依据如下。a.头颈部肿瘤诱导化疗（含 DDP 和 5-氟尿嘧啶）后肿瘤的缓解率高，肿瘤负荷减轻；b.化疗药物更易进入未受照射的肿瘤区域；c.Intergroup0099试验中试验组局部区域复发率仍达 10%，远处转移率达 13%。因此同时期放疗、化疗+辅助化疗的策略未必最佳，应该寻找更优的组合方式。诱导化疗与同期放疗、化疗联合建立了更好的作用机制。Rischin 等研究显示，对局部晚期鼻咽癌患者使用诱导化疗+同时期放疗、化疗有助于改善其无进展生存率和（或）总生存率，同时患者对诱导化疗的耐受性优于同时期放疗、化疗后的辅助化疗。中国香港的一项入组 65 例晚期鼻咽癌病例的Ⅱ期临床试验，实验组为 TP 方案诱导化疗+DDP 同时期放疗、化疗，对照组为单纯同时期放疗、化疗。结果显示试验组 3 年生存率为 94.1%，而对照组为 67.7%（$P=0.012$）。基于以上结果，诱导化疗+同时期放疗、化疗作为局部区域晚期鼻咽癌的治疗选择（3 类证据）加进 NCCN 2010 指南。同样，在 2010 年《头颈部肿瘤综合治疗专家共识》中，诱导化疗加同时期放疗、化疗也可考虑在局部晚期鼻咽癌中应用（2B 类证据）。诱导化疗加同时期放疗、化疗能否较单纯同时期化放疗获益仍需Ⅲ期临床试验的前瞻性研究。

(3)鼻咽癌常用的化疗方案:铂类是治疗头颈部肿瘤最有效的药物,单药缓解率可达40%,鼻咽癌以铂类药物为主的联合方案疗效最好。

1)诱导化疗:①首选 PF 方案(每 3 周重复,使用 2~3 个疗程)。DDP 80~100mg/m^2静脉注射,第 1 天静脉滴注(化疗前需水化)或 DDP 20mg/m^2,第 1~5 天氟尿嘧啶 750~1000mg/m^2静脉注射,第 1~5 天持续静脉滴注(120 小时持续静脉滴注);其他含铂类的诱导化疗方案;②卡铂+氟尿嘧啶方案(每 3 周重复);卡铂:AUC=6,静脉滴注,第 1 天氟尿嘧啶 750~1000mg/m^2静脉滴注,第 1~5 天持续静脉灌注(120 小时持续静脉注射);③PC方案(每 3 周重复),紫杉醇 175mg/m^2静脉滴注(3 小时),第 1 天;卡铂:AUC=6 静脉滴注,第 1 天;或 DDP 75mg/m^2静脉注射,drip,第 1 天(化疗前需水化);④TP 方案(每 3 周重复),多西他赛:75mg/m^2静脉滴注(1 小时),第 1 天;DDP:75mg/m^2静脉滴注,第 1 天;⑤GP 方案(每 3 周重复),吉西他宾 1250mg/m^2静脉滴注(30 分钟),第 1 天和第 8 天:DDP 80mg/m^2静脉滴注,第 1 天;⑥TPF 方案,多西他赛 60~75mg/m^2静脉滴注(1 小时)第 1 天;DDP 60~75mg/m^2静脉滴注,第 1 天氟尿嘧啶 600~750mg/m^2静脉滴注第 1~5 天持续静脉灌注(120 小时)。

2)同时期放疗、化疗:鼻咽癌同时期放疗、化疗中应用顺铂非常重要。近年来有研究报道同期化疗应用卡铂可取得与顺铂类似的疗效,但黏膜和肾毒性降低;但也有研究结果显示卡铂同期化疗的疗效较顺铂差。故在没有取得更明确的临床证据之前,顺铂仍为同期化疗的首选。

NCCN 2010 指南推荐鼻咽癌同时期放疗、化疗方案包括放射治疗的第 1 天、第 22 天、第 43 天接受 100mg/m^2的顺铂化疗或采用每周中等量的 40mg/m^2的顺铂化疗,每周 1 次(放疗第 1 天开始)。新加坡的研究显示临床中把顺铂 1 次剂量分开到数天使用可在取得相同的抗癌效果的情况下减少不良反应,同期化疗可以在放射的第 1 周、第 4 周、第 7 周连续 4 天给予顺铂 25mg/m^2。

3)辅助化疗:NCCN 指南 2010 推荐 PF 方案(每 4 周重复,使用 3 个疗程)。DDP 80mg/m^2静脉注射,第 1 天静脉滴注(化疗前需水化);氟尿嘧啶:1000mg/m^2静脉注射,第 1~4 天持续静脉滴注(96 小时持续静脉滴注)。

4.局部区域晚期鼻咽癌的靶向治疗

(1)放疗联合靶向治疗:靶向治疗目前已成为提高癌症患者疗效的新治疗手段,EGFR单抗在头颈部鳞状细胞癌的疗效已得到多项研究证实。2006 年,Bonner 等报道了放疗联合西妥昔单抗对比单纯放疗治疗局部区域晚期头颈部鳞状细胞癌的Ⅲ期临床试验,研究结果证实放疗联合西妥昔单抗可延长局部控制时间,降低病死率,但不增加放疗相关的常见不良反应。鼻咽癌细胞中 EGFR 表达率高达 80%~90%。一项 EGFR 单抗尼妥珠加放疗同步治疗 137 例晚期鼻咽癌的多中心Ⅱ期临床试验结果显示放疗+尼妥珠单抗较单独放疗可提高 3 年总生存率(84.29% *vs.* 77.61%,$P<0.05$),并且药物不良反应轻微。靶向治疗在鼻咽癌的作用仍需Ⅲ期临床试验的验证。

(2)同时期放化疗联合靶向治疗:中国 ENCOREⅡ期临床研究评价在顺铂化疗同步 IMRT 的基础上,联合西妥昔单抗的疗效和安全性,初步结果显示西妥昔单抗治疗局部晚期鼻咽癌具有较好的近期疗效和耐受性,治疗后3个月的局部控制率100%,中位随访时间为330天,无局部区域复发,4例远处转移。5例患者死亡,其中2例死于肿瘤进展。同时期放疗、化疗联合EGFR拮抗药(如西妥昔单抗)的作用仍需要Ⅲ期临床试验的验证。

(二)复发、残留和(或)转移鼻咽癌的治疗

1.复发/残留鼻咽癌的治疗

(1)治疗原则:①根治量放疗后的鼻咽残留病灶,视残留病灶大小和部位选择常规缩野推量、后装放疗、X刀、三维放疗、IMRT、手术切除和射频消融。并视病灶大小配合化疗;②颈淋巴结残留灶≥1cm,可即给予β线缩野推量,观察3个月以上仍不消失者,建议手术治疗;③鼻咽局部复发者,距第1次放疗在1年左右,可行第2程放疗,肿瘤范围较大者可配合诱导化疗和(或)同时期放化疗;时间尚短不宜放疗者,可先采用全身化疗,然后争取第2程放疗。复发鼻咽癌再程放疗时只照射复发部位,一般不做区域淋巴结的预防照射。局限性的鼻咽复发灶,可选择手术治疗或外照射+后装放疗;④放疗后颈部淋巴结复发者,首选挽救性手术;不能手术者应争取化疗、放疗及其综合治疗;对于淋巴结固定或大片皮肤浸润者,可先给予化疗。

(2)手术治疗的适应证和禁忌证

1)鼻咽癌原发灶手术治疗:鼻咽癌放疗后残留或复发的病例,估计再次放疗弊大利少,可考虑手术治疗,但要严格掌握适应证和禁忌证。手术治疗主要是放疗后局限性残留或复发病灶(rT_1及部分rT_2者);手术禁忌证包括肿瘤浸润颈动脉鞘区;肿瘤浸润颅底;发生远处转移;全身情况欠佳。可根据情况采用不同的手术进路或内镜下微创治疗。

2)颈部淋巴结的手术治疗:残留或复发的淋巴结再次放疗的效果欠佳,并可能引起严重的放射性损伤和后遗症。化疗难以彻底清除病灶,而恰当的手术能控制和挽救鼻咽癌放疗后颈部淋巴结残留或复发,提高患者的生存率,且可避免再放疗的并发症、后遗症,改善生存质量。

手术适应证:①鼻咽原发灶经放疗后已消失,残留的颈部淋巴结观察3个月左右仍不消者,建议行淋巴结切除术;②放疗后颈部淋巴结复发者首选手术治疗,可根据患者复发范围行区域性或根治性颈淋巴结清扫术。

手术禁忌证:①颈部淋巴结复发或残留与颈深部组织广泛粘连,固定者;②皮肤广泛浸润者;③肿瘤侵犯经总动脉或颈内、外动脉;④远处转移者。

2.转移性鼻咽癌的治疗

(1)治疗原则:①根据患者的特征(一般状况、治疗目的)选择个体化的化疗方案;②PS评分0~2的患者采用以铂类化疗为主的多学科综合治疗;③PS评分为3的患者采用最佳支持治疗;④骨转移时局部病灶可行姑息放射治疗;⑤其他器官单个病灶可配合外科治疗、放射治疗或其他姑息治疗方法。

(2)初治转移(任何T、任何N、M_1期)鼻咽癌的治疗:初治转移鼻咽癌患者,NCCN 2010指南推荐采用以铂类联合化疗为主的多学科综合治疗,如远处转移病灶完全临床缓解,则行鼻咽和原发灶的根治性放疗或同时期放疗、化疗。王成涛等总结了1997年1月至2003年12月的182例初治转移性鼻咽癌患者的疗效，中位生存期为17.6（0.83～96.63）个月，1年、2年和3年生存率分别为65%、35%和18%。多因素分析显示治疗方式（是否化放综合治疗）和化疗周期（≥6疗程）是影响初诊远处转移鼻咽癌预后的独立因素。采取积极有效的综合治疗对提高M1期患者生存期有重要意义。

（3）根治性放疗后远处转移患者的治疗：鼻咽癌远处转移率高，是致死的主要原因。中国科学院肿瘤医院1379例鼻咽癌放疗后已死亡的959例有随访记录的血行转移表现患者463例，占48.2%。鼻咽癌远处转移的部位中，骨转移最常见，肺和肝转移次之，纵隔、腹膜后淋巴结、肾上腺等部位也有报道。大多数鼻咽癌转移患者预后较差，治疗多为姑息性，目的在于减轻症状、提高生存质量，或通过抑制肿瘤细胞的生长而延长患者的生存期。部分孤立性转移患者，如给予适当的治疗，患者可长期生存。化疗仍然是治疗转移性鼻咽癌的主要方法，小部分患者能长期生存。研究表明，强烈而有效的以铂类为基础的联合化疗可使12%～22%的远处转移鼻咽癌患者获得CR，再通过综合应用手术或放疗，有小部分患者是可以长期生存的。中国香港威尔斯亲王医院报道一组247例转移性鼻咽癌患者，经化疗、放疗及手术等综合治疗后，17例（6.88%）患者能无瘤生存2年以上，1.62%无瘤生存5年以上。

中国香港Teo等研究鼻咽癌转移时把鼻咽癌远处转移分成5种类型：骨转移型、胸腔内转移型（包括肺和纵隔淋巴结）、肝转移型、远处淋巴结转移型（包括锁骨以下，纵隔以外的淋巴结）、其他罕见型（包括骨髓、腹膜腔、胰腺、皮肤及其他内肝脏器官和软组织转移）。包含上述2个以上单纯转移型的为复合型。分析显示单纯型的生存期比复合型长，而在单纯型中，胸腔内转移型治疗效果最好，生存期长。对于肺转移患者，应采用更积极的治疗，部分患者可取得长期生存。中国科学院肿瘤医院报道60例鼻咽癌肺转移治疗后的3年、5年总生存率分别为35%、30.2%，其中32例单纯多发肺转移患者采用全肺照射+局部小野补量+辅助化疗的治疗效果，5年存活率高达44.2%。对于肺转移的患者通过积极综合治疗（化疗、手术及放疗），部分患者可以长期存活。

（4）铂类为基础的鼻咽癌姑息化疗方案：NCCN 2010指南建议的铂类化疗方案包括顺铂或卡铂+5-氟尿嘧啶+西妥昔单抗；顺铂或卡铂+多西他赛或紫杉醇；顺铂+西妥昔单抗；顺铂+5-氟尿嘧啶。

Extreme研究证实了西妥昔单抗在复发和（或）转移头颈部鳞状细胞癌的疗效：在顺铂或卡铂联合5-氟尿嘧啶的基础上加用西妥昔单抗（西妥昔单抗初始剂量400mg/m^2，随后每周1次250mg/m^2）显著提高了肿瘤缓解率（20% vs 36%）和中位生存期（7.4个月 vs 10.1个月），且3药联合方案的毒性可以耐受。复旦大学肿瘤医院的研究也显示西妥昔单抗联合放化疗治疗复发或转移鼻咽癌的有效率达87.5%。2010年《头颈部肿瘤综合治疗专家共识》和NCCN 2010指南均建议在转移鼻咽癌的治疗采用铂类化疗联合西妥昔单抗（2B类证据）。寻找新的更有效的化疗方案，开展个体化治疗转移性性鼻咽癌，以改善生存质量，提高生存率。

3.铂类方案失败的复发或转移性鼻咽癌的化学治疗　鼻咽癌是一种对化疗相对敏感的肿瘤，对于局部复发和（或）远处转移的患者，以铂类、氟尿嘧啶为基础的化疗方案能取得较高的缓解率,因此被广泛地作为一线方案而应用于临床。铂类方案失败的复发或转移性鼻咽癌的治疗,NCCN 2010 指南认为以下方案可能有效:紫杉醇、卡铂及吉西他滨的三联疗法;西妥昔单抗+卡铂;吉西他滨单药或联合顺铂等方案。

转移鼻咽癌以铂类为基础的 2 药联合方案有效率 55%~75%,中位生存期 10~12 个月。铂类方案无效的转移患者时可使用紫杉醇、卡铂及吉西他滨的三联疗法。新加坡 Leong 等完成的吉西他滨+紫杉醇+卡铂三药联合治疗转移鼻咽癌的Ⅱ期临床试验,总有效率为 78%,中位疾病进展时间为 8.1 个月,中位总生存期为 18.6 个月,不良反应主要为对血液系统的影响。

西妥昔单抗+卡铂也可能对对铂类化疗无效的复发或转移的鼻咽癌有效。中国香港 Chan 等报道转移性鼻咽癌患者在接受含铂方案化疗后 12 个月内进展者接受西妥昔单抗联合卡铂(AUC=5,3 周重复)治疗。在可评价 59 例患者中,部分缓解为 11.7%,疾病稳定为 48.3%,中位疾病进展时间为 81 天,中位生存时间为 233 天,且不良反应轻。

吉西他滨单药或联合顺铂也可能对铂类化疗无效的复发或转移的鼻咽癌有效。吉西他滨单一用药或与其他化疗药联合治疗晚期及复发性的鼻咽癌是有效的,多项临床试验均显示,吉西他滨单药治疗的有效率为 30%~55%,联合化疗的有效率为 40%~93%。张力等一项单药吉西他滨治疗铂类方案失败的复发或转移性鼻咽癌Ⅱ期临床研究中,入组 23 例患者,既往均接受过多个疗程的含铂方案化疗,结果有 20 例患者可评价疗效及不良反应,其中部分缓解 11 例(55%),疾病稳定 5 例(25%),疾病进度 4 例(20%)。主要毒性为血液学毒性,但程度较轻,患者耐受性好。

(三)鼻咽癌的免疫治疗

生物治疗技术的进步使鼻咽癌患者获得更多治疗机会,但是,鼻咽癌是地区性疾病,受到国际社会的关注程度有限,需要更多的循证医学证据来证实生物治疗对鼻咽癌的有效性。

1.EB 病毒特异性 CTL 治疗　鼻咽癌与 EB 病毒的感染有密切关系,因而,针对 EBV 特异性多克隆免疫活性细胞毒 T 淋巴细胞(CTL)研究成为目前的关注点。鼻咽癌细胞表达白细胞抗原Ⅰ类分子-抗原呈递机制正常,鼻咽癌患者外周血中存在 EBV 特异性 CTL,具备细胞免疫治疗的基础。中国香港大学玛丽医院、美国贝勒医学院及意大利先后报道 EBV 特异性多克隆 CTL 治疗鼻咽癌患者,部分放疗、化疗抗拒患者取得了完全缓解率,没有明显不良反应。Straathof 等报道 6 例复发性/难治性鼻咽癌患者接受 EBV 特异性多克隆 CTL($2\times10^7/m^2$~$2\times10^8/m^2$)后,完全缓解 2 例,部分缓解 2 例,疾病稳定 1 例,疾病进度 1 例。

2.树突状细胞(DC)免疫治疗 DC 是近年来抗肿瘤免疫治疗研究的热点,在多种肿瘤的基础研究和初步临床中均显示出了较好的治疗作用和良好的应用前景。中国台湾地区 Lin 等以 LMP-2 的限制性表位多肽负载鼻咽癌患者的 DC 后回输到体内,在 16 例患者中,9 例出现针对 LMP-2 多肽较强的 CTLs 活性,且有 2 例患者在 3 个月后肿瘤体积缩小。

十一、并发症

鼻咽癌放疗并发症包括放射反应和放射性损伤。放射反应是射线的作用下出现的暂时性且可恢复的全身或局部反应。全身反应表现为失眠、头晕、乏力、恶心、呕吐、食欲减退、味觉异常等;局部反应主要表现为皮肤、口腔黏膜和腮腺的急性反应,其反应的程度与分割照射方法和照射部位与照射面积有关。放射性损伤是射线的作用引起组织器官不可逆的永久性损伤,如放射性口腔干燥症、放射性中耳炎、放射性下颌关节炎、放射性下颌骨骨髓炎、放射性龋齿、放射性垂体功能减退、放射性视神经损伤、放射性脑脊髓损伤、放射性颈部皮肤萎缩与肌肉纤维化等。

十二、预后

放疗是鼻咽癌的主要治疗方法。随着影像技术及放疗技术的发展、综合治疗的应用,鼻咽癌的预后有了显著的改善,中国 20 世纪 90 年代鼻咽癌的 5 年生存率已提高到 75%左右。影响预后的因素:年龄(<40 岁的年轻人预后较好,妊娠哺乳期的妇女预后极差);病理类型(低分化鳞癌的预后较好,未分化癌较差,高、中分化鳞癌及腺癌对放疗敏感性差,预后欠佳);临床分期(分期越早预后越好);治疗方法(根据肿瘤期别进行分层综合治疗、放疗技术的改良、放疗的总剂量、配合化疗能有效提高疗效)。

十三、出院后随访

1.时间安排　治疗结束后随访。第 1 年(1~3 个月复查一次),第 2 年(2~4 个月复查一次),第 3~5 年(4~6 个月复查一次),>5 年(6~12 个月复查一次)。

2.随访内容

(1)常规检查:①鼻咽、头颈部检查;②鼻咽镜检查;③EB 病毒血清学检查;④鼻咽 MRI 和(或)CT 平扫加增强检查。

(2)参考检查:①ECT、PET-CT;②耳功能检查,包括门齿距、口腔黏膜、颈部皮肤、脑脊髓功能等检查;③B 超、胸部 X 线片检查等。

第三节　口咽癌

口咽部的恶性肿瘤,有上皮或腺体腺上皮来源的癌及中胚层来源的各种肉瘤和恶性淋巴瘤。临床上以上皮来源的癌及恶性淋巴瘤为最多,其他少见。从发病部位上讲,以扁桃体区恶性肿瘤最常见,约占口咽部恶性肿瘤的 60%,其次为舌根,占 25%左右,发生于软腭部位的约为 15%。扁桃体癌是头颈部常见的恶性肿瘤之一,约 2/3 的口咽癌发生于此。其占全身恶性肿瘤的 1.3%~5%,占头颈部恶性肿瘤的 3%~10%。本病以男性多见,男女之比为(2~3):1。发病年龄以 50~70 岁为高峰,占各年龄组的 60%~69%。舌根癌以男性为主,男女之比为(2~5):1,但近年来女性发病率有上升的趋势,可能与女性吸烟人数的增加有一定的相关性。发病年龄偏大,以 50~70 岁年龄组最为多见。

一、解剖学

整个咽部由上至下通过软腭、舌骨而分为鼻咽、口咽和下咽。3 个区域相互贯通，其中口咽介于软腭与舌骨水平之间。上借软腭与鼻咽为界，下至舌会厌谷并与下咽相毗邻，前方以舌腭弓及舌轮廓乳头与口腔为界。按照 UICC 2002 年第 6 版 TNM 分期标准，口咽分为以下 4 个解剖分区。

1.前壁　即舌会厌区，包括舌根部（轮廓乳头以后部分或舌的后 1/3）和舌会厌谷。

2.项壁　包括软腭舌面及腭垂（悬雍垂）。

3.后壁　为一层软组织覆盖于颈椎椎体的前缘。

4.侧壁　包括扁桃体、扁桃体窝、咽柱及舌扁桃体沟。

二、分子生物学

人乳头瘤病毒（human papilloma virus，HPV）是一种具有强烈嗜上皮性、严格的宿主范围和组织特异性的 DNA 病毒，与多种肿瘤如宫颈癌、阴道癌、肛管癌等的发生密切相关。近年来，越来越多的研究表明，HPV 与人头颈部鳞状细胞癌关系密切。Frisch 等回顾分析了 1973—1994 年美国 SEER 癌症登记资料，发现在 HPV 相关肿瘤（宫颈癌，肛管癌和阴道癌）患者中，其口咽癌的实际发病率是预期发病率的 4.3 倍（95%*CI*：2.7～6.7），而同时期内，非 HPV 相关患者（结肠癌、胃癌和乳腺癌）患者中，口咽癌（第二原发癌）的实际发病率为与其发病率的 0.8 倍（95%*CI*：0.6～1.1），说明 HPV 感染与口咽癌的发病密切相关。HPV 在头颈部肿瘤中感染率较高，采用 RT-PCR 技术检测头颈部鳞癌中 HPV-DNA，发现口咽癌中 HPV 的阳性率在 18.3%～73.1%，HPV-DNA 阳性者中，HPV-16 占 80%以上。同时，大量临床材料表明，HPV 阳性口咽癌具有以下临床特点：常见于低分化鳞状细胞癌患者；HPV 阳性患者对放射治疗敏感；HPV 相关的口咽癌预后好，ECOG2399 临床研究中，62 例局部晚期病变，其中 38 例 HPV 阳性，所有患者均接受根治性同步化放疗。结果表明 HPV 阳性患者的无进展生存和总生存均好于 HPV 阴性患者，两组间有统计学差异。50%的口咽癌患者存在 HPV-16 DNA。常发生于不嗜烟、酒的患者中，中位年龄较 HPV 阴性患者年轻；发病率升高；与性伴侣数目及某些性行为方式有关，治疗反应及预后较好。

三、病因病理

口咽癌的病因目前仍不明确，但与口腔癌的致病因素基本相似，如饮酒、吸烟、口腔卫生差、营养不良、白斑和增殖性红斑癌前病变等。其中乙醇和烟草的消耗量是 2 个显著的危险因素。临床上以上皮来源的癌及恶性淋巴瘤为最多，其他少见。从发病部位上讲，以扁桃体区恶性肿瘤最常见，约占口咽部恶性肿瘤的 60%，其次为舌根，占 25%，发生于软腭部位的约为 15%。扁桃体癌形态上可表现为表浅生长型、外生型、溃疡型和浸润型。起源于咽前、后柱的癌以鳞状细胞癌为多，同起源于扁桃体窝的癌相比，癌细胞分化程度相对较好，起源于扁桃体窝的癌除鳞状细胞癌外，低分化癌和未分化癌也常见。起源于舌根部位的癌仍以鳞状细胞癌为多见，但瘤细胞的分化程度较舌癌差。小涎腺来源的癌也比较常见,还有未分化癌等均可见到。

四、临床分期

1.UICC 2010 年第 7 版分期标准

T_1:肿瘤最大径≤2cm。

T_2:肿瘤最大径>2cm,但≤4cm。

T_3:肿瘤最大径>4cm,或侵犯会厌舌面。

T_{4a}:中晚期局部病变。肿瘤侵犯喉,舌外肌,翼内板,硬腭,或颌骨:起源于舌根和舌会厌谷的肿瘤,会厌舌面的黏膜受侵不构成侵犯喉的定义。

T_{4b}:晚期局部病变。肿瘤侵犯翼外肌,翼外板,鼻咽侧壁,颅底,包绕颈动脉。

2.N 分期

N_x:区域淋巴结无法评价。

N_0:无区域淋巴结转移。

N_1:同侧单个转移淋巴结转移,最大直径≤3cm。

N_{2a}:同侧单个淋巴结转移最大直径>3cm,但≤6cm。

N_{2b}:同侧多个淋巴结转移,最大直径≤6cm。

N_{2c}:双侧或对侧淋巴结转移,最大直径≤6cm。

N_3:转移淋巴结的最大直径>6cm。

注:* 中线部位的淋巴结归入同侧淋巴结。

3.M(远处转移)分期

M_0:无远处转移。

M_1:有远处转移。

4.临床分期

0 期:$T_{is}N_0M_0$。

Ⅰ期:$T_1N_0M_0$。

Ⅱ期:$T_2N_0M_0$。

Ⅲ期:$T_{1\sim2}N_1M_0$、$T_3N_{0\sim1}M_0$。

Ⅳa 期:$T_{1\sim3}N_2M_0$、$T_{4a}N_{0\sim2}M_0$。

Ⅳb 期:$T_{4b}N_{0--2}M_0$、$T_{1\sim4}N_3M_0$。

Ⅳc 期:$T_{1\sim4}N_{0\sim3}M_1$。

五、临床表现

口咽癌最常见的症状是咽部不适或异物感,部分患者因颈部淋巴结增大而就诊。扁桃体癌的常见症状是一侧咽喉部疼痛,并可放射至耳部,进食或饮水时疼痛加重。如肿物侵及硬腭、牙龈时可引起咬合不全。晚期可出现张口困难。舌根癌晚期症状是舌咽部疼痛,舌活动受限或固定,患者可出现语音不清及吞咽困难。

六、辅助检查

辅助检查包括诊断及分期相关的影像学检查和其他临床相关的检查。影像学检查包括口咽侧位片、下颌骨曲面体层片，CT、MRI及胸部X线、腹部超声等。在现阶段，三维适形和调强适形放射治疗是以CT图像为基础勾画靶区的，通过影像融合技术将CT和MRI影像提供的信息。病理诊断是开始放射治疗的前提条件。

七、诊断与鉴别诊断

诊断建立在对患者进行的全面评估之上，收集包括一般状况评价、疾病诊断、分期、既往治疗和并发症等资料，原发灶检查包括应用间接咽喉镜、鼻咽镜、纤维光导显微鼻咽喉镜等，以明确原发肿瘤的部位及侵犯范围。而手指触诊检查常可检出超出肉眼所见的肿瘤浸润范围，且通过简单的指检即可明确有无舌根和舌会厌谷的侵犯。

颈部淋巴结检查。口咽癌在确诊时发生颈部淋巴结转移占60%~75%，若原发肿瘤已越过中线，则对侧淋巴结发生转移的概率为20%~30%。临床上不少患者仅因为颈部肿块而就诊，转移淋巴结的部位对提示原发灶具有指导意义。确诊需要病理。

八、治疗

（一）治疗原则

NCCN 2010口咽癌治疗原则指南如下。

1.$T_{1\sim2}N_{0\sim1}$患者　可选择根治性放疗，放疗得到根治，观察；放疗后有残存，挽救手术。或原发灶手术+同侧或双侧颈清扫；无不良预后因素，随诊；一个阳性淋巴结，无不良预后因素，术后放疗；有不良预后因素（切缘不净，淋巴结包膜外受侵），手术后同步放化疗，T_1N_0者，可选择再次手术或放疗。有其他不良预后因素者，术后放疗或同步放化疗。或对T_2N_1患者，选择放疗与化疗联合治疗，可选同步放化疗或诱导+同步放化疗，达到临床完全患者的，随诊；有肿瘤残存者，挽救手术。

2.$T_{3\sim4a}N_{0\sim1}$患者　可选择（含顺铂）的同步放化疗方案。完全缓解者，随诊；有肿瘤残存者，挽救手术。或原发灶手术+颈清扫，无不良预后因素者，术后放疗；有切缘不净或淋巴结包膜外受侵者，术后同步放化疗；其他预后不良因素者，术后放疗或者术后同步放疗、化疗。或诱导化疗+同步放化疗，达到完全临床缓解者，随诊；有肿瘤残存者，挽救手术或者多学科临床研究。

3.任何$TN_{2\sim3}$者　可选择含顺铂的同步放疗、化疗或者诱导化疗+同步放疗、化疗。原发灶完全缓解，颈部淋巴结残存者，行颈清扫；颈部淋巴结完全临床缓解者，再评价，淋巴结阴性，随诊，淋巴结阳性，颈部手术治疗。同步放化疗后，原发灶残存者，行原发灶手术，颈部必要时行清扫手术。或选择原发灶+颈部手术，N_{2a}，N_{2b}，N_3者行原发灶切除+单侧颈清扫，N_{2c}行原发灶切除双侧颈清扫。术后根据有无不良预后因素，给予放疗或同步放化疗（参考T_3~T_4N_1）手术治疗者。或者选择参加临床研究。

（二）扁桃体癌

扁桃体区位于口咽的两侧壁，包括扁桃体、扁桃体窝、咽前、后柱及舌扁桃体沟。起源于扁桃体区的肿瘤，95%以上为鳞状细胞癌和恶性淋巴瘤，其他类型的肿瘤少见。其中癌的好发年龄为50～70岁，且随年龄的增长发病率逐渐上升；而淋巴瘤好发于年轻人，以20～40岁最多见。

1.治疗原则　我国扁桃体癌以低分化鳞状细胞癌和未分化癌居多，对放射治疗敏感，此类型以单纯放射治疗为主；较晚期病例根据具体情况可行足量放疗，如有残存，则行手术挽救，或采用计划性放射治疗+手术治疗的综合治疗原则。

（1）T_1～T_2 病变：单纯根治性放射治疗和手术均可，基于器官功能保全原则，更倾向于选择放射治疗。

（2）T_3～T_4病变：放疗和手术的综合治疗是目前的标准治疗手段，国内一般采用术前放疗/同步放疗、化疗。

（3）同步化疗、放疗+手术挽救治疗：是晚期扁桃体癌目前研究的方向和发展趋势。首先采用同步化疗、放疗，D_T 50Gy时进行疗效评价，原发灶完全消退，继续放疗到根治剂量，如未完全消退，行手术治疗。颈部淋巴结的处理。N_1患者，淋巴结对非手术治疗的反应可以指导处理，完全缓解者观察，未能达到完全缓解者，行颈清扫；$N_{2\sim3}$患者，行计划性颈清扫。

（4）术后放射治疗：对于首先采用手术治疗的患者，应根据复发的高危因素，决定是否加用术后放射治疗。复发的高危因素有①T_3～T_4病变。切缘近或阳性；切缘原位癌；多个淋巴结阳性；淋巴结包膜外受侵；淋巴结侵犯血管/淋巴管/神经外膜；②脉管瘤栓。Ⅳ区或Ⅴ区淋巴结转移。

（5）术后同步化疗、放疗：目前有研究结果表明，对有术后放疗适应证的患者给予术后同步化疗、放疗能够进一步提高疗效。

2.手术治疗　口咽部肿瘤手术后因咽缩肌及下颌骨可能缺损，即使一期修复满意，也难以完整恢复咀嚼及吞咽功能，因此，对Ⅰ期及Ⅱ期病变，对于细胞分化差的肿瘤，用放疗控制希望较大，应以放疗为主。口咽部外科切除后难以一期缝合，常用肌皮瓣、游离皮瓣或颞肌筋膜修补。

（1）扁桃体癌手术治疗：扁桃体癌及咽侧壁癌，T_1病例，下唇切开，翻开下唇颊瓣，在肿瘤边缘1cm以外切除肿瘤，创面直接拉拢缝合或转移舌瓣修复。T_2 病变以上者，常累及软腭、咽侧、舌根，需距肿瘤缘1～2cm广泛切除。取下唇正中颌下切口，下颌骨正中锯开进路，经患侧口底切开达口咽部，切除肿瘤，创面以前臂游离皮瓣或胸大肌肌皮瓣修复，下颌骨复位、固定。若肿瘤经咽旁侵及翼内肌、下颌骨升支、开口困难者，应切除下颌骨升支及翼内肌，注意保护颈内动脉、颈内静脉及脑神经。

（2）软腭癌手术治疗：原发灶的处理。软腭癌需行部分或全软腭切除术，切缘在肿瘤外1cm以上；若肿瘤侵及上颌骨、硬腭、口咽侧壁，还需切除相应的骨组织及软组织。术后造成口咽顶部缺损，术后遗留开放性鼻音，说话不清，进食从鼻腔溢出。手术入路多选用下唇正中颌下切口，翻开下唇颊瓣至软腭，T_1病灶，切除肿瘤后，可采用硬腭黏骨膜瓣、前额皮瓣、帽状筋膜瓣修复；T_2 以上病灶，多需切除全软腭及部分咽侧壁，全软腭缺损，以前臂游离皮瓣修复效果最佳。修复同时还需行咽成形术，尽量缩小鼻咽腔，改善吞咽及发音功能。但有时修复外形及功能不够满意，一旦失败，二期修复更加困难，有可能永久鼻饲饮食。

（3）舌根癌手术治疗：原发灶的处理：为了寻求一个良好的暴露，舌根手术治疗的进路一般均应通过口外切口进行，以保证具有良好的术野和手术根治的彻底性。口外进路的选择有正中进路和旁侧进路两类，前者又分下唇、下颌、舌中线进路和舌骨上横切口进路两种。

1）下唇、下颌、舌中线切开入路显露舌根部最为清晰。由于是在中线切开，一般也不损伤正常组织，不会切断神经，手术时出血也不多。其缺点是骨复位固定如对位不好可造成轻度错位。如果仅切开唇、舌即可显露舌根部时也可不必切开下颌骨。

2）舌骨上横行切口底各肌从会厌谷进入口咽部，适用于舌根或咽后壁较小的癌瘤。其缺点是显露野较小，损伤正常解剖及组织较正中（线）切口进路为大。

3）旁侧进路通常指下唇-下颌下联合切口，翻开颊瓣以显露口咽部，似更适用于咽侧壁及软腭癌瘤根治术；必要时还可进入咽旁间隙，甚至切断或切除部分下颌骨升支，对于晚期向咽侧侵犯的舌癌也甚为适用。本手术进路的优点是显露良好，回旋余地大，易于控制意外情况，诸如控制大出血，防止损伤颈内动脉等。

舌根 T_1 病变可取舌骨上进路，将肿瘤切除后，直接缝合肌层，并加固缝合。舌根癌 T_2 病变应行全舌根+部分舌体切除。舌根癌侵及舌体 2/3、口底，伸舌固定（T_3～T_4），需行全舌、全舌根切除。舌根癌侵及会厌，需包括会厌切除或声门上水平部分喉切除；侵及喉内，需行喉次全切除术或喉全切除。舌根、舌大部、全舌切除的缺损，需应以皮瓣或肌皮瓣修复。修复组织应有足够的体积，相对臃肿，有利于吞咽功能恢复。行会厌、水平喉切除者，缝合时，将喉向前向上悬吊，用相对臃肿的肌皮瓣覆盖喉前部，以防呛咳。

3.放射治疗

（1）放射治疗适应证：①T_1、T_2 和外生型 T_3 病变首选放疗；②可以手术切除的晚期病变，如浸润型或溃疡型的 T_3、T_4 病变，应根据具体情况加用术前或术后放疗；③不能手术切除的晚期病变，也应给以足量的放疗，仍可取得较好的姑息作用，甚或因对放射治疗敏感，瘤体缩小明显，由不能手术转为可以手术，个别患者甚至因此而获得治愈。

（2）放射治疗技术常规照射技术

1）体位选择：患者一般取仰卧位，选择合适的头枕，采用热塑膜固定体位以保证体位的重复性。

2）照射野设计：扁桃体癌根治性放射治疗照射野的设计，应根据原发肿瘤的大小、邻近结构受侵范围、肿瘤的病理类型、颈部淋巴结转移情况等因素而定。在治疗的初始阶段，一般采用两侧面颈联合野对穿照射技术。照射野包括原发病变、周围邻近结构（包括颊黏膜、牙龈、舌根、鼻咽和咽侧、后壁）和上颈淋巴结（包括颈后淋巴结）。上界位于颧弓水平，下界位于甲状软骨切迹水平或根据病变向下侵犯的范围而定，前界应至少超出病变前缘前 2cm，后界以包括颈后淋巴结为准。两野的剂量比为 1∶1。采用这样的照射野面积较大，颈段脊髓位于靶区内，故照射至肿瘤吸收剂量 $D_T \leq 40Gy$ 时，照射野后界前移至脊髓前缘，并继续加量放疗。颈后区如需继续加量时，可用合适能量的电子线补量。

因扁桃体癌多数分化较差，且颈部有较高的淋巴结转移发生率，故下颈、锁骨上区常规预防性照射,一般用单前野垂直照射。

若 T_1N_0 病期,尤其是瘤细胞分化较好者,原发病变区的照射野可适当缩小,颈后淋巴结可以不包括在照射野内。

3)术后放射治疗射野设计:对于具有术后失败高危因素的扁桃体癌患者,应该给予术后放射治疗或术后同步化疗、放疗,照射野设计两者相同。原则是瘤床+手术区必须包括在照射范围内,并且作为高危区处理,并对可能出现淋巴结转移的区域给予预防性照射。

4)照射剂量:扁桃体癌的照射剂量根据肿瘤原发灶期别、转移淋巴结的部位、大小,以及放射治疗在治疗过程中的作用(根治、术前、术后还是姑息治疗)来决定。

因常规分割放射治疗对晚期分化好的鳞状细胞癌疗效不佳,对此类病变可采用超分割治疗方法或后程加速超分割照射放射治疗,可将晚期病变的局部控制率提高10%~30%。

4.调强放射治疗　扁桃体癌多为分化差的癌,对放射治疗比较敏感,很多患者通过单纯放射治疗可以治愈。因此,利用IMRT的优势,在不降低肿瘤控制率的前提下,可以避免和减轻正常组织的损伤,提高患者生存质量,并可同时实现肿瘤区的同步加量,以提高肿瘤局部剂量,最终实现提高局部控制率的目标。

IMRT只是一种先进的放射治疗技术,靶区的确定与常规治疗时不应有差别,常规治疗获得的关于扁桃体癌局部控制的经验或影响愈后的因素是指导调强靶区确定的依据。

5.软腭癌放射治疗技术

(1)照射原则:如病变为高分化鳞状细胞癌,而上颈又无转移淋巴结,则照射野仅包括原发病变及上颈部淋巴引流区即可,中、下颈不需要预防性照射;如一侧上颈淋巴结阳性,则同侧中下颈及锁骨上区应行预防性照射,而对侧中下颈无须照射;如双侧上颈淋巴结阳性,则双侧下颈、锁骨上区均要预防性照射。

(2)如病理为分化较低的鳞状细胞癌,或低分化癌,或未分化癌,则不论上颈是否有淋巴结转移,双侧中下颈、锁骨上区都要给予预防性照射。具体方法可参照扁桃体癌的颈部照射技术。

照射过程中的缩野技术同扁桃体癌。根治剂量 D_T 60~70Gy。对小涎腺来源的癌,因放射敏感性低,故剂量常需高出肿瘤剂量70Gy。软腭是一个活动器官,在吞咽以及采用鼻腔或口腔呼吸时,其位置均有移动。因此,软腭癌在采用调强照射技术时,靶区的勾画应特别注意此特点,最好能够设计内靶区,以免因漏照而抵消调强放疗技术给患者带来的好处。

6.舌根癌放射治疗

(1)常规放射射治疗技术:采用双侧野对穿照射+下颈锁骨上垂直照射技术。双侧照射野包括原发病变及上颈部淋巴引流区。采用常规照射技术时,患者取仰卧位,下颌上仰,张口含瓶或楔形压舌器,将舌压于瓶底,面罩固定。确定治疗中心后,摄左、右侧位片及下颈切线片。两侧对穿照射野的上界,要求超过舌和舌根表面1.5~2.0cm,如果肿瘤侵及口咽咽前后柱,或鼻咽,上界相应提高,可达颅底,包全整个受侵的解剖结构。下界位于舌骨下缘水平,可根据颈部转移淋巴结位置适当调整位置。前界应包括咽峡及部分舌体,后界以包括颈后三角淋巴引流区为原则。如此,原发病变、咽后淋巴结,上颈深淋巴结、二腹肌下组淋巴结、颈后淋巴结全部包括在一个照射野内，而下颈锁骨上淋巴引流区另设一个单前野垂直照射，但要注意单前野脊髓挡铅或两野交界处挡 2cm×2cm 至 3cm×3cm 铅，以避免两相邻野处脊髓过量照射。

照射至肿瘤剂量 D_T 36～40Gy 时，两侧野的后界前移以避开脊髓继续照射，预后区如需要加量可选用合适能量的电子线照射，一般不超过 12MV 能量。下颈锁骨上预防性照射区域照射剂量为 D_T 50Gy；原发病变区及上颈部淋巴引流区（已不包括颈后三角淋巴引流区）照射至 D_T 60Gy，后缩野至病变区加量至 D_T 66～70Gy。

（2）近距离放射治疗在舌根癌治疗中的作用：近距离放射治疗由于其杀伤距离短，对周围正常组织损伤小，与外照射结合治疗舌根癌，既能提高局部肿瘤剂量又能避免过高外照射剂量照射而导致的正常组织损伤（如放射性下颌骨坏死，放射性脊髓炎等），虽然目前有三维适形/调强放射治疗技术，常规外照射与近距离放疗的结合，在舌根癌的治疗中仍不失是一个可选择的手段。对非浸润性生长的舌根癌，高剂量率近距离后装组织间插植方法是一种较有效的手段，常在外照射肿瘤剂量达 D_T 50～60Gy 时，休息 2 周左右行插植，对 T_1、T_2 病变为 20～25Gy，T_3、T_4 病变推荐量 30～40Gy，分 2 次。置针施源器的数量，需依据肿瘤范围而定，一般施源器间隔为 10～12mm，勿超过 15mm。

九、并发症

口咽癌放射治疗最常见的急性反应是口咽部黏膜炎，患者可出现中到重度的吞咽疼痛和吞咽困难。急性反应会导致营养不良，约 10%的患者会出现严重营养不良，绝大多数患者在治疗过程中体重减轻会超过 10%。

口咽癌放疗晚期并发症最常见的是口干，常规照射技术条件下约有 75%的患者会发生口干，其次颈面部水肿，皮肤、皮下组织肌肉纤维化，部分患者会出现张口困难。

下颌骨放射性骨坏死是比较严重的后遗症，其发生与肿瘤的部位、期别、下颌骨接受的照射剂量、疗前口腔卫生状况、是否进行了龋齿修复和（或）残根拔除、疗后是否拔牙和是否受到外伤等因素密切相关。放射性下颌骨坏死的处理可以采用高压氧保守治疗，但从目前的文献看，保守治疗手段疗效相对较差，坏死段下颌骨切除+修补术疗效更肯定。

十、预后

扁桃体癌是一种用单纯放射治疗即可取得较好疗效的恶性肿瘤之一。放疗后总的 5 年生存率为 32.4%～83%。临床Ⅰ期、Ⅱ期患者放疗后的 5 年生存率可分别达到 100%与 80%左右。即使是有淋巴结转移的 N_1 患者，单纯放疗也可取得满意的治疗效果，这是一个与口腔癌显著不同的特点。晚期病变，放疗的治疗效果则有较明显的下降。中国医学科学院肿瘤医院对 160 例扁桃体癌患者进行单纯放射治疗结果显示，总的 5 年生存率为 59.2%，其中 T_1～T_4 期 5 年生存率分别为 82.4%、62.7%、55.7%、41.7%；N_0～N_3 期 5 年生存率分别为 78.4%、68.9%、44.5%、34%；Ⅰ～Ⅳ期的 5 年生存率分别为 83.3%、83.7%、73.5%、40.7%。

软腭癌单纯放疗的 5 年生存率为 30%～60%，其中 T_1 病变为 80%～90%，T_2 病变为 60%～80%，而 T_3、T_4 病变仅为 20%～40%。疗终病变完全消失者的 5 年生存率为 67.8%（19/28），而病变残存者［包括原发灶和（或）颈部淋巴结］仅 15.1%（5/33）。由此可见影响预后的因素基本同扁桃体癌，与T、N分期，病理类型，疗终时肿瘤有无残存等因素有关。

第四节　下咽癌

下咽癌较为少见，占头颈部恶性肿瘤的0.8%～1.5%，中国医学科学院肿瘤医院从1958—1987年所收治的患者中，下咽癌占头颈部恶性肿瘤的2.5%，占全身恶性肿瘤的0.25%。下咽癌以男性为多见，男女之比为(2～3)：1。在下咽癌中，发生于梨状窝者最为常见，占60%～70%，其次为咽后壁区，占25%～30%，而发生于环后区者少见，仅占5%左右，尤以女性多见，平均发病年龄为60～65岁。

一、解剖学

1.应用解剖　下咽始于咽会厌皱襞，终于环状软骨下缘，连接口咽和食管入口，构成了消化与呼吸共有的通路。下咽壁由黏膜层、纤维筋膜、肌肉和疏松结缔组织构成，全层厚度不足1cm，几乎没有阻止肿瘤浸润的能力，具有沿黏膜或黏膜下扩散的特点。颈段食管长约5cm，上承下咽，自食管入口或环状软骨下缘起至胸骨柄上缘平面，相当于第3～6颈椎。食管壁自内向外由黏膜层、黏膜下层、肌层及外膜四层结构构成。

下咽分为3个区域：梨状窝区、咽后壁区和环后区。梨状窝肿瘤发生率占下咽肿瘤的60%～70%；咽后壁区占25%～30%；发生于环后区者多为女性，占5%左右。

(1)梨状窝区：位于喉的侧方，左右各一，呈对称性分布，形同一倒置的长梨状陷窝。上界为舌会厌襞；下界为梨状窝尖；外侧界上部为甲舌膜，下部为甲状软骨翼板；内侧界上部为杓状会厌襞，下部为环状软骨。甲舌膜与杓状会厌襞之间为膜部，甲状软骨与环状软骨之间为软骨间部。梨状窝区肿瘤以梨状窝内侧壁发生的肿瘤最为常见，多沿黏膜表面浸润至杓状会厌襞，也可通过声门旁间隙而侵及深层结构如声带和喉，而喉返神经直接受侵引起的声带麻痹则较为少见。如已侵及声门间隙，则下咽癌的表现可类似于贯通性喉癌。

(2)咽后壁区：为会厌溪的底部(相当于舌骨上缘水平)至环状软骨下缘之间的区域。咽后壁肿瘤多为局限型，主要以向上、下和深层浸润生长为主，晚期时可向外侧壁生长并侵犯咽缩肌形成环状肿瘤，此时患者吞咽困难明显。椎前软组织容易受侵，但椎体受侵的概率少见。

(3)环后区：即环状软骨后缘的区域。上自环杓关节平面，下至环状软骨下缘，前壁为环状软骨后黏膜，后壁为椎前筋膜。源于环后区的肿瘤以局部浸润扩展为主，容易侵及梨状窝、咽侧壁、喉、颈段食管和环状软骨、杓状软骨等周围结构，引起呼吸、吞咽困难及声音嘶哑，直接侵犯喉返神经而引起声音嘶哑者则较少见。

2.淋巴引流　下咽部具有丰富的淋巴网，易发生淋巴结转移。下咽部淋巴网前经甲状腺包膜注入二腹肌下及颈深上、中组淋巴结；后经下咽下部淋巴注入咽后、咽旁、气管旁及颈深下淋巴结。下咽癌淋巴结转移率高达70%～80%。梨状窝癌约70%的患者在确诊时已有颈部淋巴结转移，其中10%～20%为双侧转移。其转移区域以同侧Ⅱ区(颈深上淋巴结）、Ⅲ区（颈深中淋巴结）最多见，而Ⅰ区（颌下淋巴结）、Ⅴ区（颈后三角淋巴结）少见，并且颈后淋巴结受侵时总伴有其他各组淋巴结受侵。下咽下部如环后区、梨状窝顶部的淋巴引流还可随着喉返神经引流至气管旁、食管旁和锁骨上淋巴结，且原发于梨状窝内侧壁的下咽癌比原发于外壁的下咽癌更容易发生对侧颈淋巴结转移，这可能是由于梨状窝内侧壁与喉下壁相邻，更容易侵及会厌前间隙、声门旁间隙和杓状会厌襞造成的，而咽后壁区淋巴引流的一个显著特点是其与咽后间隙的 Rouviere 淋巴结及咽侧间隙的淋巴结相互贯通，易早期转移至中颈静脉链淋巴结和咽后淋巴结，且多为颈部双侧淋巴结转移。环后区、梨状窝顶部的淋巴引流还可随着喉返神经引流至气管旁、食管旁和锁骨上淋巴结。

二、病因

下咽及颈段食管癌的确切病因尚不明确。研究显示烟草、乙醇的应用，以及维生素、微量元素的缺乏为两者的共同致病因素，并且下咽癌的发生与烟酒过量有明显关系，其他如牙齿功能障碍及暴露于职业性致癌因素下等也与下咽癌的发生有关。在北欧地区的一些患缺铁性贫血的妇女发现下咽部黏膜的变化，称为 Plummer-Vinson 或 Paterson-Kelly 综合征。这些妇女常易发生环后区鳞癌，但国内尚未见类似报道。亚硝胺、真菌、不良饮食习惯及遗传易患性等多种因素则可能为导致食管癌发生的主要原因。

三、病理

下咽癌 95%以上为鳞癌，且其分化程度较低。腺癌、未分化癌及其他类型较少见。不同起源的下咽癌分化程度不同，由低到高依次为咽后壁癌、梨状窝癌、环后区癌。

四、临床分期

2010 年 AJCC/UICC 第 7 版分期如下。

T_1：肿瘤局限于 1 个亚区和（或）最大径≤2cm。

T_2：肿瘤侵犯 1 个以上亚区或邻近部位，或者肿瘤最大径>2cm，但不超过 4cm，没有半喉固定。

T_3：肿瘤最大径超过 4cm 或伴有半喉固定或侵犯食管。

T_{4a}：中晚期局部病变。肿瘤侵犯甲状软骨/环状软骨，舌骨，甲状腺，软组织的中央部分。

注：软组织的中央部分包括喉前带状肌和皮下脂肪。

T_{4b}：晚期局部病变。肿瘤侵犯椎前筋膜，包绕颈动脉或累及纵隔结构。

N_0：无区域淋巴结转移。

N_1：同侧单个淋巴结转移，最大径≤3cm。

N_2：同侧单个淋巴结，最大径>3cm，但≤6cm；同侧多个淋巴结，最大径≤6cm；双侧或对侧淋巴结转移，最大径≤6cm。

N_{2a}：同侧单个淋巴结，最大径≤3cm，但≤6cm。

N_{2b}：同侧多个淋巴结，最大径≤6cm。

N_{2c}:双侧或对侧淋巴结转移,最大径≤6cm。

N_3:转移淋巴结最大径>6cm。

注:Ⅷ区淋巴结转移归为区域淋巴结。

五、临床表现

1.症状 下咽癌依肿瘤发生部位、侵及范围不同而各异,常见的症状主要有吞咽困难、咽喉痛、异物感、声音嘶哑、痰中带血等。

(1)咽部异物感:常为下咽癌的首发症状,即在进食后有食物残留感或喉部后方的压迫感。由于下咽部肿瘤发病位置比较隐蔽,此症状不典型,可持续数月,需与慢性咽炎相鉴别。

(2)吞咽疼痛:多见于咽后壁癌。开始疼痛轻,若肿瘤发生溃疡,合并感染或侵犯软骨和软组织则疼痛加重,并且吞咽疼痛可向一侧耳部放射。当颈段食管病变累及下咽时也可能引起上述症状。

(3)咽下困难:环后区和颈段食管癌的常见症状。而下咽癌肿瘤局部扩展导致下咽部分梗阻、咽缩肌受侵痉挛或环后区癌或晚期肿瘤侵犯食管时,可出现类似食管癌的咽下困难。

(4)声音嘶哑:当肿瘤侵犯喉部或压迫、侵犯喉返神经时可引起声音嘶哑,常伴不同程度的呼吸困难。

(5)同侧耳痛:多见于下咽癌第Ⅸ和第Ⅹ对脑神经受侵时通过有关反射引起疼痛牵扯到外耳道。

(6)呛咳或咳嗽:肿瘤刺激下咽黏膜可引起干咳,当饮水或食物误入气管可引起呛咳。肿瘤溃疡、坏死合并感染时,可出现口臭、咳血痰,甚至咳出坏死组织。

(7)呼吸道梗阻症状:多为梨状窝内侧壁或内、外侧壁癌侵犯至喉,引起喉前庭、声带活动受限或喉返神经受侵所致;而食管肿瘤增大,严重者压迫、侵犯气管时也可能导致呼吸困难。

2.体征

(1)喉外形改变:增宽、肿胀,喉摩擦音减弱或消失。

(2)下咽肿物:通过检查可发现下咽部肿物呈菜花状或溃疡型,表面可有坏死。梨状窝癌可见梨状窝有积液或食物残渣。肿瘤侵入喉可见声带固定。

(3)颈部、锁骨上肿块:下咽癌的淋巴结转移率均较高,为50%~70%。早期以单侧中颈部转移为主,晚期可出现双颈、锁骨上、喉前或气管旁淋巴结转移。

六、辅助检查

1.内镜检查 内镜检查是早期发现病变的主要检查手段。重点观察肿瘤所在的位置、侵犯的范围,局部黏膜的颜色、弹性。环后区或梨状窝尖肿瘤,可导致周围黏膜水肿、梨状窝积液,患者发音声带关闭时梨状窝开放受限;杓状软骨活动受限可考虑是否有深层侵犯。如发现周边凸起的溃疡或外突结节状肿物需取活体组织检查,内镜检查与病理学检查相结合是明确下咽癌的理想方法。

2.影像学检查　应用常规X线对下咽癌的诊断具有应用价值。喉断层相可以观察梨状窝情况及喉内受侵程度；应用CT或MRI可更准确地确定肿瘤范围及临床难以发现的黏膜下病变和淋巴结，以及肿瘤与邻近器官的关系。

3.活体组织及细胞学检查　应用内镜对周边凸起的溃疡或外突结节状肿物取活体组织检查是进行病理学诊断的主要手段。环后区病变可用拉网术做细胞涂片。对于已有呼吸困难的患者咽部活体组织检查时宜慎重，可行气管切开后再进行活体组织检查，或于手术时做冰冻加片。颈部、锁骨上淋巴结增大者，可行穿刺细胞学或淋巴结活体组织检查。

4.颈部检查　主要检查颈内静脉周围淋巴结及颈后、锁骨上区，注意其大小、硬度、活动度，孤立或融合情况，甲状软骨外观是否变形、不对称或增宽，喉摩擦音是否消失，甲状软骨周围能否触及肿物。

七、诊断与鉴别诊断

根据病史的病史临床症状和临床查体，结合下咽和喉的镜检查，确诊需要病理证实。

八、治疗

下咽解剖位置具有特殊性，其上通口咽，下接消化道入口，前邻声门上区，因此外科的处理必然会造成吞咽功能的紊乱及语音功能的改变。手术和放射治疗在早期下咽癌治疗中的效果基本相似，放射治疗既能保证下咽、喉等器官的解剖结构的完整性，又可将下咽癌容易发生转移的部位(如双侧颈部淋巴结及咽后淋巴结)充分包括在照射野内，因此早期下咽癌的治疗应首选放射治疗。

对晚期病变，无论是单纯手术还是单纯放射治疗，总的效果均不理想(前者的5年生存率为30%~40%，后者的5年生存率为10%~20%)，但通过综合治疗，则可降低局部复发率，改善远期生存率。因此对晚期肿瘤应采用“手术+放射治疗”的综合治疗模式。

(一)手术治疗

喉咽或颈段食管癌各分区手术治疗方法不同。

1.梨状窝肿瘤　梨状窝切除术适于肿瘤位于梨状窝内壁或外壁的梨状窝早期癌，或已经侵犯部分咽后壁的梨状窝外侧壁癌。手术禁忌证为梨状窝尖部受侵、环后受侵、喉受侵；梨状窝及垂直部分喉切除。手术适应证为梨状窝肿瘤，一侧喉固定，杓状软骨黏膜无肿瘤，无环后受侵。手术禁忌证为梨状窝尖部受侵、环后受侵、会厌前间隙受侵；全喉切除或近全喉切除术，对于喉内组织侵犯较多的T_3或已侵至颈部的T_4病变，宜做全喉切除。梨状窝癌在切除原发灶时，常需切除患侧甲状腺，以保证彻底病灶或气管旁转移淋巴结。同时应进行侧颈局限性颈清扫术(Ⅱ~Ⅳ组淋巴结)。

2.咽后壁肿瘤　咽后壁切除术，适应证为肿瘤位于下咽后壁或后外侧壁，下界在食管入口上方的局限的下咽后壁癌或梨状窝癌侵犯咽后壁。手术禁忌证为肿瘤侵犯梨状窝的前壁或内壁，喉受侵，食管受侵，椎前受侵。

3.环后区癌　环后区肿瘤大多与颈段食管癌同时存在，很难明确何处原发，需要手术切除全下咽全喉及部分或全食管,在选择性的病例,如果气管壁及至少有一侧半喉正常,也可行近全喉切除,以保留发音功能,同时又能防止胃内容物误吸。需要修复手段重建咽与下消化道之间的通路。

4.全下咽全喉部分食管或全食管切除　手术适应证为下咽癌侵犯食管入口及食管,颈段食管癌侵犯下咽。修复的方法有游离空肠移植重建,主要适用于侵犯颈段食管的下咽癌病例;胃上提咽-胃吻合术适用于不保留喉时;带血管蒂结肠袋食管术,主要适用于不适和用胃代替食管的病例(如胃已经有严重疾病,或者已行胃大部切除病例,以及保留喉进行环后吻合的病例)。

5.其他　如有颈淋巴结转移,应做颈清扫术。对尚无增大的淋巴结而原发灶较晚者,给予术前放疗,并行一侧或双侧颈择区性清扫(Ⅱ~Ⅳ区)。

(二)放射治疗

1.放射治疗适应证

(1)T_1、T_2N_0病变,尤其是肿物呈外生性生长的可首选根治性放射治疗。

(2)可以手术的T_3、$T_4N_{0\sim1}$的患者做计划性的术前放射治疗或术前同步化疗、放疗。对放疗反应好,D_T 50Gy后肿瘤完全消退(临床及影像学评价,只有临床评价不能准确反映疗效),可采用根治性放射治疗和(或)同步化疗、放疗,手术作为保守治疗失败后的挽救治疗手段。

(3)对于首先采用手术治疗的患者,有以下高危因素:手术切缘安全距离不够(通常<5mm为标准),切缘不净、肿瘤明显残存,淋巴结直径>3mm者或者多个淋巴结转移,或颈清扫术后提示广泛性的淋巴结转移、淋巴结包膜外受侵、周围神经受侵者,均应行术后放射治疗或者术后同步化疗、放疗。

(4)对N_3患者,如采用术前同步化放疗或术前单纯放疗,不论颈淋巴结对放疗的反应如何,均应行颈淋巴结清扫术。

(5)不能手术者可做姑息性放射治疗,少数患者放射治疗后肿瘤缩小明显,有可能手术切除。

(6)手术后复发的患者行姑息性放射治疗。

(7)病理类型为低分化癌或未分化癌者,不论病期早晚,均应首选放射治疗。如放射治疗后有残存,可行手术切除。

2.放射治疗禁忌证

(1)局部肿瘤严重水肿、坏死和感染者。

(2)邻近气管、软组织或软骨广泛受侵者。

(3)颈部淋巴结大而固定,且有破溃者。

(4)有明显的喉喘鸣、憋气、呼吸困难等呼吸道梗阻症状者。

前3种情况并非是放射治疗的绝对禁忌证,主要是指放射治疗在这些情况下很难奏效,不主张首选放射治疗,应先争取手术切除,术后根据具体情况决定是否行术后放射治疗。对第4种情况,应先行气管切开术后才能考虑放射治疗。

3.常规放射治疗技术

(1)放射源的选择:以^{60}Co或高能X线为首选,辅以电子线。

(2)常规放射治疗照射野:主要采用两侧面颈野对穿照射+下颈锁骨上野垂直照射技术。放射治疗时照射野宜大,上界一般至颅底,下界至食管入口(相当于环状软骨下缘水平),包括整个鼻咽、口咽、下咽部、喉部、颈段食管入口及上、中颈部和咽后淋巴引流区,后界的位置应根据颈部有无转移淋巴结而定,如颈部阴性,后界置于颈椎棘突的位置;如颈部阳性,则后界应后移以包括颈后淋巴结为准。D_T 40Gy时,后界前移至颈椎椎体中、后1/3交界处以避开脊髓。D_T 50Gy时照射野的上下界可适当内收继续照射。D_T 60Gy时再次缩野,仅包括病变区,使总量D_T达70Gy左右。对淋巴结阳性的患者,如缩野后不能全部包括转移的淋巴结,则在D_T 40Gy改野时,颈后可用合适能量的电子线来补量,根据后颈部淋巴结区域的深度选择电子线能量。一般不宜超过12MV能量,而对N_0的患者则无此必要。可采用两侧对穿照射+下颈切线野照射技术或转床±10°,大野包括从颅底到胸廓入口的范围。如采用两侧对穿照射+下颈切线野照射技术造口一般置于下颈垂直照射野中。

为解决面颈侧野与下颈、锁骨上区前野间由于剂量重叠而造成脊髓过量,可用以下方法:两侧野下界正对脊髓处(透视下定位)挡铅2cm×2cm至3cm×3cm;下颈、锁骨上垂直野的上界挡铅2cm×2cm至3cm×3cm,但挡铅处正是食管入口附近,除非肯定病变下界距食管入口处尚有一定的距离,否则不宜应用这种挡铅技术,可能由于挡铅而遗漏部分病变。

(3)照射体位:要求摆位容易,重复性好,最常采用仰卧位水平照射,头垫合适角度的头枕使颈椎拉直,面罩固定,按照照射野的形状及大小制作整体铅挡。

(4)术后放射治疗照射野设计:对术后具有高危复发因素,需要放射治疗的患者,照射范围应该包括所有手术区域。由于下咽癌需要术后放射治疗患者通常是晚期患者,颈部淋巴结转移N_2以上,多数已行改良颈清扫,因此希望能够将整个颈部及原发肿瘤区域放在同一个照射范围之内,照射野可以设计成治疗床旋转±10°左右,一般(机架90°,床角10°;机架270°,床角-10°),水平两野对穿照射,D_T 36Gy后,避开脊髓,后颈电子线补量,脊髓以前范围继续X线照射。

(5)时间剂量因素:多年以来的模式一直是常规分割照射技术,即分次剂量2Gy,每日1次,每周5次,术前照射的剂量为50Gy,术后照射控制亚临床病灶的剂量为50Gy,但对有明显的术后残存者,应针对病变残存区局部加量至60~70Gy。单纯放射治疗剂量为D_T 70~80Gy。

近年来的趋势对晚期下咽癌多主张超分割或野中野加速超分割照射技术,较常规分割放射治疗相比明显提高了肿瘤的局部区域控制率,而且远期并发症无明显增加。

4.IMRT　随着治疗设备的换代升级及计划系统的完善,国内越来越多的单位可以开展IMRT,利用调强放射治疗物理剂量分布的优势,提高肿瘤局部剂量和减少正常组织损伤。

体位固定 IMRT对体位重复性要求高,要求很好的固定方式,一般采用热塑膜头颈肩固定方法。靶区定义及确定：如果患者接受了诱导化疗，靶区应该按照化疗前的侵犯范围来确定。下咽癌的淋巴引流区包括下颌下淋巴结（Ⅰb），Ⅱ～Ⅴ区，咽后淋巴结区（RPN），根据原发灶的期别和颈转移淋巴结的期别决定淋巴引流区的危险性，设定高危区（CTV1），低危险度区（CTV2），并根据危险程度给予不同的剂量。

如果患者接受根治性 IMRT，CTV1 包括大体肿瘤（原发灶和转移淋巴结）以及向邻近的亚临床区域，CTV2 主要包括颈部预防性区域。如果接受术后 IMRT，CTV1 包括残存肿瘤及无肿瘤直接浸润的邻近区域，有肿瘤和（或）淋巴结包膜外受侵的手术野；CTV2 包括预防性区域。

九、并发症

1.急性放疗反应主要发生于照射过程中

（1）急性黏膜反应：照射野内的正常黏膜受到一定剂量的照射后，可表现为程度不一的充血、水肿、糜烂或溃疡，患者表现为口腔、咽喉肿痛、吞咽困难、声音嘶哑等。

（2）口腔干燥、味觉障碍：由于唾液腺、味蕾在照射过程中受到一定程度的损伤而导致口腔干燥、味觉障碍的发生。以后，随着放疗的结束及一段时间的恢复，口腔干燥、味觉障碍可有一定程度的恢复，但一般不会恢复到正常水平。

（3）喉水肿：一般在放疗后 6 个月消退。超过 6 个月仍持续存在的喉水肿，应警惕有肿瘤残存或复发的危险，应紧密随访，必要时活检证实。但应考虑到活检有可能导致周围喉软骨坏死的危险。

（4）放射性皮肤反应

2.晚期损伤

（1）喉软骨坏死、软组织坏死，出现的概率为 2%～4%。

（2）严重喉水肿需要紧急气管切开者，占 1%～6%。

（3）颈部皮肤纤维化出现的概率为 11%。

（4）单纯放射治疗后因吞咽困难而需要胃造口者为 2%～7%，术后放射治疗患者出现的概率为 16%。

（5）与放射治疗有关的病死率，单纯放疗为 1%～3%，主要与放射治疗后咽、食管狭窄导致的恶病质、吸入性肺炎、喉水肿窒息等因素有关。

十、预后

下咽癌的预后较差，晚期下咽癌的 5 年生存率单纯手术为 30%～40%，单纯放射治疗为 10%～20%，手术+放射治疗约为 50%。梨状窝区的肿瘤预后明显好于咽后壁和环后区癌，年轻患者预后好于老年患者，女性患者预后好于男性患者。

第十三章　喉感染性疾病

第一节　急性会厌炎

一、急性感染性会厌炎

急性感染性会厌炎为一种以会厌为主的声门上区喉黏膜急性非特异性炎症。Woo(1994)利用纤维声带镜观察,炎症不仅累及会厌,同时或多或少地波及声门上区各结构,因此称为“急性声门上喉炎”。早春、秋末发病者多见。

1.病因

(1)细菌或病毒感染:以β型嗜血流感杆菌最多。身体抵抗力降低、喉部创伤、年老体弱者均易感染细菌而发病。其他常见的致病菌有金黄色葡萄球菌、链球菌、肺炎双球菌、奈瑟卡他球菌、类白喉杆菌等,也可与病毒混合感染。

(2)创伤、异物、刺激性食物、有害气体、放射线损伤等:都可引起声门上黏膜的炎性病变。

(3)邻近病灶蔓延:如急性扁桃体炎、咽炎、鼻炎等蔓延而侵及声门上黏膜。也可继发于急性传染病后。

2.病理　声门上区如会厌舌面与侧缘、杓会厌皱襞、声门下区等黏膜下结缔组织较疏松,炎症常从此处开始,引起会厌高度的充血肿胀,有时可增厚至正常的6~10倍。因声带黏膜附着声带黏膜下层较紧,故黏膜下水肿常以声带为界,声门上区炎症一般不会向声门下扩展。

3.分型　病理组织学的改变可分3型。

(1)急性卡他型:黏膜弥散性充血、水肿,有单核及多形核细胞浸润,会厌舌面之黏膜较松弛,肿胀更明显。

(2)急性水肿型:会厌显著肿大如圆球状,间质水肿,炎性细胞浸润增加,局部可形成脓肿。

(3)急性溃疡型:较少见,病情发展迅速而严重,病菌常侵及黏膜下层及腺体组织,可发生化脓、溃疡。血管壁如被侵蚀,可引起糜烂出血。

4.临床表现　多数患者入睡时正常,半夜突感咽喉疼痛或呼吸困难而惊醒。成人在发病前可出现畏寒发热,体温在37.5~39.5℃。患者烦躁不安,精神萎靡不振,全身乏力。发热程度与致病菌的种类有关,如为混合感染,体温大多较高。幼儿饮水时呛咳、呕吐。咽喉疼痛为其主要症状,吞咽时疼痛加剧。吞咽困难:吞咽动作或食团直接刺激会厌,导致咽喉疼痛,口涎外流,拒食。疼痛时可放射至下颌、颈、耳或背部。呼吸困难:因会厌黏膜肿胀向后下移位,同时杓状软骨、杓会厌皱襞等处黏膜也水肿,使喉入口明显缩小,阻塞声门而出现吸气性呼吸困难。如病情继续恶化,可在4~6小时突然因喉部黏痰阻塞而发生窒息。患者虽有呼吸困难,但发音多正常,有的声音低沉、似口中含物,很少发生嘶哑。

5.临床检查

(1)咽部检查:由于幼儿咽短、会厌位置较高,张大口时容易出现恶心,约30%可见红肿的会厌。压舌根检查时宜轻巧,尽量避免引起恶心,以免加重呼吸困难而发生窒息。切勿用力过猛,以免引起迷走神经反射发生心跳停止。卧位检查偶可引起暂时窒息。

(2)间接喉镜检查:可见会厌舌面弥散性充血肿胀,重者如球形,如有脓肿形成,常于会厌舌面的一侧肿胀,急性充血,表面出现黄色脓点。

(3)纤维喉镜或电子喉镜检查:一般可以看到会厌及杓状软骨,检查时应注意吸痰,吸氧,减少刺激。最好在有立即建立人工气道的条件下进行,以防意外。

(4)影像学检查:必要时可行影像学检查,CT扫描和MRI可显示会厌等声门上结构肿胀,喉咽腔阴影缩小,界线清楚,喉前庭如漏斗状缩小,会厌谷闭塞。CT扫描和MRI检查还有助于识别脓腔。

6.诊断　对急性喉痛、吞咽时疼痛加重,口咽部检查无特殊病变,或口咽部虽有炎症但不足以解释其症状者,应考虑到急性会厌炎,应做间接喉镜检查。咽痛和吞咽困难是成人急性会厌炎最常见的症状,呼吸困难、喘鸣、声嘶和流涎在重症患者中出现。呼吸道梗阻主要见于速发型,在病程早期出现,一般在起病后8小时内。由于可危及生命,早期诊断十分重要。此病易与其他急性上呼吸道疾病混淆,必须与以下疾病鉴别。

7.鉴别诊断

(1)急性喉气管支气管炎:多见于3岁以内的婴幼儿,常有哮吼性干咳、喘鸣、声嘶及吸气性呼吸困难。检查可见鼻腔、咽部和声带黏膜充血,声门下及气管黏膜也显著充血肿胀,会厌无充血肿胀。

(2)会厌囊肿:发病缓慢,无急性喉痛,无全身症状。检查会厌无炎症或水肿表现,多见于会厌舌面。会厌囊肿合并感染时,局部有脓囊肿表现,宜切开排脓治疗。

8.病情评估　门诊检查应首先注意会厌红肿程度、声重者应急诊收入住院治疗,床旁备置气管切开包。有下述情况者,应考虑行气管切开术。

(1)起病急骤,进展迅速,且有Ⅱ度以上吸气性呼吸困难者。

(2)病情严重,咽喉部分泌物多,有吞咽功能障碍者。

(3)会厌或杓状软骨处黏膜高度充血肿胀,经抗感染给氧等治疗,病情未见好转者。

(4)年老体弱、咳嗽功能差者。

出现烦躁不安、发绀、三凹征、肺呼吸音消失,发生昏厥、休克等严重并发症者应立即进行紧急气管切开术。

9.治疗　成人急性会厌炎较危险,可迅速发生致命性上呼吸道梗阻。应取半坐位或侧卧位。必要时行气管切开或气管插管。治疗以抗感染及保持呼吸道通畅为原则。门诊检查应首先注意会厌红肿程度、声重者应急诊收入住院治疗,床旁备置气管切开包。

(1)控制感染

1)足量使用强有力抗生素和糖皮质激素：因其致病菌常为β型嗜血流感杆菌、葡萄球菌、链球菌等，故首选头孢类抗生素。地塞米松肌内注射或静脉注射，剂量可达0.3mg/(kg·d)。

2)局部用药：目的是保持气道湿润、稀化痰液及消炎。常用的药物有：①庆大霉素16万单位，地塞米松5mg；②普米克令舒0.5mg。可采用以上两者的组合加蒸馏水至10mL，用氧气、超声雾化吸入，每天2~3次。

3)切开排脓：如会厌舌面脓肿形成，或脓肿虽已破裂仍引流不畅时，可在吸氧，保持气道通畅(如喉插管、气管切开)下，用喉刀将脓肿壁切开，并迅速吸出脓液，避免流入声门下。如估计脓液很多，可先用空针抽吸出大部分再切开。体位多采用仰卧，垂头位，肩下垫一枕垫，或由助手抱头。不能合作者应用全身麻醉。

(2)保持呼吸道通畅：建立人工气道(环甲膜切开、气管切开)是保证患者呼吸道通畅的重要方法，应针对不同患者选择不同方法。

(3)其他：保持水电解质酸碱平衡，注意口腔卫生，防止继发感染，鼓励进流质饮食，补充营养。

(4)注意防治负压性肺水肿：氨茶碱解痉、毛花苷C强心、呋塞米利尿等治疗。

二、急性变态反应性会厌炎

1.病因与发病机制　急性变态反应性会厌炎属Ⅰ型变态反应，抗原多为药物、血清、生物制品或食物。药物中以青霉素最多见，阿司匹林、碘或其他药物次之；食物中以虾、蟹或其他海鲜多见，个别人对其他食物也有过敏。多发生于成年人，常反复发作。

2.病理　会厌、杓会厌襞，甚至杓状软骨等处的黏膜及黏膜下组织均高度水肿，有时呈水泡状，黏膜苍白增厚。

3.临床表现　发病急，常在用药0.5小时或进食2~3小时内发病，进展快。主要症状是喉咽部堵塞感和说话含混不清，但声音无改变。无畏寒发热、呼吸困难，也无疼痛或压痛，全身检查多正常。间接喉镜和纤维或电子喉镜检查可见会厌明显肿胀。本病虽然症状不很明显，但危险性很大，有时在咳嗽或深吸气后，甚至患者更换体位时，水肿组织嵌入声门，突然发生窒息，抢救不及时可致死亡。

4.检查与诊断　检查可见会厌水肿明显，有的成圆球状，颜色苍白；杓会厌襞以及杓状软骨处也多呈明显水肿肿胀；声带及声门下组织可无改变。

5.治疗　首先进行抗过敏治疗，成人皮下注射0.1%肾上腺素0.1~0.2mL，同时肌内注射或静脉滴注氢化可的松100mg或地塞米松10mg。会厌及杓会厌襞水肿非常严重者，应立即在水肿明显处切开1~3刀，减轻水肿程度。治疗中及治疗后应密切观察。1小时后，若堵塞症状不减轻或水肿仍很明显，可考虑作预防性气管切开术。因声门被四周水肿组织堵塞而较难找到，可用喉插管使气道通畅，也可选择紧急气管切开术或环甲膜切开术，如窒息应同时进行人工呼吸。

6.预防与预后　采用嗜血流感杆菌结合菌苗接种可有效地预防婴幼儿急性会厌炎及

其他嗜血流感杆菌感染疾病(脑膜炎、肺炎等)。预后与患者的抵抗力、感染细菌的种类及治疗方法密切相关。如能及时诊断、治疗,一般预后良好。

第二节　急性喉炎

急性喉炎是指喉黏膜及声带的急性炎症。为呼吸道常见急性感染性疾病之一,占耳鼻咽喉科疾病的1%~2%。常继发于急性鼻炎及急性咽炎。男性发病率较高。发生于小儿者病情较严重。此病多发于冬春两季。

一、病因

1.感染　一般认为多发于伤风感冒后,先有病毒入侵,继发细菌感染。常见细菌有金黄色葡萄球菌、溶血性链球菌、肺炎链球菌、流感杆菌,卡他球菌等。

2.职业因素　吸入过多的生产性粉尘,有害气体(如氯、氨、硫酸、硝酸等),可引起喉部黏膜的急性炎症。使用嗓音较多的教师、演员、售货员等,如发声不当或用嗓过度,声带急性炎症的发病率常较高。

3.外伤　异物或检查器械损伤喉部黏膜,也可继发急性喉炎。

4.烟酒过多、受凉、疲劳致机体抵抗力降低时,易诱发本病。

二、病理

初起为喉黏膜充血,有多形核白细胞浸润,组织内渗出液积聚形成水肿。炎症继续发展,渗出液可变成脓性分泌物或结成假膜。上皮若有损伤和脱落,也可形成溃疡。炎症消退后上述病理变化可恢复正常。若未得到及时治疗,则有圆形细胞浸润,逐渐形成纤维变性,变成永久性病变,且范围不仅限于黏膜层,也能侵及喉内肌层。故积极治疗急性喉炎是防止其转为慢性的关键。

三、症状

1.声嘶　是急性喉炎的主要症状,轻者发声时音质失去圆润和清亮,音调变低、变粗;重者发声嘶哑,更甚者仅能作耳语,或完全失声。

2.喉痛　患者感喉部不适、干燥、异物感,喉部及气管前有轻微疼痛,发声时喉痛加重。

3.咳嗽有痰　因喉黏膜发炎时分泌物增多,常有咳嗽,起初干咳无痰,至晚期则有黏脓性分泌物,因较稠厚,常不易咳出,黏附于声带表面而加重声嘶。

4.全身症状　成人一般全身症状较轻。重者可有发热、畏寒、疲倦、食欲缺乏等症状。因急性喉炎可为急性鼻炎或急性咽炎的下行感染,故常有鼻部、咽部的炎性症状。

四、检查

间接喉镜检查可见喉黏膜的表现随炎症发展时期不同而有所不同,但其特点为双侧对称,呈弥散性。黏膜红肿常首先出现在会厌及声带,逐渐发展导致室带及声门下腔,以声带及杓会厌襞最为显著。早期声带表面呈淡红色，有充血的血管纹，逐渐变成暗红色，边缘圆钝成梭形。喉部黏膜早期发干，稍晚有黏液分泌物附着于声带表面，声嘶较重；分泌物咳出后，声嘶减轻。鼻、咽部也常有急性炎症表现，需同时检查。

五、诊断

根据患者症状及喉镜检查所见，诊断不难。在鉴别诊断上须与喉结核、白喉相鉴别。白喉极少发生于成人，对可疑病例可借喉部涂片检菌及细菌培养明确诊断。

六、治疗

1.最主要的措施是声带休息不发声或少发声。须防止以耳语代替平常的发声，因耳语不能达到使声带休息的目的。

2.用抗生素类药物口服或注射，及时控制炎症；声带充血肿胀显著者加用糖皮质激素。

3.超声雾化吸入治疗。

4.保持室内空气流通，多饮热水，注意大便通畅，禁烟、酒等对治疗也甚为重要。

第三节　慢性喉炎

一、慢性单纯性喉炎

慢性单纯性喉炎是主要发生在喉黏膜的慢性非特异性炎性病变，可累及黏膜下组织，临床常见，多发于成人。

1.病因

（1）鼻-鼻窦炎、慢性扁桃体炎、慢性咽炎等邻近部位炎症直接向喉部蔓延或脓性分泌物的刺激。

（2）鼻腔阻塞，经口呼吸，使咽喉黏膜血管扩张、喉肌紧张疲劳产生炎症。

（3）有害气体（如氯气、氨、二氧化硫等）及烟、酒、灰尘等长期刺激。

（4）胃食管咽反流及幽门螺旋菌感染：有作者认为胃食管反流是慢性喉炎的基本病因，尤其是在小儿。

（5）用嗓过多或发音不当。

（6）全身性疾病患如糖尿病、肝硬化等使全身抵抗力下降或影响喉部。

2.病理　喉黏膜血管扩张，炎细胞浸润，黏膜下可发生血液积聚。上皮及固有层水肿及以单核细胞为主的炎性渗出。继而黏膜肥厚，腺体肥大。

3.临床表现

（1）症状：不同程度的声嘶为其主要症状，初为间歇性，逐渐加重成为持续性，如累及环杓关节，则在晨起或声带休息较久后声嘶反而显著，但失声者甚少。喉部微痛及紧缩感、异物感等，常做干咳以缓解喉部不适。

（2）体征：可见喉黏膜弥散性充血，两侧对称。声带失去原有的珠白色而呈浅红色。

黏膜表面可见有稠厚黏液,常在声门间形成黏液丝。杓间区黏膜充血增厚,在发音时声带软弱,振动不协调,两侧声带闭合不好。

4.辅助检查　根据病变的轻重不同,电声门图和动态喉镜检查可出现相应的改变。

(1)电声门图:在声带病变较轻时可保持基本波形,声带慢性充血时可见闭相延长开相缩短。

(2)动态喉镜:又称喉闪光镜或频闪喉观察仪,在声带水肿时振幅、黏膜波、振动关闭相可增强,对称性和周期性不定。

5.诊断与鉴别诊断　根据上述症状及体征可做出诊断,但应考虑鼻、咽、肺部及全身情况,查出病因。对声嘶持续时间较长者,应与喉结核、早期喉癌等鉴别,电视纤维、电子喉镜检查或活检。

6.治疗

(1)病因治疗:积极治疗鼻-鼻窦炎、咽炎、肺部及全身疾病,对发音不当者,可进行发音训练。

(2)局部使用抗感染药物。

(3)改变不良的生活习惯,去除刺激因素,包括戒除烟酒,声休。

(4)氧气或超声雾化吸入,必要时加用抗生素和地塞米松或普米克令舒等雾化。

(5)理疗:直流电药物离子(碘离子)导入或音频电疗、超短波、直流电或特定电磁波(TDP)等治疗。

(6)发声矫治:包括有声练习和发声练习等,不少国家具有专业语言矫治师、言语疾病学家进行矫治。

(7)抗反流治疗:Hanson 等(2000)认为约 20%具有慢性喉炎症状的患者需长期应用氢离子泵抑制剂。有胃食管反流者,成人应予西咪替丁 0.8g/d,静脉滴注,或奥美拉唑 20mg 睡前服用,或西沙必利 5~10mg,每天 3 次。剂量可酌情增减。

7.预防

(1)锻炼身体,增强体质,提高对外界气候的适应能力。

(2)积极治疗全身疾病。

(3)注意休息,当黏膜发生炎性反应后,应严格禁声,避免演变为慢性。

二、慢性萎缩性喉炎

慢性萎缩性喉炎也名干性喉炎或臭喉症,因喉黏膜及黏液腺萎缩,分泌减少所致。中老年女性多见,经常暴露于多粉尘空气中者更为严重。

1.病因　分为原发性和继发性两种。原发性者目前病因仍不十分清楚,多数学者认为是全身疾病的局部表现,可能与内分泌紊乱、自主神经功能失调、维生素及微量元素缺乏或不平衡有关。

2.病理　喉黏膜及黏膜下层纤维变性,黏膜上皮化生,柱状纤毛上皮渐变为复层鳞状上皮,腺体萎缩,分泌减少,加之喉黏膜已无纤毛活动,故分泌液停滞于喉部,经呼吸空气蒸发,可变为脓痂。除去痂皮后可见深红色黏膜,失去固有光泽。可有浅表的糜烂或溃疡。病变向深层发展可引起喉内肌萎缩。炎症向下发展可延及气管。

3.临床表现

(1)症状:喉部有干燥不适,异物感,胀痛,声嘶,因夜间有脓痂存留,常于晨起时较重。阵发性咳嗽为其主要症状。分泌物黏稠、结痂是引起阵发性咳嗽的原因,常咳出痂皮或稠痰方停止咳嗽,咳出的痂皮可带血丝,有臭气。咳出脓痂后声嘶稍有改善,但常使喉痛加剧。

(2)体征:喉黏膜慢性充血、发干,喉腔增宽,黄绿色脓痂常覆于声带后端、杓间区及喉室带等处,去除后可见喉黏膜呈深红色,干燥发亮如涂蜡状。如喉内肌萎缩,声带变薄、松弛无力,发音时两侧闭合不全,故发声漏气,声音沙哑,说话费力。少数患者气管上端也显相同病变。继发于萎缩性鼻炎、咽炎者可见鼻腔、咽腔增宽,黏膜干燥。也可进一步用纤维喉镜或电子喉镜观察。电声门图多表现为闭相缩短或无闭相,波峰变矮。

4.诊断　根据以上特点,常易诊断,但应积极寻找病因,进行病因治疗。

5.治疗　一般治疗可予碘化钾 30mg,每天 3 次口服,刺激喉黏液分泌,减轻喉部干燥。蒸气雾化或用含有芳香油的药物,口服维生素 A、维生素 D、维生素 E、维生素 B_2 等。有痂皮贴附时可在喉镜下湿化后取出。

三、慢性增生性喉炎

慢性增生性喉炎,为喉黏膜一种慢性炎性增生性疾病。

1.病因　病因与慢性单纯性喉炎相同,多由慢性单纯性喉炎病变发展。有人认为慢性喉炎,尤其是增生性喉炎可能与 EB 病毒、单纯疱疹病毒和肺炎支原体的感染有关。黏膜上皮不同程度增生或鳞状化生、角化,黏膜下淋巴细胞和浆细胞浸润,喉黏膜明显增厚,纤维组织增生、玻璃样变性导致以细胞增生为主的非炎性病变。增生性改变可为弥散性或局限性。

2.临床表现

(1)症状:症状同慢性喉炎,但声嘶较重而咳嗽较轻,急性或亚急性发作时喉痛明显。

(2)体征:声带充血,边缘圆厚,表面粗糙不平,可呈结节状或息肉样。如病变发展至声门下区,两侧声带后端靠拢受阻而出现裂隙。室带也常肥厚,粗糙不平,有时轻压于声带上,掩蔽声带。

3.辅助检查　电声门图多表现为闭相延长,开相缩短。喉动态镜观察可见对称性和周期性差,严重者振幅和黏膜波消失,声带闭合差。

4.诊断与鉴别诊断　根据以上症状和体征,一般诊断不难,但应与喉癌、梅毒、结核等鉴别。肿瘤常局限于一侧声带,可经活检证实;梅毒较难区别,如有会厌增厚、缺损或结痂,并有其他器官梅毒;喉结核的病变常在杓间区,黏膜常呈贫血现象,多有浅表溃疡和肺结核。经 1%亚甲蓝声带黏膜染色后接触内镜能清楚地观察到声带表层细胞的形状、异型核、核浆比及细胞排列等情况,动态全程观察浅层细胞变化,有助于鉴别诊断。

5.治疗　治疗原则同慢性喉炎。对声带过度增生的组织早期可加用直流电药物离子(碘离子)导入或音频电疗,局部理疗有助于改善血液循环,消炎,软化消散增生组织。重者可在手术显微镜下进行手术或激光烧灼、冷冻治疗，切除肥厚部分的黏膜组织，但注意勿损伤声带肌。杓间隙的肥厚组织可涂用腐蚀剂(硝酸银等)。此外，尚有一类较特殊的反流性喉炎，是因食管下端括约肌短暂松弛，导致含有胃酸的胃液向食管反流达到喉部所致，可能与胃酸的直接刺激和通过迷走神经反射引起慢性咳嗽有关。临床表现有声嘶，持续干咳，喉部压力降低感，胸骨后烧灼感等。检查可见喉腔后部黏膜红斑或白斑状改变，重者可见声带溃疡或息肉。治疗可用质子泵抑制剂、抗胃酸药如氢氧化铝，以及进行局部消炎、促进溃疡愈合、摘除息肉等。

第四节　喉结核

喉结核是由结核杆菌感染喉部引起的一种慢性具有一定传染性的疾病。为耳鼻咽喉结核病中最常见者，原发性非常少见，多继发于晚期肺结核，也可继发于其他器官结核。近年来，结核病防治工作取得了很大成绩，尤其是近年来，由于有效抗生素的应用，社会环境和卫生福利等方面的改善，肺结核的发病率、患病率、感染率、病死率等指标皆有明显下降，发病率从 5000/10 万以上降至 100/10 万左右；患病率平均每年递降率 4.7%，病死率从 200/10 万降到 30/10 万左右；年感染率平均每年递降率 6.3%。因结核病发病率明显下降，故喉结核也明显减少，临床上较为少见。发病年龄多在 20~40 岁。以中年男性多见，男女之比为(2~3.6)∶1。儿童及青少年由于接种卡介苗预防结核病的发生，其患病高峰已基本消失。近年来，结核病的发病年龄也趋向于高龄。

一、病因

喉结核发病与全身抵抗力强弱、肺结核病变的性质及喉黏膜的情况有关。发生喉部结核菌感染之方式如下。

1.接触感染　原发性喉结核比较少见，多因结核杆菌直接侵袭喉部黏膜而发病。人对结核杆菌普遍有易感性，受结核菌感染后多数人不发病，这与结核杆菌毒力、数量及宿主的抵抗力有关。人体受到小量或毒力较低的结核杆菌感染后会产生一定的免疫力，它具有限制结核杆菌在体内弥散的作用，还可抵抗外来结核杆菌的再感染。一般认为，未受过结核杆菌感染的人，体内不具备特异性抗体，所以一旦有一定数量或一定毒力的结核杆菌侵入体内后就会繁殖、弥散而致病。其感染途径是通过空气污染或使用结核病患者的用具如手帕、餐具等污染而发病。

继发性喉结核，常发生于浸润型(Ⅲ型)或晚期空洞型(Ⅳ型)肺结核，一般认为带有结核杆菌的痰液，经气管及支气管黏膜纤毛运动而上达于喉部，常积留喉部之隐蔽处，如杓间隙及喉室，此处黏膜常呈褶皱，且患者多仰卧休息，故带菌之痰液，滞留于以上各隐蔽之处为时较久，病菌经黏膜表面之细微损伤或经黏液腺管侵入黏膜内发生病变。临床上也有开放性结核患者，带菌的痰很多，而无喉部感染；也有无痰咳出而有喉结核的患者，故可能还有其他感染途径。

2.血源或淋巴途径感染　为一种间接感染途径，结核杆菌由肺及胃肠道等原发病灶经血液或淋巴液到达喉黏膜下组织而发生病变。少数人经此方式而得病,如喉粟粒性结核即血源途径感染。

二、病理

喉结核好发于喉部覆有鳞状上皮的黏膜处,即喉的后部(如杓区、杓状软骨处)以及声带、室带、会厌、声门下部等处。根据其病理形态一般可分为3型。

1.浸润型　喉黏膜上皮增生,固有层有大量的淋巴细胞浸润及结核结节形成。结核结节是具有特征性的肉芽组织,以多层放射形排列的类上皮细胞为主要成分,其间有多核结构巨细胞(即绒毛膜滋养细胞或郎罕氏巨细胞),其周围可见轻度充血。由于结节形成使黏膜表面粗糙不平,并有不同程度的血管分布和水肿。

2.溃疡型　继浸润之后,结核结节逐渐增大融合,形成更大的结核病灶,中央发生干酪样坏死,并渐向表面上皮破溃形成溃疡,常伴有继发感染、溃疡边缘不整齐。若溃疡向深层扩展,可侵犯喉软骨膜而发生软骨膜炎,严重者可使部分软骨坏死。

3.肿块型　病灶在吸收消散的过程中,可伴有大量纤维组织增生,并包绕结核结节形成肿瘤样结节,称为结核瘤,其中央无干酪样坏死。结核瘤呈广基或乳头状突出。

三、临床表现

1.症状　早期喉结核可无自觉症状,仅于常规喉部检查发现之。喉结核早期症状可有喉部不适,如刺激、灼热及干燥感等。声嘶变化为进行性,但也视病变之部位及范围而定,早期发音易感疲竭,渐呈嘶哑无力,晚期可至完全失声。如会厌、杓状软骨、杓会厌皱襞等处发生病变,溃疡,则有吞咽疼痛及吞咽困难等症。病变发生两侧者,喉痛尤剧,常放射至耳部,以致影响进食。病变侵及软骨者,以上各症更剧,因水肿及结核瘤之发生,可阻塞喉部,而致呼吸困难。此外,尚有肺结核各症状,如咳嗽、痰血、发热、消瘦和贫血等症状。

2.体征　喉镜检查可发现以下之变化。

(1)一侧声带或杓区及杓状软骨处明显充血、黏膜粗糙。

(2)声带边缘或会厌呈鼠咬或锯齿样不整齐的浅溃疡。

(3)披裂声带突或披裂间肉芽组织增生。

(4)喉室黏膜或披裂软骨处重度苍白水肿、增厚。

(5)声带活动受限或固定。

(6)似肿瘤样的结核瘤发生于会厌根部或其他部位。

(7)软骨膜炎与软骨坏死可导致环杓关节炎性粘连或喉狭窄。

(8)喉瘢痕收缩引起喉狭窄。

(9)急性粟粒性喉结核,咽及喉部黏膜肿胀,有散在性小结节,或淡灰色溃疡。以会厌及披裂处明显,并有涎液潴留。

四、诊断与鉴别诊断

1.诊断　根据肺结核、发病年龄、喉部症状及典型体征等特点,诊断喉结核并不难。

有时缺乏典型表现，一般检查又不能决定，应做喉部活组织检查，若发现任何类型的多核巨细胞、肉芽肿或异常坏死时应高度怀疑喉结核。可再进一步做胸部 X 线检查、痰液化验及血清学检查。

（1）胸部 X 线检查：是诊断肺结核的重要手段，不仅可以了解病变形态、存在部位及侵犯范围，还可对治疗方案的选择和疗效的评定提供一定的依据。若检查发现为浸润型或空洞型肺结核，确诊喉结核是无疑的。

（2）痰结核菌检查：痰液检出结核菌是诊断结核病最可靠的依据。目前使用痰菌检查法有：痰液涂片或集菌找耐酸杆菌，或痰液培养结核菌。

（3）结核菌素试验：此试验阳性反应对结核感染有肯定的价值。一般用于青少年和儿童结核病患者。对成人引起的阳性反应，一般只认为是有过结核感染，并无临床诊断意义。

（4）血清学检查：酶联免疫吸附法（ELISA）检测结核抗体，阳性结果对结核病诊断有一定价值。

（5）聚合酶链反应（PCR）检测：通过患者的血和痰用此法检测结核菌有助于对可疑结核患者的诊断与鉴别诊断。PCR 的原理主要是利用 DNA 聚合酶依赖于 DNA 模板的特性在一对引物之间诱发聚合酶反应，经过模板 DNA 变性、退火、延伸，在 2~3 小时内自动循环 30 次左右，可将微量（毫微克水平）的 DNA 扩增到百万倍。本法具有快速、敏感性高、特异性强、标本无须预培养等优点。对结核病有很强的临床病原学诊断的实用性。

2.鉴别诊断　应与喉结核合并鳞癌及喉结核伴有假上皮瘤样增生相鉴别。

五、治疗

1.全身抗结核治疗　喉结核常继肺结核而发生，故应依照肺结核的全身疗法，进行治疗。化疗是降低发病率、减少和消除传染源的主要手段。近年来，对结核病的研究有了突飞猛进的发展，随着结核基础学的研究、细菌学、药理学研究的进展，新抗结核药物的发现，结核病的现代治疗有了一些新的方法和观点。目前对结核病的治疗，多采用两种或两种以上药物联合应用，这样可以保证即使对有一种药原发耐药，仍有两个敏感药物联合，保证治疗成功，减少治疗失败。其治疗方案如下。

（1）标准治疗方案：原则上所有进行化疗的患者都需要在医务人员的督促和指导下规则地进行治疗。可分为 2 个阶段：①引化阶段：即在短期内消灭极大部分的结核菌。用药方案：链霉素、异烟肼，对氨基水杨酸钠（或乙胺丁醇）三药并用，每天一次，持续 2 个月。一般采用门诊治疗，病情重者可住院治疗；②继续治疗阶段：在完成强化治疗阶段后，为使结核菌不出现延缓生长期，可继续应用链霉素、对氨基水杨酸钠（或乙胺丁醇），每周给药 2 次，10~22 个月的家庭治疗。患者每 2 周赴医疗单位取药 1 次。

（2）短程治疗方案：即在短的疗程内，快速杀灭机体内的结核菌。其方案是链霉素、异烟肼、利福平、吡嗪酰胺四药并用，2 个月后继以用异烟肼、利福平 4 个月；或用乙胺丁醇、异烟肼、利福平三药并用 4 个月，或异烟肼、利福平、吡嗪酰胺三药并用 4 个月，或用异烟肼 6 个月。

2.免疫疗法　当患者免疫功能低下时，吞噬细胞不能有效地全部消灭细胞内结核菌，形成肉芽肿性病变,出现类上皮细胞,这不仅不能清除感染菌,而且感染菌反而能在其中生长繁殖。所以如果经免疫学检查测定指标降低者可考虑进行免疫治疗。常用药物有如下。

(1)转移因子:能特异地致敏有免疫能力的淋巴细胞,在结核菌抗原的刺激作用下,生成淋巴因子并激活巨噬细胞,扩大机体的细胞免疫反应,从而提高机体对结核菌的免疫能力。

(2)左旋咪唑:是免疫增强剂,主要作用是增强吞噬细胞、多型核白细胞、T淋巴细胞的功能,从而提高机体细胞的免疫效应。

(3)免疫核糖核酸:是免疫激活剂,当免疫核糖核酸渗透到正常淋巴细胞后,经一系列免疫反应合成与免疫反应有关的蛋白质,使正常淋巴细胞转变成免疫淋巴细胞。

3.喉部静息疗法　患者应静息不语,低声耳语也应制止,嘱其笔谈。此种疗法十分重要,与结核及其他器官结核患者之卧床静养,具有同等重要性。此点宜向患者详细解释,必须严格遵守,尽量减少喉部运动,促使病变早日愈合。

4.局部治疗　试用各种药物于喉部,虽非治疗喉结核的主要方法,且疗效不显,往往不够重视,但仍有一定助益。常用方法如下。

(1)1%链霉素溶液0.5g加地塞米松注射液5mg,雾化吸入,每天1~2次。

(2)喉部溃疡可用盛入弯头喷雾器内的双料喉风散药粉喷局部,有去腐生肌、解毒止痛之疗效。

(3)用0.5%~10%甲醛液或5%~30%乳酸液,在间接喉镜下涂搽喉部溃疡,每周1次,先用淡液,以后逐渐增加其浓度,也有良效。

(4)喉部疼痛较剧,不能进食,可于饭前局部喷以少许1%丁卡因液,或达克罗宁液,以减轻喉痛,便于进食。另也可用80%乙醇注射于喉上神经,有立即止痛之效,其效验常维持数周之久,如病情需要可重复行之,多行于一侧,必要时也可同时行于两侧。其方法为:患者仰卧,将肩胛骨处垫高,使头部后伸并偏向注射侧之对侧。在无菌操作下,用手指测定舌骨大角及甲状软骨上角,在此两角的中点前0.5cm处,即为喉上神经部位。于该处注射少量1%普鲁卡因,然后取一注射针刺入0.5~1cm,并向各处触动,如患者觉耳部刺痛,即表示已触及喉上神经,然后固定针头,注入80%乙醇数滴,如患者发生咳嗽、则表示针已刺入喉部,应向外拔出少许,然后注射1~2mL乙醇。

5.日常治疗　应按结核病的摄生制度生活,包括适当休息,增加营养,力求住所空气清新,阳光充足等。

6.手术治疗　对局限性慢性小溃疡可用电灼术;对较大的结核瘤可手术切除,根部再施电烙;有呼吸困难者,应行气管切开术;后遗喉狭窄者,可在肺部结核病灶愈合后考虑整形手术;若经以上各种治疗疗效仍不显著,并痰菌持续阳性时,可考虑外科手术治疗,进行肺切除术,对不宜肺切除者,可用胸廓改形术,均有利于喉结核的治疗。

六、预防

1.控制传染源　浸润性和慢性纤维空洞性肺结核患者的排菌是结核病的主要传染

源。对痰结核菌阳性的患者应予适当隔离，早期治疗，以防继发喉结核。

患结核病的乳牛排出的结核菌可污染牛乳，如消毒不彻底可引起人发病。因此，对乳牛及牛奶应加强严格管理和消毒，淘汰病牛，牛奶应低温消毒灭菌。

2.切断传播途径　结核菌侵入人体主要通过呼吸道传播。经空气飞沫、飞沫核、尘埃传播等。能否切断此传染途径，与社会环境卫生及个人卫生知识有密切关系。应教育患者在咳嗽、打喷嚏时用手帕掩口鼻，防止喷出感染性飞沫。养成良好的卫生习惯，不随地吐痰，对患者咳出的痰要正确处理和消毒。烧毁、深埋、75%乙醇、35%～40%丙醇或2%来苏水消毒以及煮沸20分钟，可杀灭患者痰液中之结核菌。此外，与患者同桌用餐时提倡公筷制、分食制，患者用后的食具应煮沸消毒；100℃时可立即杀死病源，7℃时10分钟，60℃时1小时可死亡。可减少结核菌的传播机会。

3.增强人体的免疫力，降低对结核菌的易感性

(1)增强非特异性抵抗力：加强锻炼，增强体质，注意合理营养，增强机体抗病能力。

(2)提高特异性抵抗力：即接种卡介苗。卡介苗接种人体后，不使人致病，但使未受过结核菌感染的人体，接受一次无毒的结核感染，刺激机体产生对结核菌的特异抵抗力，当人体再受结核菌感染时，就可以使侵入的结核菌局限化，使细菌不能繁殖或弥散。所以卡介苗的接种是预防结核病的有效手段，主要用于15岁以下的儿童。新生儿出生一个月内完成初种。初种对象还应包括未接种过卡介苗的儿童及青少年。复种对象为7岁及12岁儿童，即小学时和小学毕业时各接种1次。接种卡介苗的人群比没有接种卡介苗的人群结核病发病率减少80%左右，其保护力可维持5～10年。

4.药物预防　一般是在感染结核菌后给药，以防止发病，即将结核菌杀死在摇篮之中或萌芽状态。用药对象为高发人群，如排菌结核病患者的密切接触者、近期结核菌试验阳转者、一些易于并发肺结核的疾病，如糖尿病、慢性肺部疾患等患者，肺内有陈旧性结核病灶或以往结核患者应用激素治疗时等。药物预防常用药为异烟肼，成人用量0.3g/d，儿童5～10mg/(kg·d)，预防治疗时间一般6个月，服药也不要间断。

七、预后

喉结核之预后，由下列各种因素而决定。

1.肺部病变　肺结核与喉结核互相影响，发生于慢性纤维性肺结核患者，预后较佳。喉结核发生后，也减低肺结核的痊愈率。

2.患者的全身情况与抵抗力。

3.局部病变的位置、范围。结核病变局限于喉的一小部分，浸润进行甚缓，表面平整而无溃烂者，预后甚佳。间隙发生浸润，声带显现溃疡者，患者多无痛苦，不致妨碍饮食，预后也佳。病变仅局限于会厌者可有治愈之望。凡杓状软骨及会厌处发生浸润、肿胀等病变，侵及软骨膜、软骨者，预后不佳。

4.喉结核患者如兼有梅毒、糖尿病等，预后不佳。

5.妊娠常使肺结核及喉结核转重，预后恶劣。

第十四章　喉癌

喉癌是头颈部常见的恶性肿瘤之一，近年来，喉癌的发病率有增多的趋势。发病年龄多集中于50~70岁，而<30岁者发生喉癌的概率不超过1%。性别比例中，男性多见，男女之比为4∶1，其中女性声门上区癌多于男性，而男性声门癌则多于女性。

第一节　喉癌的病因病理

一、解剖学

喉位于颈前中央，成年人相当于第4至第6颈椎椎体水平，喉结构主要由骨骼、黏膜和肌肉组成。其上方与口咽相延续，下方与气管相通，两侧及后方与下咽相连。解剖学上将喉分为声门上区、声门区和声门下区3个区域。

1.声门上区　声门上区是指声带以上的喉部。按照UICC标准，声门上区具体包括以下几个亚区：①舌骨上会厌，包括会厌尖、会厌舌面和会厌喉面；②杓会厌皱襞、喉侧缘；③杓状软骨部；④舌骨下会厌；⑤室带（假声带）。

2.声门区　声门区包括声带，前、后联合及声带游离缘下0.5cm范围内的区域。

3.声门下区　声门下区是指声门区以下至环状软骨下缘水平，长约2cm，包括声带游离缘下5mm至第一气管环上缘之间的结构。

喉旁有两个间隙，会厌前间隙和声门旁间隙。这些间隙和喉癌的局部扩展有着密切的关系。

二、病因

尚不明确，可能与下列因素有关。

1.吸烟　吸烟者喉癌发病率高于不吸烟者。约95%的喉癌患者有吸烟史，发病率与吸烟持续时间和每天的数量等因素有一定相关性。研究认为，烟草燃烧时产生烟草焦油，其中有致癌物质苯并芘。烟草可使呼吸道纤毛运动迟缓或停止，黏膜充血、水肿，上皮增厚和鳞状化生，成为致癌的基础。148例尸检结果显示，大量吸烟组声带角化发生率是不吸烟组的10倍（44.4% *vs.* 4.2%）。

2.饮酒　长期大量饮酒增加了患声门上型喉癌的危险。当吸烟与饮酒共同存在时，可发生相加重叠致癌作用。

3.空气污染　长期大量吸入生产性粉尘或废气，如石棉、芥子气、镍等，有致癌的可能。

4.病毒感染　近来的分子生物学研究认为，HPV的部分亚型HPV-16、HPV-18可能与喉癌的发生、发展有关。

5.性激素　女性喉癌发病率低,相同的分期治疗效果比男性好,其原因可能与激素,免疫有关,但确切关系有待进一步研究。

三、病理

鳞状细胞癌占全部喉癌的95%~99%,其他类型的喉癌极少见,包括腺癌、梭形细胞癌、基底细胞样鳞癌、神经内分泌癌、未分化癌等。在鳞状细胞癌中以分化较好(Ⅰ~Ⅱ级)者为主。

喉癌中以声门型居多,约占60%,一般分化较好,转移较少。声门上型次之,约占30%,但有些地区,如我国东北地区则以声门上型较多。声门上型一般分化较差,转移较多见,预后也差。声门下型极少见,约占6%。喉部继发性癌较少见,一般是直接从邻近器官如喉咽或甲状腺等的癌肿浸润而来,从远处转移的喉癌罕见。

四、扩散转移

1.影响喉癌扩散转移的因素　由于喉的解剖特点,喉癌的生长扩散受到下列因素的制约:①喉癌发生于喉腔黏膜,外有喉软骨、弹性膜及韧带包裹,形成阻碍喉癌局部扩散的有形屏障;②喉的发生来源于两个胚基:声门上区来源于颊咽胚基,声门区、声门下区来源于器官胚基,胚胎发生的差异,可能在各区间形成阻碍肿瘤扩展的自然屏障;③喉内淋巴管和血管的走向使肿瘤扩展有一定的规律性。

2.不同部位喉癌扩散转移特点　喉癌的局部生长扩散与肿瘤的原发部位和病期密切相关,病期越晚,侵犯范围越广,不同的发病部位,肿瘤的侵犯部位和范围也不同。

(1)声门型喉癌:声门型喉癌多发生于声带的游离缘,并沿着声带的水平向前侵犯前连合和对侧声带,继续发展可向下通过弹性膜至声门下侵犯甲状软骨下缘和环状软骨。向上侵犯喉室、室带,向后侵犯杓状软骨声带突和软骨体。向外可侵犯声门旁间隙、甲状软骨板,也可通过环甲膜至喉外侵犯甲状腺。

(2)声门上型喉癌:声门上区包括室带、会厌、杓会厌皱襞、杓间区等解剖亚区,声门上型喉癌可以发生在声门上的任何部位,发病部位不同,其生长扩散的形式和范围也不相同(图14-1)。

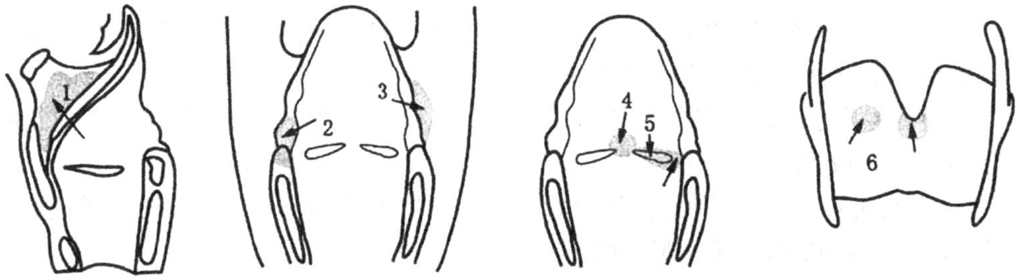

图 14-1　声门上型喉癌扩散转移示意图

注:1.会厌前间隙;2.杓状软骨部;3.梨状窝;4.前连合;5.声门区;6.甲状软骨。

声门上型喉癌侵犯周边结构,以会厌前间隙受累最多见。侵犯会厌前间隙的途径除主要经会厌小孔外,还可以经会厌根部侵犯。侵犯会厌前间隙程度分为 3 个阶段:①会厌软骨小孔侵犯;②会厌软骨部分破坏;③会厌软骨广泛破坏。在会厌软骨部分和广泛侵犯的病例中,多由会厌根部开始。肿瘤可继续向上侵犯舌根部。声门上型喉癌向外可侵犯梨状窝,杓会厌皱襞外侧构成梨状窝的内侧壁,声门上型喉癌侵犯梨状窝内侧壁时,多先推压方形膜,形成临床上常见的梨状窝内侧壁膨隆,方形膜对肿瘤扩展具有一定的屏障作用,临床上很少见到梨状窝内侧壁受侵犯并发生破溃。临床上多以梨状窝内侧壁膨出程度来判断受侵的轻重。梨状窝膨出多为单侧性。声门上型喉癌可侵犯甲状软骨,但比例较低。

声门上型喉癌向声门区发展,可累及前连合、喉室、声带,继之侵犯声门下区。侵犯声门区的方式有 3 种类型:①沿黏膜表面侵犯;②由声带深层浸润;③以上两种浸润形式同时存在。声门上型喉癌向后可侵犯杓间区,临床上表现为声带固定,准确判断杓状软骨受侵犯的程度对正确选择治疗方法具有十分重要的意义。韩德民观察 100 例声门上型喉癌连续切片,结果显示,局部侵犯部位中,会厌前间隙 76 例,梨状窝 57 例,甲状软骨 9 例,前连合 12 例,声门区 48 例,杓间区 48 例。

(3)声门下型:由于声门下型喉癌的发病率低,系统研究声门下型喉癌生长扩散的报告很少。声门下型喉癌可向上侵犯声带、喉室,向下直接侵犯气管,向前外可侵破环甲膜进一步侵犯甲状腺和喉外组织,原发一侧的声门下型癌较容易侵犯对侧声门下区。

3.淋巴转移　声门上型喉癌转移部位多见于颈内静脉淋巴结上组,声门下型喉癌多转移至喉前及气管旁淋巴结。

4.血行转移　可随血液循环向全身转移至肺、肝、骨、肾、垂体等。

第二节　喉癌的临床表现

一、临床分期

1.2010,UICC 第 7 版

T_1:肿瘤局限于声门上一个亚区,声带活动正常。

T_2:肿瘤侵犯 1 个以上邻近的声门上亚区,或者声门区,或声门上以外区域(如舌根,舌会厌谷梨状窝内侧壁的黏膜),没有喉固定。

T_3:肿瘤局限于喉伴有声带固定和(或)侵犯下列结构之一,即环后区,会厌前间隙,声门旁间隙和(或)甲状软骨内层皮质。

T_{4a}:中晚期局部病变。肿瘤侵透甲状软骨和(或)侵犯喉外结构(如气管,包括舌外肌、带状肌的颈部软组织,甲状腺,食管)。

T_{4b}:晚期局部病变。肿瘤侵犯椎前间隙,包绕颈动脉,或累及纵隔结构。

(1)声门型喉癌

T_1:肿瘤局限于声带(可累及前后联合)活动正常。

T_{1a}:肿瘤局限于一侧声带。

T_{1b}:肿瘤累及双侧声带。

T_2:肿瘤累及声门上和(或)声门下区,和(或)声带活动受限。

T_3:肿瘤局限于喉声带固定和(或)累及喉旁间隙,和(或)甲状软骨内层皮质。

T_{4a}:中晚期局部病变。肿瘤侵透甲状软骨外层皮质和(或)侵犯喉外组织(如气管,包括舌外肌,带状肌的颈部软组织,甲状腺,食管)。

T_{4b}:晚期局部病变。肿瘤侵犯椎前间隙,包绕颈动脉,或累及纵隔结构。

(2)声门下喉癌

T_1:肿瘤局限于声门下区。

T_2:肿瘤累及声带,声带活动正常或受限。

T_3:肿瘤局限于喉,声带固定。

T_{4a}:中晚期局部病变。肿瘤侵犯环状软骨或甲状软骨和(或)侵犯喉外组织(如气管,包括舌外肌,带状肌的颈部软组织,甲状腺,食管)。

T_{4b}:晚期局部病变。肿瘤侵犯椎前间隙,包绕颈动脉,或累及纵隔结构。

N_0:无区域淋巴结转移。

N_1:同侧单个淋巴结转移,最大径≤3cm。

N_2:同侧单个淋巴结,最大径>3cm,但≤6cm;同侧多个淋巴结,最大径不大于6cm;双侧或对侧淋巴结转移,最大径不大于6cm。

N_{2a}:同侧单个淋巴结,最大径>3cm,但≤6cm。

N_{2b}:同侧多个淋巴结,最大径不大于6cm。

N_{2c}:双侧或对侧淋巴结转移,最大径不大于6cm。

N_3:转移淋巴结最大径>6cm。

注:Ⅶ区淋巴结转移归为区域淋巴结。

2.临床分期

Ⅰ期:$T_1N_0M_0$。

Ⅱ期:$T_2N_0M_0$。

Ⅲ期:$T_3N_0M_0$,$T_{1\sim3}N_1M_0$。

Ⅳa期:$T_{4a}N_{0\sim2}M_0$;$T_{1\sim3}N_2M_0$。

Ⅳb期:任何TN_3M_0,T_{4b}任何NM_0。

Ⅳc期:M_1。

二、临床表现

根据癌肿发生的部位,症状表现不一。

1.声门上型　包括原发部位在会厌、室带、喉室、杓会厌襞、杓间区等处的喉癌。早期常无显著症状,仅有喉部不适感或异物感。以后癌肿表面溃烂时,可出现咽喉疼痛,放射至耳部,吞咽时疼痛加重。肿瘤侵蚀血管后痰中带血,常有臭味;向下侵及声带时才出现声嘶、呼吸困难等。由于该区淋巴管丰富,易向颈内静脉上组淋巴结转移。

2.声门型　癌肿多发生于声带前、中部。早期症状为声嘶,随着肿物增大,声嘶逐渐加重,如进一步增大,则阻塞声门,引起呼吸困难。由于该区淋巴管较少,颈淋巴结转移率低。

3.声门下型　即位于声带以下、环状软骨下缘以上部位的癌肿。因位置隐蔽,早期症状不明显,常规喉镜检查不易发现。肿瘤溃烂则有咳嗽及痰中带血,肿瘤向上侵及声带时,可出现声嘶。肿物增大,可阻塞声门下腔出现呼吸困难,也可穿破环甲膜至颈前肌肉及甲状腺,也可侵犯食管前壁。该区癌肿常有气管前或气管旁淋巴结转移。

4.贯声门癌　是尚在探讨的一种类型,国际抗癌协会尚未确认。早期可无症状,当出现声嘶时,常已先有声带固定,而喉镜检查仍未能窥见肿瘤。癌肿向声门旁间隙扩展,侵及甲状软骨。

第三节　喉癌的诊断与鉴别诊断

一、临床检查

1.喉镜检查　见喉癌的形态有菜花型、溃疡型,结节型及包块型。检查时应特别注意会厌喉面、前连合、喉室及声门下区,观察声带运动是否受限或固定。

2.触诊　仔细触摸颈部有无肿大淋巴结,喉体是否增大,颈前软组织和甲状腺有无肿块。

3.喉常规 X 线检查　主要包括喉侧位 X 线、喉正位体层、喉造影检查(包括吸气相、发音相、Valsalva、改良 Valsalva 4 种位相)等。

4.其他常规 X 线检查　消化道造影及胸部 X 线片也是必不可少的常规检查之一,因喉癌合并上消化道、呼吸道第二原发肿瘤并非少见。

5.喉 CT 和 MRI 检查　CT 对明确喉深层结构的侵犯范围很有好处,如可明确肿瘤的具体侵犯范围,喉周围软骨结构、颈部软组织及喉旁有无受侵,对了解病变范围、确定分期、评估预后很有帮助。

6.活检与病理检查　是确诊的依据。

二、诊断

根据症状、体征,经组织病理学证实为喉癌即可确诊。如临床高度怀疑喉癌,一次病理检查不能证实,应继续进行活检,以防漏诊。

三、鉴别诊断

1.喉结核　主要症状为喉部疼痛和声嘶。发音低弱,甚至失声。喉痛剧烈,常妨碍进食。喉镜检查见喉黏膜苍白、水肿、有浅溃疡,上覆黏脓性分泌物,偶见结核瘤呈肿块状。病变多发生于喉的后部。胸部 X 线检查多见进行性肺结核。喉部活检可作为鉴别时的重要依据。

2.喉乳头状瘤　病程较长,可单发或多发,肿瘤呈乳头状突起,病变限于黏膜表层,无声带运动障碍,喉部活检可确诊。

3.喉梅毒 患者声嘶而有力,喉痛轻。喉镜检查病变多见于喉前部,黏膜红肿,常有隆起的梅毒结节和深溃疡,破坏组织较重,愈合后瘢痕收缩、粘连,致喉畸形。血清学检查及喉部活检可确诊。

4.喉原发的非上皮性恶性肿瘤 包括间叶组织、神经组织和淋巴组织肿瘤,有血管肉瘤、恶性纤维组织细胞瘤、横纹肌肉瘤、软骨肉瘤、骨肉瘤、淋巴瘤等。该类肿瘤与喉癌症状相似,喉镜检查可见喉内肿块,喉黏膜常光滑,喉部活检可确诊。

第四节 喉癌的治疗及预后

喉癌确诊后的治疗手段主要为手术和放射治疗。一般而言,任何部位的早期喉癌,无论是采用手术还是放射治疗,其总的生存率相似。而采用放射治疗,则不仅能起到和根治性手术一样的效果,且能有效地保留患者的发音及吞咽功能的完整性。即使是放射治疗后残存,或放射治疗后复发、再采用挽救性手术也仍有着较高的治愈率.因此放射治疗在喉癌的治疗中占有重要的地位。

晚期喉癌的治疗原则为:气道梗阻明显时,行全喉切除术±术后放射治疗;气道梗阻不严重者,则以术前放射治疗+手术治疗为主,部分患者经有效的术前放射治疗后,则可行较为保守的手术。为最大可能地增加喉保留的概率,目前已有越来越多的临床研究表明,对选择性的晚期喉癌采用单纯根治性放疗,或诱导化疗+放疗,或同步放疗、化疗的方法,可获得与根治性手术+术后放疗一样的疗效,而且约50%的患者喉功能得以保留。

在喉癌治疗方案的选择上,必须综合考虑两方面的因素:①最大可能地提高喉癌的局部控制效果;②在保证局部控制的基础上,尽最大可能保留患者的喉功能。因此临床上早期喉癌可首选放射治疗,中晚期病变也可给予根治性放射治疗,如疗终残存或疗后复发可行手术挽救。中国医学科学院肿瘤医院对喉癌的治疗原则为早期喉癌给予根治性放疗,晚期喉癌采用术前放疗,D_T 50Gy 时评价疗效,如肿瘤完全消失,继续加量至根治剂量。如肿瘤消退不明显,则停止放疗,休息 2 周后行外科手术治疗。对晚期病变主张同步放疗、化疗。

一、手术治疗

1.声门上型喉癌的手术治疗 喉声门上水平部分切除术。适应证:会厌癌,喉面或舌面(T_1);会厌室带癌(T_2);会厌癌,侵及舌根或梨状窝内壁黏膜(T_2);声门上喉癌,侵及会厌前间隙(T_3)。

2.喉声门上水平垂直部分切除术 适应证:声门上型喉癌 T_2,肿瘤从声门上侵及声门,杓状软骨活动良好。T_3声门上型喉癌,杓状软骨固定,会厌前间隙受侵;对侧声带及杓状软骨正常,或对侧前联合稍受侵。

3.声门型喉癌的手术治疗

(1)喉裂开,声带切除术,适应证为声门型癌 T_{1a}。

(2)喉垂直部分切除术,适应证为声门型喉癌 T_2,侵及喉室或室带。或声门上型喉癌

T_2，室带原发向下侵犯声门，会厌及杓会皱襞无肿瘤。

（3）喉环状软骨上部分切除术：适应证如下。①声门型喉癌，双声带受侵（T_{1b}），声带活动受限，喉室少量受侵；声门下受侵不超过1cm（T_2）；声带固定（T_3，声门旁间隙受侵），但环杓关节未受侵，杓状软骨未固定；②声门上型喉癌，声门上型喉癌，声门侵犯（T_2～T_3）；声门上型喉癌，会厌前间隙受侵（T_3）；声门上型喉癌，甲状软骨侵犯（T_4）；喉癌，贯声门型。

4.喉近全切除术　利用健侧残存的喉黏膜和活动的杓状软骨，做成气管－喉发声通道，使一部分无法做喉部分切除术的喉癌患者，获得良好的发声功能，避免进食呛咳。这一手术已不是喉部分切除术，因为其目的是保存发声，呼吸功能消失，颈部终身带管。适应于喉癌，声门型或声门上型，T_3～T_4；梨状窝癌，T_3～T_4；颈段食管癌T_3～T_4；舌根癌T_2～T_4。

5.喉全切除术　喉全切除术适用于喉内已全部被肿瘤所侵，或已侵及邻近组织。手术需切除喉的全部软骨及其软组织。根据肿瘤外侵的部位，尚可同时切除部分舌根、梨状窝或部分下咽或部分颈段食管；如有声门下侵犯，可切除颈段气管；如肿瘤已穿出软骨，或在环甲膜处外侵，尚需切除同侧带状肌及甲状腺。声门上肿瘤常侵犯会厌前间隙，为保证这一间隙组织完整切除，需将舌骨体或全舌骨一并切除。

（1）适应证：①喉癌，不论声门上型、声门型或声门下型，肿瘤已扩展至全部喉组织，声带固定（T_3）；②肿瘤破坏喉软骨，侵及喉外（T_4）；③放疗或喉部分切除术后复发；④喉周围组织癌（下咽、颈段食管、舌根、甲状腺），已侵及喉组织。

（2）喉全切除术后语言恢复：目前常用的语言恢复方法有食管发声、气管－食管造口术、人工喉、电子喉等。所有现用方法都有成功率，约在80%。应结合患者本人愿望和精神体格特点，应用不同方法，恢复语言。

二、放射治疗

1.放射治疗原则

（1）早期喉癌（Ⅰ期、Ⅱ期）可首选根治性放射治疗。

（2）晚期病例可做计划性术前放射治疗。

（3）低分化癌或未分化癌可首选放射治疗。

（4）晚期病例的姑息减症治疗。

（5）术后放射治疗的指征：具体如下。①手术切缘不净、残存或安全界不够；②局部晚期病变，如T_3、T_4病变；③广泛性的淋巴结转移，或淋巴结包膜受侵，或转移的淋巴结直径超过3cm；④软骨受侵；⑤周围神经受侵；⑥颈部软组织受侵。

（6）术后放射治疗的病例如有以下指征，则气管造口必须包括在照射野内：①病变侵及声门下区；②术前行紧急气管切开术者；③颈部软组织受侵（包括淋巴结包膜外受侵）；④气管切缘阳性或安全界不够；⑤手术切痕通过造口。

2.放射治疗相对禁忌证

（1）肿瘤或肿瘤周围组织明显水肿者。

(2)肿瘤或肿瘤周围组织有广泛的坏死或严重感染者。

(3)肿瘤严重阻塞气道,伴有呼吸困难者。

三、声门癌的放疗

声门癌在喉癌中最为常见,其占比为50%~60%。病理类型多为高分化鳞状细胞癌。临床表现主要为声嘶。而且症状出现早,因此,该病诊断时相当一部分为早期病例。肿瘤多发生于声带的前1/3~1/2处,可通过前、后联合的受侵而侵及对侧声带,向上可侵及喉室、假声带,向后可侵及声带突和杓状软骨,而甲状软骨甚少受侵。但病变晚期可侵犯甲状软骨或通过环甲间隙而侵及颈部或甲状腺。

1.治疗原则 早期声门癌($T_{1\sim2}N_0$)目前的根治性治疗手段有激光治疗、声带切除术与放射治疗等方法。临床医师在选择治疗方案时,应在强调肿瘤治愈的同时,权衡喉正常发声功能的保留、避免出现严重并发症和较少的复发倾向。就目前临床实践,多数治疗中心推荐放射治疗为早期声门癌的首选治疗手段,手术留待放疗失败或放疗后复发挽救用。其根本原因为放射治疗与手术治疗(包括声带切除术和半喉切除术)的疗效相似,而放射治疗后患者的发音功能要明显好于手术治疗。激光治疗早期声门癌的报道目前渐趋增多,但采用激光治疗的适应证要求更为严格,一般位于声带中1/3的小病变适合激光治疗,而且应采用激光切除术而非激光气化。激光治疗后发音功能取决于声带切除组织的多少,一般而言,其发音功能不如放射治疗。

对声带固定的T_3病变,采用单独放射治疗的疗效甚差,一般不主张使用。但对肿瘤体积较小、病变仅局限于一侧喉结构且无明显气道梗阻者采用放射治疗的局部控制率相对较高,因此可行单纯放射治疗。其余T_3病变主张手术+放疗的综合治疗。国外多主张术后放疗,而国内更多采用术前放疗。部分晚期病例表现为放疗敏感性较高,在放疗至D_T 50Gy时如肿物缩小明显,且声带恢复活动,此时也可改为根治性放疗,手术留作放疗失败或复发挽救时用。

T_4病变不多见,因如此广泛的病变可能来自声门上癌或梨状窝癌对声带的浸润。其治疗可选用术前放疗+手术或全喉切除术+颈清扫+术后放疗。晚期T_3、T_4病变放疗时目前临床主张同步化疗。

2.放射治疗技术

(1)T_1、T_2声门癌的放射治疗:照射野的设计以声带为中心,照射野应包括全部声带,前、后联合区,颈前缘。一般上界位于舌骨或其下缘水平,下界为环状软骨下缘,后界为颈椎椎体的前缘或颈椎椎体的前、中1/3交界处,前界开放至颈前缘前1cm左右,双侧水平野对穿照射。照射野面积多选用5cm×5cm、5cm×6cm或5cm×7cm。

两侧水平野对穿照射。上界为舌骨水平,或舌骨下缘,或喉切迹上缘水平(根据具体情况选择)。下界为环状软骨下缘水平。前界为颈前缘前1cm左右。后界为喉咽后壁的前缘或颈椎椎体的前缘,或颈椎椎体的前、中1/3交界处(根据具体情况选择)。

剂量:根治剂量为66~70Gy,但具体剂量应根据肿瘤的侵犯范围、放射敏感性、肿瘤的消退速度等而有所不同。①对$D_T \leq 50$Gy时已消退的肿瘤,66~70Gy的剂量已足够;

②对疗终仍有局部残存的有3种处理方法,一是外照射再加量2~3次,使总量达76Gy;二是腔内近距离放疗1~2次,每周照射1~2次,1cm参考点处剂量4~5Gy;三是总量达70Gy时终止治疗,观察1~3个月,部分患者在随访中原有残存病灶可消失,对3个月后局部残存仍存在者可考虑手术切除。

(2) T_3,T_4声门癌的治疗:患者无明显呼吸困难或肿瘤广泛坏死、严重感染、喉组织水肿等放射治疗禁忌证时,均可采用术前放射治疗。术前放射治疗宜用大野,设野方法基本同声门上区癌的原则。D_T 4~50Gy时如肿瘤消退满意,估计放射治疗可取得较好局部控制效果的,则可改为根治性放射治疗或做较为保守的手术;如D_T 50Gy时肿瘤消退不满意,则行全喉切除术,术后根据病理检查是否有残留而决定是否需要术后加量放疗。

晚期病变,主张超分割治疗,分次剂量每次1.2Gy,每天2次,但2次间隔时间不能短于6小时,根治剂量为76.8Gy,分64次左右。同时可考虑同步化疗。

(3)声门上区癌的放射治疗

1)适应证:①$T_1T_2N_0$的早期病变;②$T_3T_4N_{0\sim1}$的病变,可做计划性的术前放射治疗;对气道严重阻塞者应首选手术,然后行术后放射治疗;$N_{2\sim3}$病变,单纯放射治疗的局部控制率较差,应以颈清扫术为主,辅以术前或术后放射治疗;③术后放射治疗的指征同声门型喉癌。

2)照射野的设计:声门上区癌具有颈部淋巴结转移率高及转移发生早的特点,故照射野的设计以充分包括原发病灶及颈部区域性引流淋巴结为原则,即使是N_0的病例也必须行上、中颈淋巴引流区的预防性照射,而下颈不做预防性照射。若上、中颈淋巴结阳性,则双侧下颈、锁骨上区均要做预防性照射。照射体位取仰卧位,头垫合适角度的头枕使颈椎伸直,常规面罩固定,行双侧水平野对穿照射。上界为第1颈椎水平,如口咽或咽旁受侵,则上界置于颅底水平。下界为环状软骨下缘。前界为颈前缘,但如果前联合或会厌前间隙受侵,前界应在颈前缘前1~2cm以保证该部位得到足够的剂量,避免剂量冷点。后界为颈椎横突。

3)颈淋巴结阳性病例的设野:双侧水平野+下颈、锁骨上野,双侧水平野的上、下、前界同N_0患者,后界应相应后移包括颈后淋巴结或根据增大的淋巴结位置以完全包括为准。下颈锁上野的上界与双侧水平野的下界共线,但在共线与体中线相交处的下方应挡铅2cm×2cm至3cm×3cm(最好在侧野挡铅),以避免颈髓处两野剂量重叠而造成过量,或挡楔形挡块;下界沿锁骨下缘走行,外界位于肩关节内侧。

(4)声门下区癌的放射治疗:声门下区癌的放射治疗应包括肿瘤的原发部位,下颈、锁骨上淋巴结,气管及上纵隔。可采用以下两种照射技术。①小斗篷野照射技术,主要用于声门下区癌、甲状腺癌、气管癌等需要将原发肿瘤,下颈、锁骨上淋巴结和上纵隔全部包括在一个靶区内的肿瘤;②先设单前野或前、后两野对穿,上界根据病变侵犯的范围而定,下界接近隆嵴水平以包括气管、上纵隔。高能X线照至$D_T \leqslant 40$Gy(为消除颈薄胸厚的影响,可使用大头朝上,小头朝下的楔形板进行校正)时,脊髓处挡3cm铅,继续X线照射至D_T 50Gy,而挡铅处用合适能量的电子线补量10Gy使其总量也达到50Gy。因下颈、锁骨上及上纵隔已到预防剂量,可停照,然后改为双侧水平野避开颈髓针对喉和气管上段进行加量,使总量达 70Gy 左右;③适形调强技术,原则同声门上型喉癌。

四、并发症

1.急性并发症　患者主要表现为声嘶、咽下疼痛、咽下不利,口干、味觉改变、吞咽困难、体重减轻以及照射野内皮肤反应等。

2.晚期并发症　喉癌放射治疗最常见的并发症是喉水肿、喉软骨炎和喉软骨坏死,占全部患者的 5%~10%。

五、预后

早期声门癌单纯放射治疗的 5 年生存率在 T_1N_0为 80%~95%,T_2N_0为 65%~80%,若放射治疗失败经手术挽救的最终 5 年生存率 T_1可高达 90%~100%,T_2 可达 80%~90%。声门上区癌的放射治疗效果较声门癌差。文献报道的单纯放射治疗的局部控制率,T_1N_0接近 80%,T_2N_0接近 60%;T_3、T_4病变有或无淋巴结转移的单纯放射治疗的局部控制率分别为 37% 和 23% 左右,而手术和放射治疗的综合治疗有着较高的有效率,可达 50%~60%。

参考文献

[1]慈文学.耳鼻喉常见疾病诊疗[M].武汉:湖北科学技术出版社,2018.
[2]谷京城,等.气管切开术基础与临床[M].郑州:河南科学技术出版社,2018.
[3]郭玉德,邹宇,段传新,等.慢性化脓性中耳炎[M].北京:军事医学科学出版社,2010.
[4]韩跃峰,张金萍,韩跃峰,等.咽喉疾病防治康复指导[M].北京:人民军医出版社,2013.
[5]胡祖斌,段传新,田滢.小儿耳鼻咽喉疾病防治知识[M].武汉:湖北科学技术出版社,2015.
[6]黄定强,梁传余.咽喉疾病内镜诊断与鉴别诊断[M].成都:四川科学技术出版社,2013.
[7]黄永望,傅德慧,潘静.实用临床嗓音疾病矫治学[M].天津:天津科技翻译出版公司,2018.
[8]黄永望.实用临床嗓音医学[M].天津:天津科技翻译出版公司,2012.
[9]纪宏志.实用耳鼻咽喉疾病诊疗学[M].北京:世界图书出版公司,2013.
[10]李昌武,等.眼耳鼻喉头颈外科学[M].昆明:云南科技出版社,2018.
[11]刘大新.中医临床诊疗指南释义 耳鼻咽喉疾病分册[M].北京:中国中医药出版社,2015.
[12]彭湘粤.小儿耳鼻咽喉-头颈外科诊疗操作技术[M].北京:世界图书出版公司,2015.
[13]屈永涛,张慧平,何强,等.耳鼻咽喉口腔恶性肿瘤非手术治疗[M].武汉:华中科技大学出版社,2015.
[14](瑞士)菲利普·蒙里尔.小儿气道外科学:婴幼儿喉气管狭窄的处理[M].张铁松译.上海:世界图书上海出版公司,2014.
[15]王建国,付涛.慢性鼻炎[M].北京:中国医药科技出版社,2016.
[16]王新亮.实用耳鼻咽喉诊治对策[M].天津:天津科学技术出版社,2014.
[17]肖国士,潘开明,黄国强,等.耳鼻咽喉病集锦[M].北京:人民军医出版社,2014.
[18]许银姬,薛长利.变应性鼻炎[M].北京:人民卫生出版社,2019.
[19]张红星.慢性咽喉炎扁桃体炎[M].南京:江苏科学技术出版社,2011.
[20]张全安.中耳炎理论与临床创新研究[M].西安:世界图书西安出版公司,2013.
[21]赵斯君,罗仁忠.小儿耳鼻咽喉-头颈外科常见疾病诊疗常规[M].广州:世界图书出版广东有限公司,2016.
[22]周作新.咽喉炎[M].西安:西安交通大学出版社,2017.